LEÇONS

SUR LE SANG.

IMPRIMERIE DE MOQUET ET Cie

RUE DE LA HARPE, 90.

LEÇONS
SUR LE SANG,

ET LES

ALTÉRATIONS DE CE LIQUIDE

DANS LES

MALADIES GRAVES,

PROFESSÉES AU COLLÉGE DE FRANCE,

PAR M. MAGENDIE.

RECUEILLIES ET RÉDIGÉES PAR G. FUNEL.

Faisant suite aux leçons sur les phénomènes physiques de la vie.

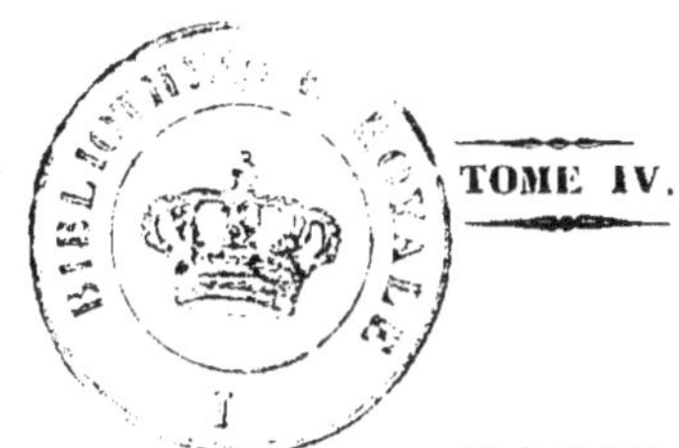

TOME IV.

PARIS,

CHEZ J. ANGÉ ET Cie, LIBR.-ÉDITEURS,

RUE GUÉNÉGAUD, 19.

ET TH. SERIGNE, LIBRAIRE-COMMISSIONNAIRE,

même rue et même n°.

1838

LEÇONS
SUR LE SANG ,

ET LES

ALTÉRATIONS DE CE LIQUIDE

DANS LES

MALADIES GRAVES.

PREMIÈRE LEÇON.

15 Décembre 1857.

MESSIEURS ,

Chaque année, à pareille époque, j'éprouve un véritable plaisir à reprendre avec vous le cours de mes investigations physiologiques et pathologiques; aujourd'hui ce plaisir est plus vif qu'il n'a jamais été; car au souvenir des résultats importants et inattendus que nous avons été assez heureux pour obtenir l'année dernière, vient se joindre l'espoir que nos recherches futures seront non moins fécondes, et qu'une nouvelle impulsion sera ainsi donnée aux études médicales. En effet la manière dont nous avons expliqué l'origine et le mécanisme, pour ainsi dire, de diverses maladies n'est-elle pas de nature à jeter une vive lumière sur le chaos de la pathologie, cette science à créer, car je compte pour peu l'examen minutieux des moindres traces laissées sur nos organes par les différentes affections qui les frappent, et que l'on décore pompeusement du nom d'anatomie pathologique? N'est-il pas démontré, pour vous qui l'avez mainte fois vérifié, que souvent les lésions trouvées à l'ouverture des cadavres ne se sont manifestées qu'après la mort, et, par conséquent, que la voie suivie jusqu'ici dans les recherches de ce genre est mensongère et peut avoir pour issue le vague et l'erreur? Certes, Messieurs, il est digne de remarque, qu'à une époque où tout semble tendre vers le positif, l'étude d'une science qui intéresse à un si haut degré l'espèce humaine, se trouve presque la seule dont la marche soit incertaine et comme abandonnée au caprice du hasard. Ouvrons-nous donc une autre carrière : les effets des maladies sont étudiés depuis long-temps, ils sont en grande partie connus; remontons à leurs causes; tâchons de les découvrir, étudions-les patiemment une à une, et alors nous pourrons peut-être modifier leurs effets nuisibles avec avantage. C'est là, n'en doutez pas, qu'il faut nous rallier; c'est vers ce but qu'il faut diriger tous nos efforts. L'entreprise n'est pas aisée, car rien n'est tenace et persistant comme une idée absurde passée dans le domaine public, et il y en a beaucoup de ce genre

aujourd'hui dans la théorie et la pratique de la
médecine ; mais vous le savez , Messieurs , plus
l'œuvre est difficile, plus il est glorieux de l'entreprendre, et lors même que nous n'aurions réussi
qu'à mettre nos successeurs sur la voie de l'ache-
ver un jour, nous croirions avoir assez dignement
rempli notre tâche.

Vous m'avez souvent entendu élever la voix contre
la direction vicieuse des études médicales, et, sans
doute, vous-mêmes avez été frappés comme moi du
peu d'avantages qu'elles répandent dans la société:
remontez à la source du mal, et vous verrez qu'il
ne peut guère en être autrement. La physiologie,
cette pierre angulaire de l'édifice médical , est à
peu près inconnue ; l'anatomie est apprise à la
hâte et plus vite oubliée encore : en général , on
en sait juste ce qu'il faut pour ne pas être refusé à
l'examen, et une fois docteur, on a bien à penser à
autre chose. Il faut se faire une clientelle , se créer
une position ; de sorte que la plupart du temps,
le médecin qui débute est en réalité moins capable
d'exercer la médecine, que quand il était encore
sur les bancs de l'école. Il en sera ainsi tant que
de larges et judicieuses réformes n'auront pas eu
lieu dans le mode d'enseignement.

Ces paroles sont sévères; mais elles ne sont malheureusement que trop vraies; et je suis persuadé
que sur ce point les médecins sensés et les élèves
studieux partagent ou partageront mon opinion.

Une chose également très fâcheuse, c'est qu'on
néglige généralement des sciences qui, bien qu'appelées accessoires, n'en sont pas moins de première

importance pour étudier la médecine avec quelque
fruit: je veux parler de la physique, de la chimie,
de l'histoire naturelle, des mathématiques, etc. Ne
savons-nous pas qu'à la première se rattache une
foule de phénomènes nommés improprement vitaux : n'avez-vous pas vu aussi comment, en appelant à notre aide quelques notions d'hydraulique
et de mécanique, nous avons simplifié la théorie
de la circulation qui exigeait autrefois un attirail
si compliqué d'explications chimériques.

Comparez le résultat des expériences que nous
avons faites en commun avec ce que vous trouvez
dans vos livres, et vous verrez jusqu'à quel point
l'imagination peut égarer certaines intelligences :
je ne saurais donc trop vous le répéter : tenez-
vous en garde contre ces créations romanesques,
fussent-elles même des plus ingénieuses; car tel a
presque toujours été l'écueil des hommes du plus
grand mérite. Livrez-vous, au contraire, aux études expérimentales ; voyez et touchez par vous-
mêmes, n'admettez rien sur parole, pas même sur
la vôtre ni sur la mienne, et vous serez à l'abri des
bizarres conceptions enfantées pour expliquer, au
moins d'une façon quelconque, les phénomènes
souvent inexplicables de l'organisation.

Je vous disais, en commençant, que j'avais
conçu l'espérance de voir enfin les études médicales, et par suite la pratique, prendre un essor
nouveau sous le rapport de la pathologie : notre
espoir sera-t-il réalisé ? l'avenir en décidera;
mais quoi qu'il en soit, je veux pendant ce semestre rappeler votre attention vers nos dernières

expériences sur le sang. C'est pour nous une question capitale que nous voulons essayer de résoudre. Vous avez vu quelle influence ce fluide exerçait sur nos organes ; vous nous avez vu produire à volonté sur des animaux la plupart des phénomènes frappants que déterminent les maladies les plus terribles, et contre lesquelles notre art est trop souvent sans ressources : vous nous avez vu donner lieu, à notre gré, tantôt à la pneumonie, tantôt au scorbut, à la fièvre jaune, à la fièvre typhoïde, etc., etc., sans parler d'un grand nombre d'autres affections mortelles que nous avons pour ainsi dire évoquées devant vous.

C'est ici, Messieurs, que nous appellerons surtout la chimie organique à notre secours. Avec ses lumières, quelque faibles qu'elles soient maintenant, nous tâcherons d'étudier la composition intime du sang à l'état normal, les altérations qu'il éprouve, les influences qu'il reçoit et les troubles qu'il porte dans l'économie lorsqu'il est modifié de telle ou telle façon. Car, nous ne pouvons pas nous le dissimuler, il est une vérité accablante, mais claire pour tous les gens de bonne foi : je m'explique. Auprès d'un malade, en quoi diffère le médecin de la personne qui garde ce malade ? Est-il appelé pour une variole ? Dans le cours de ses études, il a suivi des cliniques, il connaît les symptômes et les terminaisons de cette maladie : elle débute par des phénomènes généraux ; son caractère est une éruption d'une nature particulière qui dure un certain temps ; puis les boutons se dessèchent et enfin survient la desquammation.

Eh bien! pensez-vous que la garde-malade, pour peu qu'elle ait quelqu'habitude de son métier, ne saura pas tout cela aussi bien que lui ? Mais lui, saura-t-il plus qu'elle pourquoi cette variole sera bénigne ou confluente; ou pourquoi, revêtant tout-à-coup une autre forme (le pourpre), elle enlèvera son malade en quelques heures ? Non! le médecin le plus habile, le plus expérimenté ignore toutes ces choses; il est là spectateur ignorant et trop souvent impuissant devant ces graves modifications de la maladie primitive, et, pour tout secours, il *ordonnera* divers moyens, qu'au besoin la garde-malade prescrirait aussi bien que lui.

Est-ce là, je vous le demande, le genre de supériorité auquel puisse aspirer le médecin? Dans l'état actuel de la science, je n'hésite pas à répondre, c'est le seul. Tâchons donc par des études sérieuses, dirigées vers un but vraiment utile et logique, de dépouiller le rôle presque humiliant que nous ont laissé nos devanciers.

Éclairons, par toutes les lumières que nous fournit l'époque où nous vivons, la pathologie : au lieu de la simple et stérile annotation des signes des maladies, créons la *médecine expérimentale*, qui nous révélera sans doute le mécanisme des altérations morbides, et dès lors, il nous sera possible d'attaquer avec vigueur les causes de ces altérations, de les modifier et même de les prévenir. Tel est le point de vue sous lequel j'envisage nos études, et je ne pense pas qu'à aucune époque, il en ait été formulé de plus rationnel et d'aussi fertile en conséquences.

Les expériences que nous avons déjà faites sur
la nature du sang sont journellement confirmées
par les ouvertures cadavériques. Dernièrement,
on apporta dans mon service, à l'Hôtel-Dieu, une
femme ayant les prodrômes d'une maladie aiguë
fort grave. Examen fait, je diagnostiquai le début d'une variole. Cependant, le même jour, malgré le traitement suivi en pareil cas, l'état de la
malade s'aggrave subitement, le pourpre se déclare
et la mort survient en trente heures. Je vous ai
déjà parlé de cette complication vraiment fou-
droyante de la variole.

Dans cette circonstance, les symptômes et la
terminaison fatale avaient été si inopinés si terribles, que plusieurs personnes du service en fu-
rent effrayées et prétendirent que c'était un cas
de peste. Nous avons été curieux de comparer les
phénomènes que présenterait l'autopsie de cette
femme avec ceux que nous produisons dans les maladies artificielles que nous créons sous vos yeux,
je puis dire de toutes pièces ; eh bien ! nous avons
trouvé entre eux une telle identité, ou plus exactement une telle ressemblance, qu'on eût pu présumer que cette mort avait eu lieu sous l'influence
des moyens que nous employons dans nos expériences pour attirer le sang des animaux.

Voulez-vous d'autres preuves de la part évidente que prend ce liquide dans la production des
désordres morbides, la pneumonie, par exemple ?
Cette affection a été décrite par les médecins de
toutes les époques ; vous connaissez tous ses prodrômes, ses périodes, ses terminaisons ; mais quelle

est sa cause première ? Que se passe - t - il donc dans le poumon pour que tantôt il y ait engouement , tantôt *hépatisation rouge* ou *grise*? Ces expressions vous paraissent ridicules et excitent votre sourire; je suis cependant obligé de m'en servir pour parler le langage de l'école , dont le vocabulaire, tout hérissé de comparaisons fausses ou grotesques, n'est rien moins que rationnel; et à ce sujet j'appelle de tous mes vœux une réforme. Mais revenons à la pneumonie : Le parenchyme pulmonaire est tantôt durci, tantôt ramolli ; il est devenu tout-à-fait impropre à la respiration , à la circulation; nous vous avons plusieurs fois exposé le mécanisme de ces altérations : nous dirons donc sommairement que, par une série de phénomènes chimico-physiologiques que nous connaissons aujourd'hui en grande partie, le sang s'épanche dans les canaux pulmonaires labyrinthiques , s'y coagule, s'y solidifie, et produit les différents désordres que vous avez eus à constater bien des fois, désordres toujours à peu près identiques et qu'il est impossible d'expliquer autrement que nous le faisons.

J'insiste beaucoup sur ce point, parce qu'une foule de cas pathologiques s'y rattachent : c'est ainsi que nous déterminons à volonté ce qu'on appelle une gastro-entérite, une fièvre typhoïde ; la rougeur et l'altération de la muqueuse intestinale, tous les caractères enfin de ces affections se reproduisent avec une rigoureuse exactitude, et sont, selon nous, le résultat de causes chimiques, physiques et physiologiques.

Ces données deviennent d'autant plus importantes que, depuis le semestre précédent, nous
avons eu occasion d'en faire des applications fort
curieuses. En voici un exemple. La pustule maligne,
cette affreuse maladie, où l'inflammation joue un
si grand rôle selon les partisans de ce mot vide de
sens, à moins cependant qu'on ne veuille l'appliquer aux combustions spontanées , pour ne pas
tout-à-fait le rayer de l'idiôme médical; la pustule
maligne, dis-je , d'après l'autopsie d'un homme
qui en est mort récemment à l'Hôtel-Dieu, a coïn-
cidé avec la non-coagulabilité du sang.

Toutes nos recherches nous démontrent, nous
prouvent que la propriété qu'a ce liquide de se prendre en caillot est une condition indispensable à l'entretien libre et régulier de son mouvement dans
les capillaires; et c'est cette condition modifiée qui
rend si souvent fatales les maladies avec apparition
de pétéchies, telles que la peste, le typhus, la variole, le scorbut, le purpura, etc. Une partie de nos
études sera donc dirigée vers la connaissance des
causes qui médiatement ou immédiatement peuvent
agir sur ce phénomène; vous pouvez entrevoir que
ces recherches sont du plus haut intérêt pour la
pathologie et par conséquent pour l'humanité.

Nous connaissons déjà un grand nombre de
substances solides, liquides et gazeuses qui détruisent ou affaiblissent la coagulabilité du sang ;
nous tâcherons d'en découvrir qui donnent plus
d'énergie à ce phénomène, ce qui , je crois, n'est
pas impossible.

Soyez-en bien persuadés, Messieurs, l'étude vrai-

ment scientifique de la médecine est presque tout
entière dans la recherche de la manière dont se produisent les altérations pathologiques, là doit se trouver une bonne partie de l'avenir de cette science.
Nous avons déjà groupé un grand nombre de maladies autour de ce principe, nous pourrons sans
nul doute en ajouter d'autres encore. La phthisie
pulmonaire par exemple , que vous voyez chaque jour moissonner tant d'individus de tout ·
âge, de tout sexe, de tout rang, a été un sujet des
plus féconds que chacun a exploité à l'envi. De
grands observateurs nous ont donné le tableau de
toutes ses périodes , de toutes ses espèces, de toutes ses nuances, nous connaissons jusqu'aux détails les plus minimes : avec tout cela, nous ne savons pour ainsi dire que son histoire naturelle; et
à quoi sert elle dans la thérapeutique? à rien! c'est
la cause qu'il faudrait connaître. Pourquoi désespérer? Peut-être trouvera-t-on la matière tuberculeuse dans le sang, et par suite pourra-t-on l'y dé-
truire ou en prévenir la formation. Car dans la recherche expérimentale de la vérité il ne faut reculer
devant aucune difficulté. Si Christophe Colomb,
Newton et Galilée nous ont dotés de leurs immor-
telles découvertes, c'est qu'ils étaient doués de cette
inébranlable constance qui tend au but proposé à
travers tous les obstacles, et finit tôt ou tard par
l'atteindre.

Nous employerons tous nos efforts pour suivre ces mémorables exemples , et peut-être ne
rencontrerons - nous pas autant d'obstacles qu'on
pourrait le supposer. Laissez-moi vous citer

un fait bien propre à soutenir notre espoir.

Nous savons qu'à l'aide du microscope, on distingue parfaitement la matière tuberculeuse de la matière purulente ; ces jours derniers, j'ai eu à recueillir dans mes salles à l'Hôtel-Dieu, une observation à ce sujet qui me paraît presque concluante. Une femme phthisique était morte ; à l'ouverture, on trouva entre les piliers du ventricule droit du cœur des espèces de sacs fibrineux, contenant un liquide ressemblant au premier aspect au pus du phlemon. J'emportai la pièce chez moi, et l'examen microscopique m'a convaincu que ce prétendu pus était de la matière tuberculeuse. Elle était donc dans le sang cette matière délétère ; mais est-ce la phthisie qui l'y avait placée, ou bien est-ce cette matière qui avait produit la phthisie ? Voilà l'objet d'une recherche. Nous ne l'oublierons pas.

De quelle portée n'est pas ce fait! Eh bien! chaque jour, mon service à l'hôpital, celui de mes collègues nous fournissent des preuves convaincantes qui m'affermissent dans la persuasion que nous trouverons dans le sang la cause d'un grand nombre des affections pathologiques, et dans tous les cas une source nouvelle d'instruction.

Vous voyez qu'en appliquant cette manière de procéder à toutes les maladies que nous aurons occasion d'observer, nous ouvrons un vaste champ d'étude que votre concours rendra plus facile à cultiver.

Voilà d'une manière très générale le tableau de l'enseignement que nous voulons entreprendre cet hiver: nous ferons des expériences, nous observerons, et je ne doute pas que nous n'arrivions à quelque résultat utile.

Ne vous étonnez pas si sur toutes ces questions fondamentales la science est si pauvre ; les médecins peuvent être divisés en deux classes bien distinctes : les uns, à peine sortis des bancs, mettent tout d'abord l'étude de côté ; ils croient de très bonne foi et font souvent croire aux autres, qu'ils savent tout, qu'ils guérissent tout : quelquefois on fait ainsi une brillante fortune, mais je dois le dire, c'est aux dépens de l'humanité et de la science. Cette méthode qui compte trop de partisans m'explique fort bien l'espèce de discrédit dans lequel la médecine semble tombée de nos jours et la haute faveur dont jouissent les charlatans auprès du public, dont ils exploitent l'ignorance et les préjugés.

D'autres médecins continuent il est vrai à se livrer avec ardeur aux travaux cliniques ; mais, quelques-uns égarés par les errements de l'école, entravent, plutôt qu'ils ne favorisent, la marche de la science. Parmi ces préjugés, il en est un surtout, contre lequel je me suis élevé depuis que je suis engagé dans l'enseignement, et qui est d'autant plus nuisible qu'il paraît reposer sur des considérations spécieuses que je m'abstiendrai cependant de discuter ici : c'est de croire qu'il n'y a rien de commun entre ce qui se passe dans les corps vivants et ce qui a lieu dans la matière inerte ; non pas que nous voulions attribuer à cette dernière plus qu'il ne lui appartient, mais dévoué avant tout à la recherche du vrai, nous devons dire ce qui peut y conduire. C'est ainsi que vous avez pu voir que certains phénomènes, comme ceux d'imbibition, de perméabilité aux gaz , etc , se passaient exactement dans les membranes organisées et vivantes comme dans les corps inertes.

Il serait aussi à souhaiter que l'on introduisît dans les études et les recherches médicales l'usage d'instruments propres à faire apprécier rigoureusement la valeur des résultats obtenus. Toutes les autres sciences ont dû leurs progrès plus ou moins rapides à la perfection successivement apportée dans leurs moyens d'exploration : c'est ainsi qu'en physique on mesure la pesanteur de l'air , sa température , son état de sécheresse, d'humidité au moyen du baromètre , du thermomètre et de l'hygromètre , etc.

L'année dernière, nous avons eu occasion, dans plusieurs de nos expériences, de faire une heureuse application d'un instrument inventé par M. Poiseuille pour déterminer avec exactitude la pression du sang et la force d'impulsion du cœur. Les résultats ont été presque incroyables et ont renversé toutes les idées qu'on pouvait avoir à ce sujet. Ainsi , chose extraordinaire, avec l'hémodynamomètre, M. Poiseuille a constaté que la force statique du sang était aussi énergique chez deux animaux d'un volume énormément disproportionné, un cheval et un lapin.

Nous-même avons expérimenté avec cet instrument précieux sur deux chiens de taille et de force égales : nous avons injecté dans les veines de l'un la plus grande partie du sang de l'autre, et la pression n'a varié que de quelques millimètres.

Ces résultats, quelque surprenants qu'ils soient, sont incontestables, et ce qui nous avait paru d'abord un problème inexplicable est devenu, sous nos yeux, d'une très simple solution; la voici : la diminution notable de la masse sanguine augmente le nombre et l'intensité des contractions du cœur, tandis que la surabondance de ce liquide produit l'effet opposé : de sorte que l'on pourrait poser en principe que le nombre et la force des battements du cœur sont en raison inverse de la pression ou du volume du sang.

Si nous étions exclusivement dominés par des idées de mécanique, nous pourrions comparer l'état du cœur, se contractant davantage lorsqu'il est presque vide de sang, à une horloge dont on accélère les mouvements quand on raccourcit son balancier; mais rappelez-vous que nous cherchons moins à être ingénieux que vrais, et que par conséquent cette comparaison n'a qu'une valeur apparente.

Vous voyez par là combien il y aurait à dire sur les effets de la saignée, et combien de considérations neuves se rattachent à la théorie de cette opération; nous y reviendrons une autre fois; mais remarquez que dans cette opération si simple en apparence, la soustraction du sang amène inévitablement une modification de la contractilité du cœur.

Vous voyez donc notre terrain à peu près circonscrit : nous traiterons toutes les questions sous leurs rapports physiques, chimiques, mécaniques et vitaux; car la vie n'est autre chose que le résultat de ces modes d'actions. Nous avons l'intention de consacrer à l'étude du sang une suite assez longue de leçons parce que nous n'avons pas trouvé de question plus vitale comme on dit aujourd'hui; et ce ne sera pas seulement dans les appareils de laboratoire que nous étudierons ce liquide, mais aussi sur l'animal vivant, sur l'homme malade ; nous tâcherons de prendre la nature sur le fait, d'écrire son histoire, de dire par quelles séries de transformations il peut se renouveler à l'aide du chyle dont les matériaux examinés isolément n'ont aucune analogie avec ses propres matériaux.

Les globules du sang, que certains physiologistes ont rangés dans la classe des animaux infusoires, nous occuperont aussi. Déjà nous connaissons leur forme et le mécanisme par lequel ils se meuvent. Nous verrons si, sous l'influence de certaines causes, ils ne subissent pas des modifications qu'il importe de ne pas ignorer. Dernièrement, M. Turpin vient de rattacher au règne végétal les globules du lait en assurant qu'ils poussent de véritables moisissures arborisées. Y aurait-il quelques rapports intimes à établir entre ces globules organiques et ceux du chyle ou du sang ? C'est une hypothèse que nous tâcherons aussi de vérifier.

Toutes ces questions, Messieurs, sont aussi importantes que difficiles à résoudre; et certes, c'est une matière assez vaste pour que nous y dirigions nos efforts réunis. Nous arriverons, je l'espère, à quelque résultat heureux ; j'en ai pour garants nos précédents travaux.

DEUXIÈME LEÇON.

20 Décembre 1857.

MESSIEURS,

Ceux d'entre vous qui connaissent nos précédents travaux sur le sang, ne trouveront pas extraordinaire que je consacre une nouvelle série de leçons à cet important objet. Lorsque, désirant savoir quelque chose sur le mécanisme et la nature des maladies, vous avez étudié dans les hôpitaux et surtout pratiqué vous-mêmes, vous avez dû bientôt vous convaincre de la vanité absolue des théories médicales passées ou présentes, et vous n'aurez pas manqué d'apercevoir qu'en définitive la plupart des questions de médecine se rattachent plus ou moins à l'étude physique, chimique et vitale du sang. C'en est assez, je pense, pour justifier l'espèce d'enseignement nouveau que nous ferons cette année, et qui en définitive se résumera en une suite de recherches expérimentales faites publiquement ; ce qui nous fournira l'occasion de démontrer par des exemples comment de telles investigations doivent être conduites.

Je dois vous faire observer tout d'abord qu'il est de la plus haute importance de bien déterminer la nature des phénomènes que nous voulons approfondir. Sous ce rapport la physiologie a fait quelque progrès et nous osons croire que nous n'y sommes pas tout à fait étranger : nos expériences ont démontré que telle et telle action qu'on faisait dépendre de la vitalité étaient purement physique. Ces faits clairement démontrés ont scandalisé bien des partisans avoués du merveilleux, soulevé bien des clameurs; mais on commence à s'y habituer; et pour vous, je ne doute pas que les résultats que nous avons obtenus devant vos yeux ne vous aient vivement frappé, et qu'ils ne conservent une grande influence sur toute votre carrière médicale, car je suis loin de vous ranger au nombre de ceux qui, dédaignant la voix sévère de l'expérience et de l'observation, veulent absolument régir la nature vivante par des lois sorties de leur imagination.

Je ne nie pas qu'il y ait quelqu'esprit, quelque mérite même à procréer de semblables rêveries; je sais encore qu'elles plairont peut-être dans le monde, et qu'elles peuvent faire la réputation, voire même la fortune d'un homme; mais je suis loin d'envier de pareils suffrages, de pareils succès, surtout lorsque je vois chaque jour l'erreur brillante ou stupide amener tant et de si fatales conséquenses.

Vous penserez donc sans doute avec moi qu'il est impossible de bien étudier un phénomène si l'on s'abuse sur sa véritable nature.

Ainsi, nous nous attacherons toutes les fois que nous voudrons aborder une question à démontrer d'abord, non avec de belles paroles, mais avec des preuves fournies par les expériences, le caractère des phénomènes qui seront l'objet de nos recherches.

Lorsqu'il s'agira d'une action vitale, nous n'aurons probablement guère que des faits plus ou moins nombreux à vous présenter, puisqu'on en est encore réduit là pour cette branche de la physiologie ; nous n'essaierons jamais de vous donner des hypothèses à la place de l'explication qui nous échappera, et dût même notre amour-propre en recevoir quelqu'atteinte, nous avouerons franchement notre ignorance plutôt que de risquer à vous induire en erreur en nous faisant illusion à nous-même.

En envisageant les différens ordres d'êtres organisés, sans même en excepter les végétaux, que l'on considère à tort ou à raison comme une sorte de transition établie par la nature entre la matière inerte et la matière vivante, on voit que la condition indispensable de la vie est l'alliance des solides, des liquides et des gaz.

Aux deux extrémités de la chaîne des êtres, on retrouve cette association des solides, des liquides et des corps gazeux ; ces derniers s'allient surtout aux liquides ; pour le moment nous laisserons de côté leur examen que nous espérons reprendre plus tard pour en traiter plus amplement.

Parmi les êtres organiques, les uns sont presque tout composés de solides ; d'autres le sont presqu'entièrement par les liquides. Tantôt il y a combinaison intime de ces deux éléments, tantôt ils paraissent simplement mélangés ou seulement en contact.

Toutefois, il est constant que le liquide prépare et forme le solide, et qu'il entretient dans celui-ci les conditions nécessaires à l'existence.

Le mécanisme que la nature à employé pour faire mouvoir les liquides jusque dans les points les plus cachés des corps organisés est digne de toute notre admiration. Long-temps il a donné lieu à une foule de fables plus ou moins absurdes ; et celui qui le premier fit entrevoir la vérité à cet égard fut le reste de sa vie en butte aux persécutions des faiseurs d'hypothèses de son époque.

Dans les précédens semestres, nous vous avons exposé longuement ce mécanisme ; des faits patens et irrécusables que vous avez vus et revus ont fait justice de toutes les idées erronées admises jusqu'ici. Vous savez enfin que le sang est soumis à des mouvements de diverse nature ; vous connaissez les causes qui déterminent ces différens mouvemens; nous n'insisterons donc pas davantage là-dessus et nous passerons de suite à des questions non moins importantes.

Ce n'est pas pour rien que les liquides se meuvent dans l'économie ; car s'ils cessent de se mouvoir, des troubles se manifestent aussitôt dans les nombreux appareils d'organes ; les fonctions ne se font plus; la vie s'arrête.

En quoi donc est-il si nécessaire que le sang, remarquez ici, Messieurs, en passant, que ce mot *sang* est tellement vague, qu'il est tout à fait impropre à désigner un liquide aussi complexe que celui dont nous nous occupons; en quoi donc dis-je est-il si nécessaire que le sang se meuve dans les corps doués de vie. La nature ne fait rien sans motifs ; partout nous trouvons la preuve de ses inépuisables ressources et de sa profonde sagesse.

Toutefois, voici des faits qui se rattachent à cette question.

Pour que le sang puisse servir à la vitalité, il faut qu'il existe certains rapports entre ses parties constituantes, il faut en outre qu'il disparaisse, qu'il se reproduise, qu'il se transforme ; la mort ou la maladie sont toujours le résultat de l'absence d'une de ces conditions dont l'ensemble parfait constitue et entretient la santé.

Si une partie du liquide s'échappe en plus, il survient des altérations plus ou moins graves dans le jeu des organes.

Si des évacuations périodiques cessent, il y a également trouble, maladie.

S'il reçoit de nouveaux matériaux par telle voie, en même temps il en perd par telle autre, c'est de cet équilibre de composition et de décomposition que résulte son état normal.

Nous analyserons dans un autre moment ses propriétés plus intimes; pour le moment nous désirons indiquer en quelques mots comment et par quelles voies il peut se reproduire et quelle est son action sur nos organes.

C'est surtout dans les aliments, et dans les aliments je comprends les boissons, qu'il puise ses matériaux ; et dans ces matériaux nous retrouvons

les trois principes constitutifs des êtres; les liquides, les solides, les gaz; les fonctions nutritives
et les fonctions sensoriales président à l'accom-
plissement de ces phénomènes. Cependant les liquides paraissent plus indispensables à sa reproduction que les solides, c'est ce qui explique pourquoi le
sentiment de la soif est en même temps si pénible et
si impérieux, que des hommes (l'histoire en consacre nombre d'exemples,) qui avaient pris la
ferme résolution de mettre, par la faim, un terme à
leurs souffrances, ont pu supporter la privation
d'aliments solides, tandis qu'il leur a été impossible de résister aux tourmens de la soif, à ce besoin
instinctif de fournir au sang son élément matériel
le plus nécessaire.

J'ai moi-même observé récemment dans mon
service à l'hôpital un fait assez curieux qui confirme ce que je viens de dire : Une femme
fourbe ou aliénée prétendait avoir reçu de Dieu la
mission de réformer les hommes ; elle devait
jeûner 365 heures, autant qu'il y a de jours
dans l'année, sans doute pour être plus digne
du grand œuvre qu'elle avait ordre d'entreprendre. Pendant plusieurs jours elle refusa de
prendre aucune espèce de nourriture. Je vou-
lus voir jusqu'où irait cette triste jonglerie qui
commençait à faire quelque bruit parmi les dévotes
de la capitale ; elle fut séparée des autres malades
et confinée dans une chambre isolée où l'on prit
toutes les précautions pour que cette femme ne
pût rien se procurer à notre insu.

Cependant, comme nous ne voulions pas rendre

cette malheureuse, victime de son entêtement, on mit à sa disposition des alimens préalablement pesés avec soin. — Eh bien, messieurs, qu'est-il arrivé? Cette femme pendant sa séquestration qui dura onze jours je crois, soit amour-propre, soit folie, a supporté la faim, elle n'a pas touché aux alimens solides; mais elle n'a pu résister aux angoisses que fait éprouver la privation de l'eau, c'est-à-dire au besoin qu'a le sang de ce principe réparateur : elle buvait chaque jour, et par un surcroît de fourberie remplaçait dans la bouteille par son urine le liquide qui avait étanché sa soif.

Qu'est-ce donc que ce besoin despotique, auquel elle a dû céder, si ce n'est l'instinct de fournir à la reproduction du sang? Cet instinct est tellement irrésistible, que, dans le monde, quand on veut caractériser une passion violente que rien ne peut maîtriser, on se sert de ce mot : la soif : ainsi l'on dit, la soif de l'or, des honneurs, du sang, etc, et pour mon compte je trouve ces expressions plus naturelles et surtout plus physiologiques que l'*Auri sacra fames*, du poète.

Mais revenons à notre sujet; nous avons constaté la nécessité des boissons, voyons les effets que produit la privation des alimens solides.

Si l'on supprime par degrés ou subitement la nourriture d'un animal, et qu'on examine son sang quelque temps après, on remarque que, sous l'influence de ce régime, certaines modifications se manifestent dans le liquide : sa partie séreuse augmente; sa coagulabilité diminue, en même temps les forces de l'animal décroissent rapidement, il se

déclare des ophtalmies purulentes , et d'autres affections qui reconnaissent pour cause l'altération
du sang uniquement amenée par le défaut d'aliments solides.

Qu'est-ce donc que la faim , répéterai-je , sinon
l'instinct qui commande impérieusement , sous
peine de maladie et de mort, à l'animal de fournir
à la reproduction du liquide sanguin ?

La respiration est aussi une source réparatrice
nons moins féconde pour le sang. On peut juger
de l'importance d'un appareil d'après les troubles
plus ou moins graves qui arrivent lorsqu'il vient
à cesser momentanément ses fonctions, et vous savez combien est pénible le sentiment que fait éprouver la suffocation. Qu'arrive-t-il alors ? quelles sont
les causes du trouble? elles sont nombreuses, et nous
n'avons nullement besoin de les rappeler à votre
souvenir ; quant à l'effet, voici ce qui se passe :
Le sang par un obstacle quelconque ne pouvant
plus arriver que très difficilement au contact des
gaz atmosphériques, ne s'y combine plus en assez grande quantité ; il est modifié et partant ne
fournit plus au cerveau l'excitation normale; si
cet état persiste, survient l'asphixie qui présente
toutes les apparences d'une mort véritable.

Je demanderai donc encore qu'est-ce que ce sentiment si pénible de la suffocation , si ce n'est
l'instinct par lequel il ne nous est pas permis de
rester un instant sans mettre l'air atmosphérique en contact avec le sang, pour qu'il lui four-
nisse certains élémens sans lesquels ce liquide ne
serait plus vital.

Vous pouvez voir par ce que nous venons de dire sur les boissons, les alimens et l'atmosphère, qu'il y a dans le sang des conditions indispensables à l'entretien de la vie, conditions qui sont toujours plus ou moins modifiées dans les différentes affections de l'organisme, et dont il est par conséquent de la plus grande importance que le médecin étudie l'état chez son malade.

Personne ne contestera ces vérités; bien loin de craindre les réfutations, nous les appelons, au contraire, de tous nos vœux; elles ne sauraient nous arrêter dans l'étude d'un fait incontestable, c'est que toute altération notable du sang se traduit presque toujours par des modifications physiques des organes : et ce fait fondamental est tellement vrai, que souvent la seule inspection des solides peut faire reconnaître les modifications éprouvées par le sang.

Tout en continuant à vous présenter quelques aperçus généraux sur le sujet qui doit nous occuper cet hiver, je dois m'arrêter à un point important et dont les conséquences sont du plus haut intérêt pour la pratique médicale. Vous connaissez déjà un grand nombre de causes qui modifient le sang, et par là donnent lieu à des maladies; eh bien! que direz-vous si au moyen d'un agent thérapeutique des plus en vogue aujourd'hui, je produis les mêmes altérations du sang et par suite les mêmes désordres dans l'économie?

Ceci paraîtra peut-être hasardé à quelques-uns d'entre vous; mais nous ne parlons pas à la légère; nous avons par devers nous des garans de

la véracité de nos paroles ; l'expérience les confirmera : Ainsi donc, je le dis hautement, et je ne
crains pas de l'affirmer, les saignées amènent dans
le sang et dans nos tissus des modifications, des
phénomènes pathologiques, qui rappellent jusqu'à
un certain point ceux que nous avons vus se développer lorsqu'on prive un animal ou de l'oxygène de
l'air, des boissons ou des aliments solides. En
voulez-vous des preuves matérielles : voici trois
éprouvettes ; elles contiennent le sang d'un chien
à qui nous avons fait trois saignées à deux jours
d'intervalle chacune.

L'animal était bien portant, nous avons d'ailleurs eu soin de lui fournir une nourriture abondante, dans la première éprouvette, vous voyez
que le sérum et le caillot sont dans de justes proportions; ce dernier, qui est parfaitement coagulé,
forme à peu près les 4/5 du volume total, par conséquent ce sang paraît avoir toutes les qualités
désirables.

Voici le sang de la seconde épreuve : l'animal a
continué à être bien nourri ; malgré cela, vous remarquez déjà une plus grande quantité de sérum
et le caillot est tout au plus des 2/3.

Si maintenant, nous examinons le sang de la
troisième saignée, bien que le régime de l'animal
n'ait pas été changé, nous trouvons une différence plus frappante encore; non seulement la proportion de sérum est plus considérable, mais ce
liquide a changé de couleur; il est d'un jaune rougeâtre, et cette teinte est due à la matière globuleuse qui commence à s'y dissoudre.

Ne croyez pas cependant que je veuille faire ici le procès à la saignée, la proscrire : non , telle n'est pas ma pensée; car je reconnais que dans certaines circonstances elle peut être utile, mais entre user et abuser il y a une distance énorme , et je ne crains pas de dire qu'on la franchit trop souvent.

Nous continuerons à faire saigner cet animal; mais je puis vous dire à l'avance que l'altération du sang entraînera l'altération des organes et plus tard la mort. Le poumon par exemple deviendra le siége d'un engoûment, d'un œdème , d'une pneumonie et de tout l'attirail prétendu inflammatoire ; et , chose bien digne de remarque , cette inflammation se sera développée sous l'influence d'un moyen que l'on employe tous les jours pour la combattre.

Nous verrons donc dans ce cas l'appareil respiratoire , un des plus nécessaires de l'organisation, puisque vous savez que sans la respiration il n'y a point de vie possible, modifié et même devenu impropre à ses fonctions par la seule altération du sang.

Mais poursuivons notre examen en insistant toujours sur ce fait capital , que toutes les fois que le sang s'altère il y a maladie.

Depuis quelques siècles, à peu près à l'époque des invasions musulmanes , il s'est tout à coup manifesté uue affection terrible , parfaitement décrite par les médecins arabes, et qui jusqu'à la bienfaisante découverte de Jenner décimait les armées, les campagnes et les villes; laissant sur ceux qu'elle n'engloutissait pas dans la tombe des traces hideuses de son passage. A cette sinistre peinture vous avez reconnu la variole.

Quelque particulier que soit le mode d'action de cette affreuse maladie, elle se rattache pourtant à notre sujet; et pour moi, je n'imagine pas qu'elle puisse se développer sans une modification quelconque du sang, je vais vous en donner une preuve palpable.

J'ai dans mes salles à l'Hôtel-Dieu une femme atteinte d'une variole bénigne ; une saignée exploratrice de deux ou trois onces lui a été pratiquée. Son sang que voici ne ressemble nullement à celui de la malade dont je vous ai parlé dans la précédente leçon et qui a succombé si brusquement à l'affection appelée pourpre. Ici il s'est formé un caillot assez consistant ; aussi je conclus de là que la vie de cette femme n'est pas en danger ; je vous tiendrai du reste au courant de ce qui lui arrivera. Cependant, remarquez bien, Messieurs, quoique ce sang se coagule, ce n'est pas à dire pour cela qu'il ne soit modifié dans aucune de ses propriétés, et vous voyez que si je plonge un papier de tournesol rougi dans le sérum qui surnage, ce papier bleuit instantanément : donc ce liquide offre une alcalinité très prononcée, plus prononcée je crois que dans l'état normal.

Nous avons eu déjà occasion d'observer plusieurs fois que l'excès d'alcalinité du sang était une condition des plus défavorables à son passage à travers les vaisseaux capillaires ; il s'imbibe dans leurs parois, s'épanche dans les tissus environ-

nans et produit entre autres sur les membranes muqueuses les désordres connus depuis long - temps
sous le nom d'inflammation.

Voici du sang qui provient d'un autre malade ;
il est safrané ; sa matière colorante jaune , si bien
analysée et décrite par M. Chevreul , est en excès
dans le sérum : ce liquide est évidemment altéré ,
et il l'est d'une façon si particulière , que je suis
sûr que vous y avez déjà reconnu les conditions
qui amènent l'ictère.

Je le répète donc de nouveau, plus d'une lésion
locale ou générale n'arrivent que par suite de
l'altération du sang.

Citons encore un exemple. Comment se comporte ce liquide dans l'œdème du poumon ? Vous
savez qu'en injectant dans les veines d'un animal
une certaine quantité de carbonate de soude, nous
produisons cette affection avec ses signes pathognomoniques au début, et ses lésions cadavériques,
lorsqu'elle a causé la mort : eh bien ! le sang sur-
chargé d'un principe alcalin se modifie ; sa partie
séreuse est augmentée, elle s'épanche entre les ramifications lobulaires du poumon, les distend, les
rompt, s'y rassemble en foyers plus ou moins
considérables , y entraîne la partie coagulable ,
mais qui alors reste à demi-liquide. Aussi les pathologistes, qui trouvent toujours le moyen de faire
des comparaisons fort ingénieuses, n'ont pas laissé
échapper cette occasion de montrer leur sagacité
ordinaire ; ils ont dit que dans cet état le sang
ressemblait à de la *gelée de groseille*, et ils appellent ainsi les amas de caillots semi-liquides que

l'on rencontre dans un assez grand nombre de cas,
et qui presque toujours ne sont que du fibrinate
de soude ou de potasse.

Si nous comparons à ces désordres ceux que
nous produisons par le carbonate de soude ou les
émissions sanguines souvent répétées , nous avons
les mêmes symptômes, les mêmes résultats; et
cependant, s'il faut en croire les théoriciens de
notre époque, la saignée est un remède presque
infaillible, une panacée dans ces sortes d'affections.
Vous conviendrez, Messieurs , qu'en pareille circonstance, on saigne sans savoir pourquoi; car,
à moins d'être homéopathe renforcé, il n'est guère
conséquent d'appliquer comme thérapeutique un
moyen qui pourrait causer la maladie même.

Je pourrais ici m'étendre sur les tristes résultats enfantés par l'esprit de système qui règne
parmi les théoriciens et les praticiens; mais je ne
veux point donner cours aux pénibles réflexions
que ce sujet inspire : je vous ai montré le mal, donné
des preuves; c'est à vous d'asseoir votre conviction sur des bases solides et de marcher dans la
voie qu'elle vous indiquera.

Passons à d'autres faits et voyons s'ils confirme-
ront ceux qui précèdent.

Il est bon de vous faire observer que dans le service médical que je dirige à l'Hôtel-Dieu de Paris,
je ne choisis pas, comme on le fait dans les cliniques,
les malades qui font le sujet de mes observations.
Ainsi, à ma visite, je prends au hasard tout ce qui
se présente. Quelquefois l'affection n'est pas encore déclarée, le diagnostic est incertain : je fais

pratiquer ce que j'appelle des saignées explorati-
ves ; le sang en très petite quantité est reçu dans
des éprouvettes apportées ici au moment de la leçon , et le plus souvent ce sera devant vous que
j'en examinerai le contenu pour la première fois.

Voici donc du sang d'une de mes malades ; il
me paraît altéré , le sérum qui n'est ordinairement
que d'1/5 forme ici plus de la moitié du volume
total. Ce sang provient d'une femme qui a une
rate énorme et qui depuis plusieurs années est en
proie aux violents accés d'une fièvre intermittente
que rien jusqu'ici n'a pu dompter. Croyez-vous
que la fièvre qui travaille cette femme n'est en aucune manière liée à la grande quantité relative de
sérum qu'offre son sang? Je pourrais peut-être aller plus loin et dire qu'il n'existe presque pas d'affections morbides sans une altération quelconque
du sang. Mais ne devançons pas les faits, sachons-
les attendre avec la patience du sage.

Lorsque nous serons un peu plus avancés dans
l'étude de ce liquide et que nous aurons vu combien il renferme de parties constituantes , dont
chacune a ses propriétés , je dirais volontiers ses
fonctions , vous comprendrez qu'il peut être modifié de mille manières qui nous échappent encore,
et ce que je viens de dire vous paraîtra plus facile
à comprendre.

Ces considérations ne s'appliquent pas seulement à l'espèce humaine : ainsi chez les animaux
atteints par des épizooties graves , le liquide nu-
tritif m'a toujours paru altéré. Je fais en ce moment partie d'une commission nommée par le

gouvernement pour étudier une maladie qui enlève chaque année à l'état plusieurs milliers de
chevaux : c'est la morve aiguë, affection qui est
caractérisée par un écoulement sanieux très abondant par les naseaux. On la croit contagieuse,
mon opinion n'est pas encore arrêtée à ce sujet,
et dans cette idée on livre aussitôt à l'abbattage les
animaux qui en sont atteints.

Le sang dans cette affection ne se coagule pas,
dit-on, et cependant, comme vous pouvez le voir
ici, le sang de cheval est très riche en fibrine, ou
couenne comme l'appellent les pathologistes, qui
cette fois n'ont pas été heureux dans le choix de
leur comparaison; car il n'y a nulle analogie entre
cette couche de fibrine qui surnage le sang dans ce
verre et la peau lardacée et soyeuse d'un cochon.

Quoi qu'il en soit, nous avons injecté de ce sang
sur un cheval bien portant. Jusqu'ici aucun phénomène anormal ne s'est manifesté chez lui depuis
8 jours; nous aurons soin de vous tenir au courant de cette expérience qui me paraît de nature à
jeter quelques lumières sur la question de contagion.

Outre les causes extérieures qui réagissent sur
le liquide dont nous nous occupons, nous devons
aussi admettre l'influence nerveuse : plusieurs
maladies de l'appareil pulmonaire, l'angine de
poitrine, plusieurs formes d'asthme me semblent
liés à un trouble de l'innervation. Car, d'après
l'expérience, il paraît que la section du pneumo-
gastrique, tout en laissant libre le jeu de la pompe
respiratoire, nuit beaucoup, soit à la circulation

capillaire du poumon , soit à l'alliance indispensable de l'air et du sang.

Nous avons fait à un animal la section du pneumo-gastrique ; il est survenu un œdème pulmonaire et il a succombé. Si vous comparez son sang que voici à celui d'une femme morte aussi avec un œdème du poumon ; l'analogie est telle que vous n'y apercevrez aucune différence appréciable : seulement pour le premier nous connaissons la cause, tandis que pour la femme nous l'ignorons; mais la lésion matérielle n'en est pas moins la même.

Ne concluez-vous pas Messieurs, des faits qui se succèdent sous vos yeux, et des commentaires dont nous les accompagnons , que toute altération du sang est probablement représentée par une ou plusieurs altérations organiques.

Si les faits que nous allons recueillir, si les expériences que nous allons faire venaient à confirmer cette grande conjecture , ne faudrait-il pas sans retard reconstruire de fond en comble tout l'édifice médical , et réformer la thérapeutique , qui repose aujourd'hui sur de tout autres fondements. Le temps nous l'apprendra.

TROISIÈME LEÇON.

22 décembre 1857.

MESSIEURS,

Si je ne m'abuse, les différentes considérations que je vous ai présentées dans nos deux premières réunions, les faits remarquables qui les ont accompagnées et ceux que je vais vous soumettre aujourd'hui, sont plus que suffisants pour légitimer à vos yeux le sujet d'études que nous avons choisi pour ce semestre.

Je ne me dissimule nullement les difficultés de notre entreprise, car outre que dans cette voie nouvelle, nous ne pouvons qu'avancer à pas lents, il faut nous attendre au mauvais vouloir de ceux dont nos recherches pourraient contrarier les idées favorites. Quoi qu'il en soit, nous tâcherons de vaincre les obstacles de tout genre qui se présenteront ; les faits que nous aurons observés seront livrés à l'examen de tous, et nous remplircns notre tâche, comme par le passé, en laissant de côté les personnes, mais en attaquant les choses.

Vous connaissez déjà notre manière de procéder; nous ne cherchons jamais à prévoir les résul-

tats d'une expérience, autrement que pour démontrer la futilité de ces sortes de pronostics ; nous
n'affirmons que ce dont nous avons en main les
preuves incontestables , et nous aimons mieux
rester stationnaire avec la vérité, que d'avancer
d'un seul pas hors des limites de ce qui est.

Notre aversion pour toute espèce de système est
connue; par conséquent, de ce que j'appelle votre
attention spéciale sur le liquide qui doit, pour que
la vie persiste, se mouvoir incessamment dans nos
vaisseaux, vous n'imaginerez pas que je sois humoriste, que je veuille ressusciter ces idées exclusives
qui nuisent tant à la science, et lutter corps à corps
avec le solidisme , tout aussi ancien et non moins
absurde. Non, Messieurs ; mais nous sommes loin
de dédaigner ces pages vieillies de l'histoire de la
médecine ; elle nous serviront d'enseignements sa-
lutaires, et si nous étions sur le point de nous
égarer, elles nous marqueraient les limites que
nous ne pouvons franchir sans tomber dans
l'erreur.

Certes à une époque reculée, où il était impossible d'avoir des notions précises sur la physique,
à une époque où la chimie n'existait pas, où la
science de l'équilibre et du mouvement des corps
était à peine née, où l'anatomie humaine semblait
proscrite , il était permis à Galien, dans le besoin
de tout expliquer , de se dire humoriste. Sou-
venez-vous cependant que cet homme supérieur,
privé des lumières que l'on a acquises depuis, et
livré pour ainsi dire à ses seuls efforts, entrevit
une des plus brillantes découvertes du dix-septième

siècle, la circulation du sang ; il y a là de quoi se faire beaucoup pardonner.

Il a été permis aussi à d'autres époques, lorsqu'on eut remarqué combien de changements les maladies apportaient dans les organes et dans la structure même de leurs tissus, il a été permis, dis-je, d'inventer le solidisme.

Mais aujourd'hui , lorsque notre science peut mettre à contribution toutes les autres ; aujourd'hui que nous sommes parvenus à poser sur une base solide la médecine , sauve - garde de l'humanité, il serait plus que ridicule de se dire humoriste ou solidiste, bien que des auteurs fort recommandables aient appuyé et soutiennent encore l'une et l'autre de ces doctrines.

De nos jours cependant, il n'est pas moins pénible de voir agiter certaines questions telles que celles-ci : *Y a-t-il des fièvres essentielles?* Toutes les maladies sont-elles, ou non, caractérisées par des *altérations d'organes?* Nous croirions perdre notre temps en nous mêlant à une pareille controverse : ce sont des idées vieillies à juste titre et que rien ne saurait rajeunir. Pour savoir en effet, si une fièvre est essentielle, il faudrait connaître tout ce qui se passe depuis l'invasion jusqu'à la terminaison de cette maladie, et comme cela est impossible pour le moment, on est obligé de s'en tenir aux faits seuls ; car personne, je pense, n'oserait émettre la monstrueuse proposition d'expérimenter sur son semblable ! Mais comment traiter à fond et rationnellement ces questions quand on ignore ce qui se passe dans ce cas. Prenons pour exemple la fievre dite typhoïde. Vous trouvez les ganglions mésentériques énormément gonflés, la membrane muqueuse intestinale ulcérée, surtout ses follicules, et beaucoup d'autres désordres que vous connaissez parfaitement ; vous attribuez le mal à ces lésions, vous êtes dans l'erreur ; elles sont les conséquences, les preuves anatomiques de la maladie, mais non son point de départ.

Que faire en pareille circonstance ? Il faut donc assister de sang-froid aux ravages exercés par ce fléau et aux scènes de deuil et de désolation qu'il cause. Non, Messieurs, à l'homme a été donné l'empire sur les autres animaux ; parmi ces animaux, il en est qui se rapprochent de son organisation, qui offrent la plus grande similitude avec les phénomènes qui nous sont propres ; et, tout en déplorant la fatale conséquence que nous sommes forcé de déduire de ces paroles , nous dirons pour le bien de l'humanité : étudions sur ces êtres qui nous ressemblent les causes de nos maux , expérimentons sans cesse sur cette nature vivante. Déjà nous sommes parvenus à produire chez eux les mêmes symptômes, les mêmes désordres qui nous frappent dans plusieurs de nos propres affections ; espérons qu'avec de la persévérance nous arriverons à en saisir la cause intime, et sans doute aussi à y porter remède.

C'est avec ce genre d'instruction que les maladies doivent être désormais étudiées au lit du malade laissant ainsi de côté la plupart des notions que l'on y porte généralement : je voudrais voir les élèves et les médecins bien convaincus d'une vérité, c'est que la voie suivie jusqu'ici est trop restreinte et trop étroite pour conduire jamais à ces résultats heureux qui illustrent une époque en introduisant quelque bien dans la condition de l'humanité.

Oui, je dis qu'un médecin qui n'a pas appelé à son aide la chimie, la physique, qui ne s'est pas livré à l'art difficile des expériences sur les animaux, etc., et beaucoup sont dans ce cas, ce médecin, dis-je, ne voit souvent dans une réunion de malades que des gens plus ou moins souffrants, des moribonds, des convalescents; c'est tout au plus s'il saura que celui-ci reviendra à la santé, que tel autre succombera. Une foule de phénomènes dont ces sciences lui donneraient la clé, lui échappent; car ne se doutant pas de leur existence, il ne saurait y diriger son attention.

Nous ne cesserons de nous élever contre ces idées absurdes qui paralysent chez tant de personnes la volonté et le besoin si naturel de s'instruire. Vous allez voir quelle influence fâcheuse elles ont sur les progrès de notre art. On se dit qu'ai-je besoin de m'évertuer à découvrir la cause de tel ou tel phénomène, lorsque je puis si commodément l'expliquer par un mot; ce mot, c'est la vitalité. On ne peut la définir! qu'importe. On ne peut la prouver dans bien des cas; qu'importe encore. On a là une matière à faire des chapitres à perte de vue, et il est beaucoup plus récréatif d'écrire des contes bleus sur la physiologie, que de consacrer son temps à de pénibles et laborieuses recherches. Les jeunes gens qui débutent dans la carrière médicale sous

l'influence de pareilles doctrines, apprennent à
phraser, à formuler quelques prescriptions plus
ou moins classiques, et ne se doutent souvent pas
le moins du monde de quelle difficulté est l'étude
sérieuse de la médecine.

Pour moi, je le dis hautement, je considère
ces idées comme un voile emprunté par la pa-
resse, l'ignorance, et principalement par certain zèle hypocrite qui se retranche toujours derrière de prétendues considérations de moralité
et d'ordre social. Vous conviendrez sans doute
avec moi que celui qui veut s'instruire dans la
science de la nature, ne doit pas s'arrêter à de
pareils raisonnemens.

Ceci posé, commençons l'étude dont nous avons
légitimé l'opportunité : nous voulons donc nous
occuper du sang ; si je parviens à faire une histoire
aussi complète que possible de ce liquide, j'aurai
rempli je crois la tâche de ce semestre, nous y
joindrons des applications cliniques de nos expériences, qui deviendront ainsi d'une haute importance par les résultats qu'elles pourront nous offrir dans le traitement des maladies.

Nous avons dit qu'un animal était un composé
de parties solides et de parties liquides diversement
combinées : depuis les insectes jusqu'aux crustacés,
les liquides se meuvent d'une façon toute particulière, et qui est loin d'être encore bien connue.
Considérés au microscope, ces liquides tiennent en
suspension certains corpuscules solides, que l'on a
improprement appelés *globules*. Ce mot en effet
éveille l'idée d'un corps rond, globulaire, tandis

que, comme nous le verrons, ils n'affectent pas
en général cette forme.

Si après être passé par les différens degrés de
l'organisation, nous arrivons aux mammifères,
nous trouvons le sang proprement dit, liquide au
milieu duquel nage une quantité considérable de
globules. Si ces globules sont modifiés dans leur
forme, dans leur volume, ils ne peuvent plus traverser les vaisseaux capillaires ; de là arrêt de la
circulation dans nos organes, et de cet arrêt résultent les désordres les plus graves.

Voilà donc une des propriétés du sang : il est
composé d'un liquide tenant en suspension des
globules d'une forme et d'une dimension déterminées. Je ne fais que vous indiquer rapidement ces
détails auxquels j'ai déjà consacré plusieurs leçons
dans les précédens semestres.

Autre chose est étudier le sang dans ses vaisseaux
et durant la vie, autre chose est de l'étudier dans
les vases et hors des vaisseaux. Dans ce dernier cas,
on connait il est vrai, ses différentes propriétés
matérielles, comme sa pesanteur spécifique, son
plus ou moins de consistance, son odeur, sa couleur et les changements qu'elle éprouve au contact
de l'air, etc; mais, la plupart des phénomènes importants, nécessaires à la vie, ont disparu dés
qu'il a cessé de circuler dans ses tuyaux.

Tirez du sang de la veine ou de l'artère d'un
animal vivant, abandonnez-le à lui-même : Bientôt par une série d'actions chimiques, physiques
et vitales vont se manifester, il va se prendre en
masse, se coaguler et bientôt se séparer en deux

parties bien distinctes ; l'une, liquide, ou le *sé-rum*; l'autre, rouge, solide, ou le *caillot*.

Du reste, ce phénomène de la prise en masse du sang ne se manifeste pas ordinairement pendant la vie : Cependant, j'ai eu l'occasion d'observer hier chez une femme, morte dans mon service, du sang coagulé probablement avant la mort : j'ai fait apporter ici la pièce pathologique : la voici. Lorsque j'incise cet utérus, vous pouvez apercevoir la cavité des vaisseaux obturée par des cylindres fibrineux. Il est très probable que cette solidification a eu lieu pendant la vie. Toutefois, jusqu'à preuve certaine, je ne me permettrai pas de rien décider à cet égard.

Poursuivons l'énumération des caractères du sang. Avant la découverte du microscope et les perfectionnemens successifs apportés à ce précieux instrument, on n'avait que des notions fort grossières sur la composition et le mouvement de ce liquide à travers les infiniment petits vaisseaux qu'il doit parcourir. Maintenant, si on veut analyser par le raisonnement cette circulation, on s'étonne qu'elle puisse s'effectuer dans des tuyaux d'un 100ᵉ ou d'un 80ᵉ de millimètre, et cela d'autant plus, que si l'on veut faire passer de l'eau, ou tout autre liquide analogue, dans des tubes de verre d'un dixième de millimètre, on éprouve la plus grande difficulté. Si l'on prend un diamètre moindre encore, le passage devient presque impossible, quelle que soit la force d'impulsion que vous employiez. Il en est de même si vous injectez de l'eau dans l'arère mésentérique d'une grenouille pour la faire parvenir dans la veine aboutissante. Le liquide s'épanche en grande partie dans les tissus environnans. Une faible quantité arrive à sa destination.

C'est donc une propriété bien remarquable qu'a le sang de marcher librement à travers des tubes d'un 100ᵉ de millimètre, sous l'influence d'une force peu considérable. Je sais que ce phénomène n'offre aucun embarras aux physiologistes, à l'aide de la complaisante et commode intervention *de la vie* dans les fonctions : nous connaissons la valeur de ces déceptions.

Voilà un point de vue sur lequel j'appelle toute votre attention ; car je ne sache pas qu'on ait encore étudié ce liquide sous ce rapport. Nos recherches nous ont porté à attacher une grande importance à cette question, savoir : que le sang doit posséder des propriétés normales liées avec les phénomènes physiques et vitaux pour passer des capillaires artériels dans les capillaires veineux. Ce qui confirme encore ce que je viens de dire, c'est la difficulté des injections : ceux d'entre vous qui en ont fait quelquefois, doivent savoir qu'on ne réussit pas toujours. Pourquoi ? C'est parce que les liquides injectés ne sont pas en rapport par leurs propriétés physiques avec la ténuité des tuyaux qu'ils ont à parcourir.

Vous avez tous entendu parler des merveilleuses injections qu'un anatomiste hollandais était parvenu à obtenir. Comment cela se faisait-il ? C'est que Ruysh avait probablement trouvé une combinaison de matériaux qui avait quelqu'analogie avec le sang, et qui par conséquent pouvait li-

brement traverser les capillaires des différents organes.

Je ne dois pas ici laisser échapper l'occasion de
m'élever contre l'égoïsme étroit du célèbre médecin
hollandais , qui après avoir exploité long-temps
et avec grand profit son industrie, a emporté
avec lui son secret dans la tombe. C'est une perte
regrettable , car qui sait si le liquide dont il se
servait n'aurait pas pu dans diverses circonstances
nous indiquer quelques moyens de modifier le
sang avec avantage, lui rendre quelques-unes des
propriétés qu'il aurait perdues, ou lui en donner
de nouvelles.

Je suis persuadé, qu'avec les lumières de notre
époque, on aurait pu tirer un grand parti de cette
découverte dont un amour-propre mal entendu a
privé la postérité.

Mais revenons à notre sujet. Il s'agit maintenant
de prouver, car je n'affirme rien sans preuve, que
le sang étudié sur l'animal vivant circule à l'aise
dans les ramifications capillaires les plus ténues :
mais si je modifie une seule de ses propriétés, il
n'est plus apte à traver er ses conduits; il s'épanche dans les tissus environnants , y forme des
engorgements , des œdèmes , des inflammations, etc.

Ces preuves vous ont été données dans d'autres leçons; nous avons exposé le mécanisme des différentes lésions locales qui naissent à la suite de l'altération du sang; nous ne nous y arrêterons pas plus
long-temps aujourd'hui. Mais voici une expérience
qui vient à l'appui de ce que nous disions tout-à-

l'heure : ce vase contient du sang liquide ; il con—
tient des quantités normales de sérum, de globules
et des différents sels qui le composent ordinairement. Dans une excellente thèse composée dernièrement par M. Lecanu , on compte jusqu'à
vingt-cinq substances dans ie sang ; peut-être y
en a-t-il davantage. Quoi qu'il en soit, le sang que
je vous montre n'en contient que vingt-quatre.
Cette différence n'est pas appréciable à la vue, et
ce liquide paraît tout-à-fait analogue à celui qui
circule dans l'animal vivant. Cependant, si je le
réintroduis dans la veine, il parcourra d'abord
les gros vaisseaux ; mais arrivé dans les capillaires, il s'arrêtera, s'imbibera, s'épanchera, et
l'animal ne sera pas long-temps sans succomber
aux troubles causés par cet arrêt de la circulation
dans les tubes si déliés de ses organes. Pourtant
nous n'avons rien ajouté à ce sang, nous lui avons
seulement soustrait un élément qui n'entre dans sa
composition tout au plus que pour un ou deux mil-
lièmes ; cette partie, c'est la fibrine, substance liquide dans les vaisseaux ; mais qui se solidifie dès
qu'elle en est dehors.

D'après cela, je vous signale la fibrine comme
donnant au sang la merveilleuse propriété de parcourir les capillaires les plus fins.

Cependant, il n'y a pas que cela à dire sur la
fibrine, et vous allez voir qu'en n'envisageant une
question que sous un seul point de vue, on s'expose à bien des mécomptes.

Je suppose du sang contenant de la fibrine en
proportion voulue, ainsi que ses autres parties

constituantes : dans cet état de choses, si j'injecte
dans les vaisseaux une substance propre à se combiner chimiquement avec elle, à former des sels,
tels qu'un fibrinate de soude, un fibrinate de potasse ou d'ammoniaque; la fibrine cessera d'être
coagulable; le sang, privé de ce principe à son
état normal, cessera lui-même d'être coagulable et
par conséquent de pouvoir librement circuler dans
les capillaires.

Vous voyez donc qu'il est possible d'avoir du
sang avec sa fibrine, et que ce liquide soit impropre à circuler.

Voilà un fait intéressant et même fondamental
dans l'histoire du sang, c'est que, pour entretenir la vie, ce liquide doit être doué de la faculté
de se prendre en masse, de se coaguler; sinon
l'existence est compromise et cesse en peu de
temps.

C'est ce qui arrive dans la plupart des épidémies
meurtrières; elles sont spécialement liées à des
altérations du sang qui stagne dans les organes
pulmonaires : nous en avons pour exemple la grippe, qui, vous le savez, a exercé de cruels ravages
dans cette capitale. Je vous engage donc à prendre ce sujet comme base d'études; j'espère qu'il
sera fécond en résultats.

Il y a loin de ce mode de procéder à la manière
dont on envisage aujourd'hui les maladies et leur
origine. Pour nous, nous avons été conduits à
faire ces recherches par nos précédents travaux :
ce n'est nullement une affaire d'amour-propre ; je
ne me suis déclaré ni le chef ni l'adepte d'une

nouvelle école ; telles ne sont pas et telles ne seront jamais mes prétentions, je cherche la vérité et j'emploie tous les moyens pour y arriver.

D'après ce qui précède, nous pouvons dès ce moment, envisager autrement qu'on ne l'a fait jusqu'ici les maladies *locales* et les maladies *générales*.

Dans le premier cas, le sang, par suite des modifications qu'il a éprouvées, ne peut plus traverser les vaisseaux capillaires du poumon ; dès lors lésion locale, apoplexie pulmonaire, hémorrhagie, hépatisation.

Mais admettons que le sang ait pu traverser les vaisseaux du poumon, en rendre aux autres organes, il y trouvera des capillaires encore plus déliés comme dans la membrane muqueuse intestinale ; cet obstacle mécanique produira la rougeur, l'ulcération des follicules ; les organes de la digestion ne pourront plus exercer leurs fonctions assimilatrices, toute l'économie sera frappée du même coup.

Pour remonter à la source de ces désordres si variés, vous n'irez pas, j'espère, rechercher combien il y a de capillaires obstrués, ni mesurer le nombre et la dimension des parties ulcérées ; vous laisserez de côté ces vaines et minutieuses remarques ; vous examinerez le sang et vous trouverez dans son altération la cause de la maladie.

Tout cela est vrai, et cependant si nous le disions d'une manière trop absolue, nous tomberions à notre tour dans une erreur fort grave. Il est de notre devoir de vous prémunir contre ces illusions qu'il est si facile de se créer, lorsqu'on est parvenu à la découverte d'un fait de quelqu'importance.

Est-ce donc à dire que toutes les maladies proviennent de l'altération du sang? Non ! Un tel énoncé serait absurde. Nos organes sont soumis à un grand nombre d'influences qui en modifient pour ainsi dire la texture. C'est ainsi qu'un froid intense détermine le resserrement des parois pulmonaires ; par cette cause toute physique la circulation est retardée et peut même cesser temporairement ; je n'ai pas besoin de vous signaler la série d'affections qui résulte d'un tel état de choses.

Par contre aussi, une température trop élevée augmente la capacité des vaisseaux. Cette circonstance influe non seulement sur la circulation, mais encore sur la composition du sang qu'elle peut modifier au point de produire des affections analogues aux précédentes.

Voici donc deux effets entièrement du ressort de la physique auxquels on peut rattacher un grand nombre d'altérations locales.

Ainsi vous aurez des maladies provenant de l'altération du sang, et d'autres d'une altération particulière des organes : vous ne confondrez point ces deux sources des lésions locales, et vous ne leur opposerez pas les mêmes moyens thérapeutiques.

Il est encore d'autres circonstances qui amènent les plus grands désordres et qu'on ne peut assimiler à celles que je viens d'énumérer. Ainsi, vous ne verrez pas dans l'action de l'acide nitrique sur l'estomac, ni dans les lésions physiques et chimiques que ce poison y produit, des trou-

bles pathologiques dus à l'état du sang : non
plus que dans ces monstrueux drastiques qui portent de si violentes perturbations dans toute l'économie et qu'on a l'insigne effronterie de préconiser
comme souverains pour toutes sortes d'affections.

Je serais volontiers tenté de croire qu'il y a une
sorte de fatalité ou un esprit de vertige inhérent à
l'espèce humaine ; car, malgré les accidents nombreux auxquels a donné lieu l'emploi de tels moyens,
nous les voyons encore administrer tous les jours
aux enfants en bas âge, aux adultes et aux vieil-
lards des deux sexes au grand péril de leur vie.

En voilà assez pour cet article ; je reviens à
mon sujet.

Vous savez que suivant leur durée, on divise les
maladies en aiguës et en chroniques. Je ne prétends pas nier que ces distinctions soient sans fondement, mais il faudra aussi y faire intervenir :
1° les maladies reconnaissant pour cause l'altération
des liquides, 2° les maladies provenant de l'altération des solides.

Vous voyez, Messieurs, que nous sommes toujours
fidèles à notre programme, et que loin d'être exclusivement solidistes ou humoristes, nous cherchons à rattacher ensemble l'une et l'autre de ces
dénominations et à en faire un tout uniforme où
l'esprit de l'observateur ne soit plus en suspens et
sujet à s'égarer.

Grâce aux lumières qu'ont jetées les études physiques et chimiques depuis qu'on les applique à la
médecine, nous pouvons facilement aujourd'hui
expliquer une foule de circonstances pathologiques

dont on ignorait autrefois le mécanisme : ainsi nous savons que dans ce qu'on appelle l'hépatisation rouge du poumon, le sang a conservé la propriété de se coaguler, et qu'il forme dans les aréoles du poumon ces masses compactes, dures, résistantes que l'on rencontre dans les pneumonies par cause externe; tandis que dans les *fausses pneumonies* de la grippe, ce liquide ayant perdu la faculté de se solidifier, s'épanche dans le parenchyme de l'organe et donne lieu à ces infiltrations séreuses noirâtres, qu'on nomme *engouement* pulmonaire.

Ainsi, à peine avons-nous abordé l'étude du sang, que déjà nous connaissons quelques-unes de ses propriétés les plus importantes, quoique nous n'ayons fait que l'entrevoir passant dans ses infiniment petits vaisseaux.

Nous trouverons une série de phénomènes non moins intéressants dans l'étude des causes qui enlèvent à la fibrine la propriété de se coaguler. Ces causes sont dans l'air, dans les miasmes, les aliments, les boissons et tout ce qui nous entoure et pénètre dans notre organisation d'une façon quelconque.

Nous rattacherons à ces recherches l'appréciation de certains médicaments dont le fréquent usage peut causer des accidents sérieux. Je ne citerai que le carbonate de soude qu'on emploie comme réactif pour saturer l'acide urique qui se dépose dans les reins, les uretères et la vessie. Eh bien, je crois maintenant que, même dans le cas de calculs urinaires, cette médication pourrait, si elle est poussée trop loin, devenir nuisible; et

voici sur quoi je me fonde : Vous connaissez par
nos expériences la propriété qu'a ce corps de rendre le sang liquide en se combinant avec sa fibrine;
je suis donc persuadé qu'à la suite de l'usage trop
souvent répété de ce sel, le sang se trouve modifié, liquéfié; de là à des infiltrations dans les
poumons et par suite, si je puis m'exprimer ainsi,
à une source intarissable de pneumonies.

C'est du moins ce qui est arrivé à un de mes
amis, l'un des hommes les plus célèbres de cette
époque, qui a été obligé de renoncer à son usage
auquel j'attribue plusieurs pneumonies successives qu'il avait éprouvées.

Je me borne là pour aujourd'hui : vous avez vu,
Messieurs, que quoique je n'aie fait qu'effleurer mon
sujet, il était fécond en applications pathologiques.
Nous poursuivrons donc dans la prochaine séance
l'examen du sang, non tel qu'il est sorti de ses
vaisseaux, mais sous les rapports qui ont de l'influence sur la production des maladies; et nous
ne perdons pas l'espoir de parvenir à des données
plus positives sur ses nombreuses propriétés.

QUATRIÈME LEÇON.

27 Décembre 1836.

Messieurs ,

Dès notre première réunion, j'ai sollicité votre
concours pour me seconder dans les recherches que
j'ai entreprises; votre assiduité à ces leçons, et le vif
désir que vous manifestez d'étudier les questions
neuves que je vous ai exposées, me font espérer
que cet appel aura été entendu. Déjà l'un de vous
vient de m'apporter du sang qu'il a recueilli sur
un de ses malades; ce sang sera examiné, analysé,
et nous vous tiendrons au courant des phénomènes
qu'il nous aura présentés.

Je suis très sensible à cette preuve de l'intérêt
qu'attache sans doute à nos travaux la personne
qui a bien voulu nous donner ce sang, je la prie
de recevoir mes remercîmens, et en même temps
j'engage chacun de vous en particulier à me communiquer les échantillons des saignées qu'il aura
occasion de faire, en y joignant quelques renseignements sur les malades qui en auront été l'objet.

De mon côté, à partir du 1er janvier, je ferai

pratiquer dans mes salles ce que j'appelle des
saignées exploratrices; on en tiendra note exactement, ainsi que des circonstances pathologiques
qui auront précédé ou suivi, de sorte que, dans
le courant de ce semestre, nous aurons réuni un
nombre imposant de faits et d'observations qui
nous seront d'un grand secours dans la carrière
que nous voulons parcourir.

Vous vous rappelez sans doute le sujet de la
réunion précédente, et les nombreuses considérations qui nous ont engagé à étudier le plus immédiatement possible l'état, la composition du sang
normal et les altérations qu'il est susceptible d'é-
prouver, altérations qui jouent un si grand rôle
dans la production d'une foule de maladies dont la
cause semblait un mystère à jamais impénétrable.

Nous ne croyons pas en agissant ainsi nous être
écarté de la ligne de réserve que nous nous sommes
imposée dans nos travaux; nous repoussons les
systèmes de toutes nos forces, et nous ne voudrions
pas qu'on pût nous opposer que nous avons voulu
en créer un nous-même. Non, Messieurs, ce n'est
ni par amour-propre, ni pour faire du nouveau,
que nous avons presque abandonné le sentier tracé;
c'est la preuve matérielle à la main, guidé par le
flambeau de l'expérience, et persuadé de la haute
importance de la mission qui nous a été confiée,
que nous avons choisi entre tous les sujets d'études
celui qui nous a paru le plus utile. Qu'on nous
prouve que nous sommes dans l'erreur, nous l'ab-
jurerons aussitôt.

Nous avons commencé à étudier le liquide qui

se meut dans nos tuyaux sanguins ; dès les premiers pas, nous avons fixé votre attention sur un phénomène qui avait échappé aux physiciens et aux médecins ; phénomène sans lequel pourtant il n'y a pas de vie possible, puisque c'est la condition indispensable à la circulation du sang.

Jusqu'ici, on avait ignoré les conditions particulières que doit avoir ce liquide pour traverser des tubes qui ont à peine un centième de millimètre ; probablement on avait trouvé cela tout naturel et on ne s'en était guère occupé. Nous en jugeons autrement et nous allons poursuivre l'examen des propriétés nécessaires au sang pour qu'il puisse parcourir à l'aise les innombrables ramifications vasculaires de l'économie animale.

Ces questions sont en grande partie, quoiqu'on en puisse dire, du ressort de la physique et de l'hydraulique. Vous verrez que nous n'aurons nullement besoin pour les résoudre de faire intervenir une contractilité des parois qui n'existe pas, une *sensibilité* ayant pour épithète *insensible*, ni tout le grimoire comico-physiologique à l'aide duquel on a fait il est vrai des romans spirituels quant à la forme, mais absurdes au fond, sur la circulation capillaire.

Il y a en physique un fait très remarquable par le point de comparaison qu'il sert à établir entre les phénomènes du mouvement du sang dans nos organes et la circulation des liquides dans les tuyaux inertes, c'est la pression énorme qu'il faut employer pour faire passer de l'eau dans un tube auquel on n'a donné qu'un très petit diamètre, tan-

dis que le sang traverse aisément les tubes beaucoup plus déliés qui abondent dans nos tissus. Il
faut donc qu'il y ait des conditions qui facilitent
ce passage. Ce qui le prouve, c'est que quand ces
conditions viennent à manquer, le sang s'arrête,
s'altère, s'épanche, se décompose et produit les
différents désordres pathologiques plus ou moins
considérables qu'on a en vain tenté d'expliquer
par les mots d'*inflammation*, d'*irritation*.

Qu'est-ce en effet que ce mot inflammation appliqué à nos organes. Nos tissus alors prennent-
ils feu? Je ne connais pas de cas de ce genre.
Lorsque le sang s'y porte en abondance, il y a
quelquefois, il est vrai, une certaine élévation de
température, mais elle est de quelques degrés seulement au-dessus de la température normale de
l'organe et elle n'est jamais au-dessus de la température du sang prise au ventricule gauche. Il faudrait qu'elle fût portée infiniment plus haut, pour
qu'il y eût véritablement inflammation. De plus,
dans bien des cas nommés aussi inflammatoires, il
y a un notable abaissement de la température.

Ceci, Messieurs, paraîtra peut-être hasardé à
quelques-uns d'entre vous, uniquement nourris des
préceptes de l'école; mais leur étonnement cessera
bientôt s'ils veulent se donner la peine de réfléchir que chaque science a ses termes exacts parfaitement définis; ainsi, en physique, on s'est
bien gardé de nommer hygromètre, l'instrument
qui donne la mesure de la pesanteur de l'air :
partout nous trouvons la même précision de langage. Pourquoi donc vouloir que la médecine

seule soit privée d'expressions positives, de termes techniques d'un sens précis et déterminé.

Il est temps de revenir à la nature, à la simple désignation des faits; on ne s'en est que trop écarté. Tâchons au moins d'appeler les choses par leur nom.

Qu'est-ce aussi que ce mot irritation ? Quoi ! Un obstacle quelconque modifiera le cours du sang dans tel ou tel organe; et au lieu de dire que cette modification reconnaît pour cause première un obstacle mécanique, vous irez précisément appliquer l'expression la plus impropre à qualifier le trouble qui se manifeste dans la circulation du liquide. Depuis quand donc, nos organes, nos tissus sont-ils susceptibles d'éprouver des passions, de s'irriter, je dirais presque de se mettre en colère ?

Reconnaissez-le, Messieurs, le langage dont on a affublé la médecine est presque d'un bout à l'autre un *métaphorisme* incohérent. Les figures, les tropes ont leur mérite, je n'en disconviens pas, mais c'est dans un poème, c'est dans un roman, et la science que nous étudions ne sera plus désormais, je l'espère, rangée dans cette catégorie.

Je ne m'étonne nullement qu'on ait négligé la question des propriétés du sang : au lieu de chercher dans des expériences faites avec soin la solutions des problèmes importants, on s'occupe de futiles disputes; le verbiage et les subtilités du barreau semblent avoir envahi notre école; et celui qui parle le plus haut, le plus long-temps, tranche ordinairement la question, souvent c'est au détriment de la vérité, mais qu'importe? N'est-ce pas ainsi qu'on fait parler de soi et qu'on se fait un nom? Celui au contraire qui ne possède pas cette merveilleuse faconde, au moyen de laquelle ce qui est blanc paraît noir et ce qui est noir paraît blanc, celui-là, dis-je, reste inconnu, végète trop souvent, passe pour un ignorant aux yeux du public incapable, bien qu'il s'y exerce tous les jours, à distinguer le mérite d'un médecin.

Je ne puis m'empêcher de faire quelquefois de ces digressions, tant je vois avec peine l'état de la science et la marche rétrograde qu'on lui fait suivre. Je crois que c'est un véritable service à rendre à ceux qui étudient, que de les mettre en garde contre cette foule d'erreurs qu'on s'obstine à propager avec une espèce d'acharnement.

Mais revenons à notre sujet : Nous avons dit que la première condition pour que le sang pût circuler, était qu'il se prît en masse lorsque, sorti de ses vaisseaux, on le laissait livré à lui-même. Ce fait est fondamental : c'est autour de ce fait que se groupent la plupart de ceux dont nous parlerons plus tard. En attendant, il s'agit de rechercher quelles sont les circonstances physiques ou chimiques, quelles sont les substances qui influent sur ce phénomène; les unes en le diminuant, les autres en l'augmentant outre mesure. Parmi les premières, un certain nombre sont déjà connues; parmi celles-ci, nous rangerons les alcalis que l'on emploie avec avantage contre la gravelle et les calculs urinaires, résultat bien fâcheusement compensé puis-

qu'ils dissolvent le sang en se combinant avec sa
matière coagulable. Les agents qui nous entourent, les différents gaz que nous respirons, nos aliments, etc., modifient aussi cette propriété. Il ne
faut pas non plus oublier l'asphyxie par la fou-
dre et par l'acide carbonique, les effets de l'hydrosulfate d'ammoniaque, qui tous liquéfient le
sang d'une manière plus ou moins prompte.

Nous tâcherons d'insister sur ces différents points
qui sont de la plus haute importance, puisqu'ils
nous ont déjà fait connaître le mécanisme de la
production de plusieurs maladies très graves qui
déciment l'espèce humaine. N'est-ce pas par eux
que nous avons pu expliquer les vomissements noirs
de la fièvre jaune qui désole les rivages de l'Amé-
rique? Ne sont-ce pas les miasmes délétères provenant des matières animales ou végétales en putréfaction qui portent dans l'économie les affreux
désordres dont la cause avait été ignorée jusqu'ici?
Cette cause, n'est-ce pas la liquéfaction du sang,
qui ainsi altéré s'épanche dans les viscères abdominaux, les désorganise, les sphacèle et donne
lieu aux déjections pathognomoniques de cette
terrible épidémie.

Ces questions que nous avons commencé à examiner conduisent à des études sérieuses et à des
résultats immenses; elles sont appelées, j'en suis
certain, à faire sortir la médecine de cet état d'empirisme mercantile où elle semble plongée.

Si nous poursuivons l'examen des propriétés du
sang, voici ce que nous remarquons : Ce liquide
offre une viscosité particulière qui semblerait au

premier abord devoir être un obstacle à son passage dans les infiniment petits vaisseaux, tandis
qu'elle est au contraire une condition indispensable pour qu'il puisse y circuler, de sorte que
viscosité et état normal du sang sont deux idées
inséparables.

Cette propriété se rattache encore aux expériences
qu'on fait sur les tuyaux inorganiques; en effet,
si on tente d'introduire dans un tube d'un très-
petit diamètre de l'eau, par exemple, ce liquide n'y
pourra pénétrer quelle que soit la force de pression qu'on emploie. Mais si vous y ajoutez une
certaine quantité d'une matière mucilagineuse
quelconque, telle que gomme, gélatine, albumine,
l'injection réussit à merveille.

Ce fait vérifié et constaté par les ingénieux travaux encore inédits de M. Poiseuille, montre de
nouveau combien est utile l'étude des sciences physiques appliquées à la physiologie, et combien peu
l'on doit faire de cas des dires de ces fougueux in-
venteurs de lois vitales qui, par un superbe entêtement ou par ignorance, dédaignent non seulement de se servir de ses lumières, mais encore
veulent empêcher les autres de les mettre à
profit.

Pour nous, malgré les pompeuses déclamations
de ces champions du vitalisme quand même, il est
prouvé que le sang se comporte dans les tuyaux
de nos organes, comme le liquide cité dans l'expérience ci-dessus : s'il perd sa viscosité, nous le
voyons s'arrêter à l'entrée des capillaires, s'épan-
cher dans les tissus environnants, et causer les dé-

sordres pathologiques que ces doctes personnages attribuent encore de plus belle à l'irritation et à l'inflammation.

La thérapeutique est tout à fait en harmonie avec cette manière de raisonner ; on mélange, on combine, on amalgame des produits végétaux, minéraux et animaux, on les administre à tort et à travers, en tout état de cause et sans savoir pourquoi. Il a beau être prouvé que telle substance est insignifiante, inutile, nuisible même, on s'en inquiète d'autant moins, qu'on gagne en agissant ainsi la réputation *d'être profond en matière médicale, d'être un homme à ressources immenses*, etc., tel a toujours été l'empirisme.

Nous parlions de la viscosité que doit avoir le liquide pour traverser nos organes : Voici à ce sujet du sang d'un individu qui a éprouvé une hémoptysie : Il a été saigné abondamment : vous savez ma façon de penser sur ce moyen pire peut-être que le mal lui-même. Quoi qu'il en soit, vous pouvez remarquer que ce sang est très peu visqueux, aussi je présume que chez ce malade il surviendra d'autres accidents. Nous verrons si mes présomptions seront réalisées.

La viscosité des liquides est une propriété qui échappe à nos instruments, et cependant une appréciation juste et rigoureuse serait extrêmement utile, au lieu de cela nous en sommes réduits à de simples aperçus : aussi je regarderais comme une découverte précieuse le moyen qui nous permettrait de mesurer, d'évaluer cette propriété. Peut-être le trouvera-t-on plus tard. En attendant, nous essaierons de déterminer cette qualité avec l'aréomètre.

Il n'est plus douteux que la viscosité ne soit un élément de la circulation normale; pour vous en convaincre, faites plusieurs saignées à un animal, remplacez par de l'eau le sang que vous aurez extrait, il y aura épanchement, exhalation dans la cavité des plèvres, et plus tard entre les feuillets du péritoine; on n'a pourtant fait autre chose que diminuer la viscosité du sang en y ajoutant un peu d'eau.

Mais, si, faisant la contrépreuve on augmente la viscosité au delà de ce qu'elle doit-être, la circulation cesse, par suite du trop d'affinité entre les molécules sanguines; elles adhèrent aux parois des vaisseaux, comme les glaçons s'arrêtent sur les bords des canaux ou des rivières et en interrompent le cours.

Il y aura donc des maladies qui proviendront de la trop grande viscosité du sang.

Vous vous rappelez sans doute les expériences que nous avons faites à ce sujet. Nous avons ajouté à de l'eau une matière visqueuse, innocente de sa nature, de la gomme par exemple, après avoir coloré ce liquide, nous l'avons injecté par la veine jugulaire d'un animal; tant que la matière a parcouru de gros troncs veineux, il ne s'est manifesté aucun trouble, mais une fois que, par l'artère pulmonaire, elle fut parvenue dans les vascularités du poumon, oh alors, la capacité des tuyaux n'étant plus en rapport avec la viscosité de l'injection, la circulation a été presque subitement arrêtée, la

masse encéphalique ne recevant plus d'excitation
du sang artériel, a cessé ses fonctions, l'animal a
succombé en peu de temps. A l'autopsie qui en fut
faite immédiatement, vous devez vous souvenir
qu'en incisant le parenchyme pulmonaire perpen-
diculairement à la direction de ses principaux
vaisseaux, nous les trouvions constamment obtu-
rés par la matière injectée.

Admettons maintenant que ce liquide ait pu
franchir les capillaires du poumon ; vous n'ignorez
pas que le diamètre des infiniment petits tuyaux
varie presque dans chaque organe, et qu'il en est
dont les vaisseaux sont encore plus déliés que ceux
du poumon ; supposons donc une substance, qui a
traversé le parenchyme pulmonaire, arrivée à d'autres capillaires plus tenus, elle y sera incontestablement arrêtée par la plus grande ténuité des tubes ;
elle y stagnera d'abord, s'épanchera et produira, selon les parties avec lesquelles elle se trouvera en contact, des désordres plus ou moins analogues aux
précédents, mais reconnaissant pour cause le même
principe, l'obstacle à la circulation par défaut
d'harmonie entre les globules du liquide et les conduits à parcourir.

C'est ici que l'alliance des connaissances anatomiques précise, minutieuse même, serait des plus
utile à la physiologie ; mais comme on étudie très
superficiellement la première de ces sciences, on est
pris au dépourvu quand il s'agit de telles applications, il en résulte peu de fruit pour la physiologie.

Nous avons cité, comme substance propre à
augmenter la viscosité du sang, la gomme, nous

pourrions en dire autant de l'huile, de l'amidon et
en général de toutes les substances amilacées. Il
est donc vrai qu'en modifiant en plus cette propriété du sang il peut en résulter de très graves
désordres.

Disons aussi que de semblables modifications naissent spontanément dans certaines maladies. Ainsi,
quelquefois, nous rencontrons du sang tellement
visqueux, qu'il a presque, comme disent les pathologistes, la consistance de la gelée de groseilles.
Nous vous avons montré plusieurs cas de ce genre
tant naturels, qu'artificiels, et vous avez vu
quelle parfaite analogie existait toujours entre les
phénomènes arrivés sous l'influence de causes que
nous ignorions et ceux que nous faisions naître à
volonté. Quoi qu'il en soit, toutes les fois que vous
trouverez à l'ouverture des cadavres du sang ainsi
coagulé, vous pouvez être certains qu'il y a eu des
lésions profondes du côté des poumons.

Nous avons constaté que les alcalis avaient la
propriété de liquéfier le sang; voici maintenant
qu'il nous est prouvé que certains acides, l'acide
sulfurique entr'autres, augmentent au contraire
sa viscosité en se combinant avec sa fibrine qu'ils
solidifient. Bien plus, nous sommes arrivés toujours
par la voie de l'expérience, à reconnaître que l'i-
nanition prolongée produisait le même résultat.

Dans toutes ces circonstances, le sang perd son
principe aqueux et tend à se solidifier.

Nous reviendrons sur ces données; car les expériences doivent être répétées avec une minutieuse
attention, d'autant plus qu'elles sont moins faciles

qu'on le pense au premier abord, et que tout le monde n'est pas apte à les faire convenablement : peut-être nous feront-elles connaître des faits qui nous avaient échappé dans les précédentes.

Tout ceci, Messieurs, se lie essentiellement à la physiologie de l'homme sain et à celle de l'homme malade ; et je ne désespère pas que la masse des preuves de ce genre que nous aurons occasion de réunir n'influe avantageusement sur nos idées thérapeutiques.

La densité du sang doit aussi être comptée pour quelque chose dans la circulation. Jusqu'à présent on a noté, il est vrai, cette propriété ; mais on n'a pas cherché à connaître les résultats des différentes modifications qu'elle peut éprouver. Nous savons que cette densité est un peu plus considérable que celle de l'eau ; toutefois ce fait seul est peu important, il ne nous a rien appris de positif sur le degré nécessaire à la circulation. C'est un motif de plus pour que nous tâchions de trouver un moyen quelconque de l'apprécier, persuadé que nous sommes que de l'ensemble des propriétés du sang nous tirerons des conclusions applicables à la physiologie pathologique.

Passons à un autre ordre de faits : quand on examine le sang sur un animal vivant et encore entraîné par le mouvement de la circulation, ce liquide ne paraît pas homogène ; mais tenant en outre en suspension des myriades de petites particules roulant sur elles-mêmes et s'entremêlant de mille manière . Ce phénomène est connu depuis long-temps : on sait que ces corps, appelés globules, ont des dimensions déterminées et affectent des formes particulières suivant la classe d'animaux sur lesquels on les prend. Ils sont elliptiques chez les poissons, les reptiles et les oiseaux, tandis que dans l'ordre des mammifères, ils offrent l'aspect d'une lentille circulaire.

Envisagés d'une manière générale, ils méritent toute notre attention. En effet, suivant les changements qu'ils subissent, ils cessent de pouvoir circuler dans leurs tuyaux. Cependant il faut noter que, de tous les éléments du sang, ce sont ceux qui éprouvent le moins de modifications dans les graves maladies.

Comme nous l'avons déjà dit, il faut bien se garder d'en juger d'une classe à l'autre; de croire par exemple qu'ils sont identiques chez les poissons, les oiseaux et les mammifères. Chez les premiers, on aperçoit de grands et de petits globules ayant tous des noyaux à leur centre; si on les soumet à un lavage et qu'on les y agite, l'eau dissout l'enveloppe, le noyau seul persiste. Chez les mammifères et les oiseaux, au contraire, si on prend des globules; et pour cela il ne faut pas se contenter de comprimer le caillot, mais il faut battre le sang à mesure qu'on le reçoit dans le vase, comme pour en séparer la fibrine; les globules se déposent, on décante la liqueur et ils restent parfaitement isolés. Dans cet état, si on les soumet au microscope, on aperçoit aussi une espèce d'enveloppe et au milieu une sorte de noyau; mais si on les lave, l'enveloppe et le noyau disparaissent, l'eau est colorée en rouge comme l'est le sérum dans certaines maladies; voilà tout.

D'où je conclus que chez les mammifères ces corpuscules ne sont pas constitués d'enveloppes et de
noyaux analogues à ceux des poissons. On peut
ainsi distinguer les globules *sans noyau* des globules *avec noyau* ; les premiers appartiennent aux
mammifères et aux oiseaux, les seconds aux reptiles et aux poissons. Les globules sanguins des
autres animaux n'ont point été suffisamment étudiés sous ce rapport.

Cette opinion, je le sais, n'est pas conforme à
celle de quelques physiologistes ; je vous la donne
toutefois comme le résultat des expériences que
j'ai faites à ce sujet, et je ne la maintiens que jusqu'à preuve contraire.

On a dit aussi que les globules étaient composés
d'une espèce de parenchyme propre : l'hématosine formerait leur surface ; l'albumine, le parenchyme lui-même ; la fibrine, le noyau central.
Mais la parfaite dissolution dans l'eau des globules des mammifères et des globules des oiseaux me
fait un peu douter de la réalité de cette descrip-
tion.

Nous voici arrivés au point sur lequel je voulais
le plus particulièrement fixer votre attention.
C'est la dimension de ces corpuscules. On a prétendu que chez l'homme, il y en avait de différentes grandeurs, et que dans quelques circonstances ils n'avaient qu'un centième d'un cent-
vingtième et même d'un cent-cinquantième de millimètre. Quoiqu'ils varient en effet, je crois être à
peu près certain qu'ils ne dépassent guère un qua-
tre-vingtième de millimètre.

Cette limite est extrèmement remarquable par rapport au diamètre des vaisseaux qu'ils doivent librement traverser. Je retrouve là une harmonie admirable entre le volume des globules et la capacité des capillaires ; tellement que je suis persuadé que si l'on injectait du sang de poisson ou de reptile dans les veines d'un mammifère, il surviendrait bientôt des altérations dans les principaux organes, par la raison que les globules du premier ne seraient plus en rapport de volume avec les tuyaux du second.

Toutefois nous aurons recours à l'expérience pour confirmer ou renverser l'hypothèse que j'ai émise tout-à-l'heure. Nous nous procurerons du sang d'un assez grand nombre de grenouilles ; nous l'injecterons dans les veines d'un cochon d'Inde ou de tout autre animal, et nous vous ferons part exactement des résultats que nous aurons obtenus. Jusqu'ici, en effet, nous pouvons regarder ceci comme certain, puisqu'en ajoutant au sang des globules d'amidon, de blé ou de pommes de terre, très innocents par eux-mêmes, mais qui ont un vingtième de millimètre, nous avons toujours vu les vaisseaux capillaires obstrués, obstruction dont vous connaissez tous les conséquences immédiates ; tandis qu'en substituant à ces globules des globules de la même substance, qui n'aient qu'un 500ᵉ de millimètre, la circulation s'opère parfaitement.

Pour nous résumer, nous dirons qu'en envisageant les globules comme corpuscules en suspension dans le sérum, nous sommes portés à supposer qu'ils pourraient être, sans inconvénient, plus petits qu'ils ne le sont; mais que plus gros ils seraient un obstacle à leur passage dans les tuyaux sanguins, et que le terme moyen de leurs dimensions ordinaires est de 1/80ᵉ à 1/120ᵉ de millimètre. Il y en a de beaucoup plus petits, mais ils ne sont pas probablement de la même espèce que ceux dont nous venons de parler. C'est encore un nouvel aspect sous lequel il nous appartient d'étudier ce liquide.

Voilà quelques idées générales sur la nature et les conditions intimes du sang; nous avons tout lieu de croire qu'il résultera de ce mode d'examen et des faits que nous réunirons quelque découverte précieuse pour les progrès de la science.

Si, de ces considérations toutes physiologiques, nous passons à l'étude chimique du sang, elle ne nous offrira pas moins d'intérêt que la précédente; mais les difficultés que nous rencontrerons seront tout aussi grandes; cependant nous constaterons facilement que toute modification de la part des éléments du sang a pour résultat immédiat des phénomènes morbides non moins graves que ceux que nous avons observés jusqu'ici, résultat qui n'est produit que par des changements physiques de ce liquide.

A ce sujet, nous pouvons vous annoncer qu'un de nos anciens disciples, M. Denis, de Commercy, a fait des travaux fort curieux sur la composition chimique du sang; desquels, entr'autres, il semblerait résulter que la fibrine n'est autre chose que de l'albumine combinée avec différents sels : quant à présent, nous n'adoptons ni ne repoussons cette manière de voir, dont nous n'avons pas encore acquis de preuve certaine. Au reste, M. Denis, qui a déjà présenté sur cette matière un mémoire à l'Académie des Sciences, se propose de répéter publiquement ses expériences à l'école pratique de la Faculté. Je vous engage à vous y rendre au jour qu'il indiquera.

Ces aperçus, quelque généraux et superficiels qu'ils soient, nous ont déjà conduit à certains résultats assez importants. Nous avons appris que les saignées modifiaient les proportions du sérum et du caillot. Voici la 4ᵉ et la 5ᵉ saignée faites à l'animal que je vous ai montré l'autre jour. Dans la 4ᵉ, il y a 55 de sérum pour 45 de caillot ; dans la 5ᵉ, le caillot n'est plus que de 35 et le sérum entre pour 65 dans la masse totale. Voilà déjà une grande différence : pourtant les évacuations sanguines n'ont lieu qu'à deux jours d'intervalle, et l'animal est toujours parfaitement nourri, ce qui s'oppose à une altération trop rapide du sang. Vous voyez donc que par ce moyen on fait varier les proportions des deux principales parties du sang; non seulement le caillot est modifié, mais encore le sérum devient blanchâtre et se recouvre assez souvent d'une couche opaline.

En définitive, la nature du sang et de ses différents éléments n'est pas une question de peu d'importance pour la thérapeutique. Il n'est donc pas indifférent de saigner peu ou beaucoup, de tirer une petite ou une grande quantité de ce liquide dans un temps très court ou à des intervalles éloignés, d'aller tout d'un trait jusqu'à la syncope, comme on l'a conseillé à diverses époques, ou de tirer le sang en plusieurs fois à des intervalles plus ou moins rapprochés, comme de savants médecins le proposent aujourd'hui.

Saigner sans s'inquiéter des troubles qu'amène la soustraction du sang, dans le sang lui-même et des maladies réelles qui les suivent ; regarder ces troubles comme devant céder aux évacuations sanguines, tandis qu'ils n'en sont qu'une conséquence, c'est agir en aveugle ; c'est tout simplement faire le mal alors que l'on croit faire le bien, et ce bien et ce mal, c'est la vie ou la mort du malade.

Les faits que j'ai eu l'honneur de vous exposer sous diverses formes ne nous permettent plus de rester dans le cercle des idées admises et nous commande au contraire impérieusement d'en sortir. C'est ce que nous nous efforcerons de faire en poursuivant nos études.

CINQUIÈME LEÇON.

29 Décembre 1837.

Messieurs,

Dès nos premières réunions, je vous avais demandé votre concours, sachant bien qu'il me serait très profitable. En effet, vous pouvez dans vos différents services recueillir des observations importantes; en m'en faisant part, vous allégerez ma tâche, et je serai plus à même de grouper, d'étudier et de comparer les divers matériaux que nous aurons rassemblés.

L'un de vous, au commencement de cette séance, m'a apporté du sang provenant d'un individu attaqué d'hémoptysie; j'en parlerai la prochaine fois. Aujourd'hui, nous nous occuperons d'un cas qui vient de m'être communiqué par M. James, et vous allez voir que les principes posés d'après nos expériences vont trouver une application curieuse.

Voici du sang liquide, provenant d'une personne qui a péri asphyxiée par le charbon; je n'examine-

rai pas quelle est la cause de cette liquidité : mais
nous trouvons là une occasion de vérifier comment
ce sang a influé sur l'état des organes. Nous vous
avons exposé les graves résultats de la non-coagulabilité; nous vous avons dit que, dans cet état,
le sang ne peut plus traverser les capillaires, ou
qu'au moins sa circulation y est sensiblement modifiée; qu'il se dépose dans le parenchyme des
organes, s'y extravase, altère leur apparence et
les rend quelquefois tout-à-fait impropres aux
fonctions qu'ils doivent remplir. Pour nous, quand
nous voyons du sang de telle nature, nous sommes
certains qu'il y a au poumon engouement, hépatisation, œdème, apoplexie; et lorsque le sang est
encore plus liquide, nous pouvons être à peu près
assurés qu'il existe un épanchement dans la cavité
des plèvres. Vous voyez combien ces études peuvent devenir précieuses pour le diagnostic.

En procédant avec méthode et sans nous laisser
rebuter par les nombreux obstacles que nous rencontrons sans cesse, nous arrivons peu à peu à
établir des faits dont la connaissance est du plus
haut intérêt pour la médecine. Ainsi, autrefois,
on attribuait tous les désordres dont nous venons
de parler à une matière morbifique qui, charriée
dans nos organes, y déposait le germe de l'irritation; celle-ci s'accroissait d'abord sourde-
ment : bientôt elle acquérait un grand développement, et donnait à son tour naissance à ce je
ne sais quoi qu'on appelait inflammation. Tout
cet attirail était compliqué par la prostration ou
la surexcitation des propriétés dites vitales, qu'on

avait largement réparties sur tous les tissus de l'économie.

Toutefois, il est démontré que l'inflammation exerce un empire plus vaste encore que celui qu'on lui avait attribué ; et c'est nous, en ennemi généreux, qui lui avons restitué une puissance dont ses plus chauds partisans eux-mêmes l'avaient dépouillée. Ils bornaient son action aux organes vivants ; nous l'avons étendue aux organes privés de la vie ; et mainte et mainte fois nous vous avons prouvé par nos expériences qu'elle se plaisait à développer ses plus terribles symptômes sur des parties entièrement inanimées.

Voilà pourtant les ridicules conséquences que l'on déduit naturellement de la plupart des doctrines physiologiques ou pathologiques de notre époque. On ne veut voir partout que de la vitalité, comme si notre organisation n'était pas aussi admirable, régie par les lois de la physique, que par ce barriolage incohérent des prétendues propriétés vitales. On ne veut pas qu'une membrane soit une membrane ; qu'en contact avec des liquides, elle soit soumise à l'imbibition et à l'exhibition. Tout cela est trop simple ; il faut absolument des vaisseaux exhalants, des vaisseaux absorbants qui admettent tels matériaux et refusent passage à tels autres.

Les démentis les plus éclatants que l'expérience donne chaque jour à ces rêveries ont bien de la peine à faire triompher la vérité, tant il est vrai qu'une seule idée fausse émise au hasard peut retarder indéfiniment la marche des sciences.

On se persuade généralement que la physiologie , telle qu'elle est enseignée dans les écoles , a fait d'immenses progrès depuis une trentaine d'années ; mais en y réfléchissant avec attention on est cruellement désabusé. Quelle différence y a-t-il en effet entre ces lois , ces propriétés vitales admises par les écoles de nos jours, et l'archée de Van-Helmont ou les bizarres conceptions de Paracelse? Pour moi, je ne vois là qu'un changement dans les mots : les idées restent les mêmes. Chacun s'est escrimé dessus à qui mieux mieux, pour faire de l'esprit , faire parler de soi; et certes , pour en venir là , ce n'était pas la peine de tant batailler, discuter, controverser. Il eût été plus simple d'avouer son ignorance pour le présent, et de rechercher en silence la cause des phénomènes qui paraissaient inexplicables.

Revenons à notre sujet, et caxminons le poumon de cette femme dont le sang était si liquide. Cet organe est, comme vous le voyez , d'une couleur rouge noirâtre; si on le comprime entre les doigts, on ne perçoit qu'une très faible crépitation , preuve évidente qu'il n'était plus que peu perméable à l'air. Ces taches brunes rappellent la couleur du sang privé du contact avec l'oxygène de l'atmosphère. Si j'incise le parenchyme, vous apercevez en effet du sang noirâtre épanché en plus ou moins grande quantité selon les régions. Il y a bien çà et là quelques taches plus rouges ; mais cela provient de l'insufflation, comme nous l'expliquerons tout-à-l'heure. Ainsi, de même que l'apparence altérée du poumon pouvait faire présumer l'état du sang , de même l'altération du sang rend parfaitement compte de l'état du poumon. Vous voyez ici la liaison intime qui existe entre l'organe et le liquide qui le parcourt. Par une cause quelconque, le sang ne s'est plus trouvé en contact avec l'air atmosphérique ; il a presque aussitôt perdu une ou plusieurs de ses propriétés normales, et le poumon a bientôt ressenti le contre-coup de cette modification ; il y a eu stagnation , infiltration; et il est probable que si la maladie n'eût pas été d'une aussi courte durée, les désordres eussent encore été plus prononcés.

Nous avions , avant la séance , sans savoir qu'on dût nous communiquer le fait précédent , fait périr un animal au moyen du gaz acide carbonique. Nous sommes bien aise que cela se soit ainsi rencontré ; nous allons comparer les deux cas pour en faire ressortir les différences et les analogies.

Chez cet animal, la mort est survenue en quelques instants : aussi le sang doit-il être peu altéré. Nous ouvrons la cavité thoracique ; voici le poumon : le sang qu'il contient dans ses vésicules est partout de la même couleur que celui de la femme dont nous venons de parler. On l'insuffle, et vous voyez presque instantanément toute la surface de l'organe devenue d'un rouge artériel : vous concevrez aisément la raison de ce phénomène. Ce sang n'a séjourné que peu de temps dans les aréoles pulmonaires : par conséquent il n'a pas entièrement perdu ses propriétés indispensables ; il a conservé celle de rougir par l'oxygène de l'air, tandis que celui de cette femme ne rougissait que faiblement et par plaques. Voilà donc un exemple qui jetera quelque lumière sur la théorie encore si obscure des altérations organiques; car le sang peut, pour ainsi dire, suivant ses différents états, faire connaître l'âge de la maladie. Vous avez reconnu en effet que chez la femme asphyxiée par la vapeur du charbon en combustion il était entièrement liquide : aussi y avait-il déjà infiltration sanguine considérable dans l'organe, et nous présumons que les souffrances de cette malheureuse ont duré plusieurs heures, tandis que chez l'animal la mort a été prompte, mais aussi le poumon ne présente-t-il pas les mêmes altérations, ni le sang la même liquidité. Ainsi voici des applications nettes et précises des résultats généraux que nous avons obtenus. Nous n'avions pas encore observé aussi immédiatement l'action de l'acide carbonique sur la coagulabilité du sang; nous savons maintenant qu'il le liquéfie, et cela nonseulement dans le poumon, mais dans tous les vaisseaux; on pourrait aller plus loin. L'exhibition peut rendre compte d'une foule de phénomènes qui sont incontestablement amenés dans tous les autres organes par la liquéfaction du sang; et pour nous nombre d'altérations que nous signale l'anatomie pathologique dans des circonstances analogues, telles que couleur foncée des intestins, érosions des muqueuses, épanchements, diarrhées sanguinolentes, hématises, etc., reconnaissent pour cause première le même principe.

Je vous engage, Messieurs, à porter toute votre attention, toutes vos réflexions sur cet ordre de faits ; examinez-le avec une sévère et défiante exactitude ; car s'ils sont réels, comme je le crois, outre qu'ils simplifient la science, ils peuvent conduire à de précieuses découvertes, et changer la face de la médecine.

Arrivons maintenant à d'autres phénomènes encore fort peu connus, quoiqu'ils ne soient pas moins importants que les précédents. Je veux parler des différentes modifications que la température peut faire éprouver au sang à l'état normal ; de telle sorte que, bien qu'il possède tous ses caractères chimiques, toutes ses propriétés normales, la circulation ne puisse cependant plus s'effectuer.

Ce fait a déjà été mis hors de doute par nos précédentes expériences ; mais sous le rapport de la production des altérations organiques, les médecins n'y ont pas fait grande attention, uniquement occupés qu'ils sont de l'irritation et de l'inflammation, et cependant il mérite, autant que tout autre fait, d'être sérieusement examiné sous ce point de vue.

On sait depuis long-temps que soumis à un froid d'une certaine intensité, nos organes perdent leur teinte habituelle; les mains et les pieds blanchissent et finissent par s'engourdir. Dans les circonstances ordinaires, la main a une chaleur de 24 ou 25 ° du thermomètre Réaumur : admettons qu'elle n'en ait plus que 5. Qu'arrivera-t-il ? Vous devez vous rappeler, Messieurs, que nous avons soumis des animaux à diverses températures : lorsque nous les plongions dans une atmosphère au-dessous de zéro, on voyait un ralentissement marqué dans la circulation ,

ralentissement qui était toujours en raison du degré de froid. Si nous continuions à abaisser la
température, on ne voyait plus le passage des
globules du sang des capillaires artériels dans les
capillaires veineux ; la circulation s'arrêtait complétement comme suspendue par une puissance
générale, ainsi que le cours des rivières dans les
grands froids.

Si, au contraire, après avoir ainsi arrêté le cours
du sang par le froid, nous venions à élever la température, aussitôt nous voyons les globules s'agiter,
se réunir vers le centre des vaisseaux, glisser sur
eux-mêmes, et la circulation recommencer. Cette
expérience démontre clairement, comme l'a déjà
prouvé M. Poiseuille, qu'il y a une relation intime
entre la température ambiante et la marche du
sang à travers ses vaisseaux. Dans les gros tuyaux,
cet effet n'est point aussi marqué ; mais il y est cependant très sensible, et il n'en résulte pas moins
que c'est une nécessité indispensable de la vie
qu'il y ait constamment en nous un certain degré
de chaleur. Il ne faut pas cependant conclure de
là qu'il devrait survenir de graves accidents chez
les animaux hibernants : leur température en effet
est moins élevée pendant leur engourdissement ;
mais aussi la circulation reste à peu près suspendue tant que dure leur torpeur.

En général, dans l'état de vie normale, il faut
donc que la température se balance entre deux degrés
extrêmes qui ne changent point. C'est pour remplir
ce but que la nature nous a doués de l'appareil respiratoire. On a bien dit tout cela ; mais on n'en a

pas déduit l'influence de la chaleur sur la circulation capillaire : or ceci est tellement vrai que
nous voyons les personnes contrefaites dont les
mouvements respiratoires sont gênés par un obstacle mécanique, celles dont les ventricules du cœur
communiquent par une ouverture anormale, ce
qui produit la cyanose ; voyons-nous, dis-je, ces
personnes avoir les extrémités, les lèvres, etc.,
violacées et froides en toute saison. Les conditions
qui chez elles s'opposent à la production de la
chaleur, amènent par suite des troubles dans
la plupart des fonctions. Ce sujet mérite encore
de fixer l'attention des observateurs; car, dans
l'étude de la physiologie, rien n'est à dédaigner ;
et souvent c'est en prenant pour objet de leurs recherches les questions mises de côté par le plus
grand nombre, que le génie parvient à la découverte de vérités importantes.

Il y a encore bien des choses à dire à cet égard ;
mais nous nous arrêterons principalement sur
l'influence du sang dans le développement de certaines circonstances physiologiques dont on s'est
beaucoup occupé depuis Laennec, sans pourtant les
rapporter à leur véritable source ; car en général,
les médecins, étrangers à la physique et à la chimie,
s'inquiètent peu de ce que les phénomènes normaux ou anormaux de notre organisation peu-
vent avoir de commun avec ces sciences. Cependant, si l'on veut que la médecine cesse d'être
un métier, qu'elle devienne la première des
sciences, il faut sortir de cette manière de procéder et appeler à notre aide tout ce qui peut nous

mettre sur la bonne voie et agrandir le champ de nos connaissances.

Pour revenir à notre sujet, je suppose qu'une personne chlorotique arrive dans un hôpital ; sa peau est molle, sans consistance ; la blancheur particulière de ses tissus, le froid qu'elle ressent sans cesse, indiquent qu'il y a là une altération du sang, que la circulation capillaire se fait mal. Que va-t-on faire pour remédier à ces troubles organiques ? On saignera, on administrera quelques préparations ferrugineuses auxquelles on attribue la propriété de recomposer le sang.|

Mais de plus, on perçoit un bruit particulier en auscultant le cœur ou les principales artères ; on note ce bruit qu'on appelle bruit de soufflet, bruit de diable, sans chercher comment il peut se produire. Pour moi, Messieurs, j'ai prouvé naguère que ce bruit se rattache à la nature du sang. Nos expériences mettent ce point hors de doute : en effet, si on examine l'effet du passage brusque et alternatif de l'eau à travers les parois des tubes inorganiques, on entend à peine un petit bruit de frottement : que si l'on ajoute au liquide de l'albumine, de l'amidon ou certains sels, il se produit alors un bruit assez analogue à celui que font entendre les artères des personnes chlorotiques.

Et ce qu'il y a de plus convaincant en faveur de cette explication toute physique, c'est que si l'état chlorotique disparaît, les bruits disparaissent aussi : d'où je conclus nécessairement qu'ils tiennent à la composition du sang, et non à des conditions de vitalité et de vascularité qui n'ont

aucun rapport avec eux. Je compte, du reste, répéter les expériences relatives à ces phénomènes,
que l'on ne saurait trop s'efforcer d'éclaircir.

Déjà M. le professeur Bouillaud a fait à sa clinique
une application de cette idée en cherchant à apprécier à l'aide de différents moyens la relation qui existe
entre l'état du sang et les bruits que nous avons
signalés. Il a, entre autres épreuves, mesuré avec
l'aréomètre la viscosité du sang, et il a constaté, je
crois, qu'au−dessus d'un certain degré, ces bruits
ne se produisent plus.

Voilà, j'espère, un vaste champ à exploiter ;
mais comme il s'agit avant tout de tenir la parole
que nous vous avons donnée, nous allons tâcher
désormais d'étudier le sang par des observations
directes et des expériences aussi positives que
possible. Nous ne nous lasserons pas ; nous tournerons et retournerons la question, persuadé
qu'elle amènera d'intéressants résultats.

Le sang est un liquide fort compliqué, comme
on peut le voir en jetant les yeux sur les nombreux ouvrages qui en traitent. Sous le rapport
chimique, la question n'est pas tout − à − fait
neuve ; mais sous le rapport physiologique et pathologique, son histoire est encore à faire. Le peu
de faits observés jusqu'à présent montrent de quelle
importance sont les moindres altérations de ce liquide dans la production des maladies. Chaque
jour, vous entendez les malades qui viennent réclamer vos soins, se plaindre, les uns d'avoir
un vice dans le sang, les autres, d'avoir le
sang trop épais. Quoiqu'il n'y ait ni science, ni

·mérite dans ces idées de bonnes femmes , cependant l'expérience prouve qu'il y a au fond quelque chose de vrai ; et il semblerait presque que les médecins s'obstinent par une sorte de dépit à méconnaître et à ne pas étudier une cause que les gens les plus ignorants ont devinée , par cela même qu'ils sont étrangers aux préjugés et aux disputes de l'École.

Quoi qu'il en soit , un des obstacles qui s'opposent le plus à l'étude immédiate et approfondie du sang, c'est la difficulté qu'on rencontre à l'examiner dans ses vaisseaux ; car il n'est pas indifférent de l'étudier là à l'aide du microscope, ou lorsqu'il en est sorti. Quoi que vous fassiez dans cette courte transition, les éléments qui le composent se trouvent autrement disposés que durant la vie.

En effet, prenez du sang sorti de ses tuyaux ; tantôt il est entièrement coagulé, tantôt il est en partie liquide ; son *caillot* nage au milieu du *sérum* ; en un mot, il se présente sous une foule d'aspects. En outre, il est impossible de le considérer comme parfaitement identique, chez le même individu, seulement pendant l'espace de quelques heures : il se détruit sans cesse par les excrétions et l'exhalation; sans cesse il se répare par le chyle, les boissons, etc., de sorte qu'intervenant au milieu de ces mouvements continus de composition et de décomposition , il est presque impossible d'obtenir ce liquide dans un état propre à faciliter des études comparatives.

Les boissons, surtout celles qui contiennent un excès d'acide carbonique, exercent une action

presque instantanée sur le sang : ainsi, à peine
a-t-on bu un verre de vin de Champagne, qu'au
moyen des veines dont nous avons depuis long-
temps démontré la propriété absorbante, le sang
se trouve modifié. Pour mieux constater cette modification, je me propose de faire l'expérience suivante : je ferai boire à quelqu'un de bonne volonté
une bouteille de vin de Champagne, et quelques
instants après je lui pratiquerai une saignée d'une
ou deux onces. Par ce moyen nous verrons si son
sang nous offrira quelque caractère particulier, et
s'il différera d'un sang ordinaire.

Il en est presque de même pour la bière; à peine
en a-t-on pris un ou deux verres, que l'urine devient plus abondante, et par son volume sollicite
son expulsion. Par conséquent l'analyse du sang
offre des difficultés qu'on ne trouve pas dans
un autre liquide, comme une eau minérale par
exemple.

Eu égard à ce double mouvement de composition et de décomposition du sang, il est nécessaire d'y considérer deux éléments principaux :
ceux qui le forment et que nous appellerons
constitutifs, et ceux qui ne font qu'y passer et que
nous nommerons *transitoires*. Il y a la même distinction à établir parmi nos aliments; il en est qui
persistent; d'autres qui s'échappent par l'exhalation, surtout par l'exhalation pulmonaire.

Le sang est liquide dans ses vaisseaux, et ce
qui démontre surabondamment qu'il doit sans
cesse jouir de la propriété de se coaguler, c'est
que pour la production et la formation des orga-

nes, il faut qu'il se solidifie ; par conséquent lorsqu'il est par trop liquide, il devient impropre à
cette nutrition à laquelle il préside.

Il est ordinairement composé de 8 à 910 es d'eau et
d'une série nombreuse de substances désignées dans
tous les ouvrages de chimie et principalement dans
la thèse de M. Lecanu. Dans cette série de matériaux, il y en a de très différents : des gaz, de la
matière extractive, des matières grasses phos-
phorées analogues à la pulpe nerveuse, et qui,
comme elle, lorsqu'on les réintroduit dans le torrent circulatoire, causent sur-le-champ la mort.
M. Pinel Granchamp rapporte à ce sujet qu'un
buffle étant devenu terrible, on lui injecta une
demi-once de cette substance dans les veines, et
qu'il succomba subitement. Cette mort est un effet
purement mécanique, nous l'avons démontré par
nos expériences de l'année dernière : la pulpe
nerveuse agit uniquement en obturant les petits
tubes capillaires; car du reste elle est inoffensive.

Le sang contient aussi de la cholestérine qui est
la matière des calculs biliaires ; de la séroline, plus
un grand nombre de sels ; de la matière colorante
jaune ; une autre bleue, plus ses matériaux proprement dits tels que l'albumine, les globules et
l'albumine qui se rencontre dans les globules.

Toutefois, il y a dans cet énoncé une désignation
que je crois devoir combattre. M. Lecanu croit, et
MM. Prévot et Dumas ont soutenu autrefois que la
fibrine du sang fait partie des globules. Comment
pourrait-on étudier le sang sous des rapports physiques et pathologiques, si on envisageait la fibrine

comme appartenant aux globules. Si on prend du sang d'un animal, qu'on le laisse paisible, il se solidifie : si on l'agite, si on le fouette comme le font les bouchers et les charcutiers, ce sang battu ne diffère pourtant d'un autre que parce que l'on en a séparé une matière élastique, blanchâtre, qui n'est autre chose que la fibrine. Et si je l'examine dans cet état, j'y retrouve les globules sans altération de volume ni de forme.

Il est évident que si on n'agite pas le sang, dans l'analyse on retrouvera les globules réunis avec la fibrine. Mais comme en s'opposant à cette alliance, les globules n'en sont pas moins intacts, je ne puis donc jusqu'à nouvel ordre admettre ces idées sur la structure et la composition des globules.

Il y a une question plus délicate encore ; c'est de savoir à quel état la fibrine est dans le sérum : est-ce en dissolution ou en suspension ? ce dernier mode me paraît plus satisfaisant. Cependant le problème n'est pas résolu par cette préférence de ma part.

Vous voyez, Messieurs, que plus nous avançons, plus nous trouvons les questions délicates et difficiles ; cependant avec de la ténacité, de la persistance dans la voie expérimentale où nous sommes engagés, il est impossible que nous n'arrivions pas à quelques résultats qui justifieront notre entreprise et nous récompenseront de nos efforts.

SIXIÈME LEÇON.

6 Janvier 1838.

Messieurs,

Les difficultés que nous rencontrons entravent notre marche ; nous ne pouvons donc qu'avancer fort lentement. Malgré tout, notre temps n'est pas à regretter, puisque nous l'employons à rassembler des faits qui seront plus ou moins fertiles en conséquences et dont l'application trouvera place tôt ou tard.

Quoi qu'il en soit, nous allons poursuivre avec vous l'examen des différents sangs que nous nous sommes procurés. J'aime à penser que jusqu'ici vous avez trouvé de l'intérêt dans ces recherches, quelque superficielles qu'elles soient ; et pour ma part, je persiste plus que jamais à croire que nous n'aurons pas en vain interrogé la nature sur quelques-uns des phénomènes les plus importants de notre organisation.

J'ai dans mes salles, à l'Hôtel-Dieu, une jeune

femme âgée de dix-neuf ans. Un mariage que ses parents l'ont forcée de contracter à dix-sept ans, a développé en elle les symptômes hystériques les plus tranchés.

Les attaques se renouvellent plusieurs fois par jour ; elle est alors en proie à un délire effrayant et aux hallucinations les plus étranges. Elle croit voir sa mère s'avançant pour la frapper. La frayeur, l'effroi se peignent alors sur sa figure : tantôt elle paraît vouloir se défendre, des paroles entrecoupées l'indiquent du moins ; mais bientôt, comme dominée par l'instinct de sa faiblesse, elle supplie, conjure qu'on l'épargne, et se jette en versant des larmes, en poussant des sanglots, dans les bras des personnes qui l'entourent. Il est impossible, je crois, de rendre avec plus de vérité et d'expression les différentes sensations qu'elle éprouve alors. L'actrice la plus consommée n'approcherait pas à beaucoup près du jeu de sa physionomie, sur laquelle on lit tour à tour le désespoir, l'abattement, la tristesse formulés avec une si admirable expression, qu'on voudrait savoir peindre en la voyant ainsi.

Cette pauvre enfant était persuadée qu'une saignée la soulagerait, lui serait utile. Connaissant dans ces sortes d'affections l'influence du moral sur le physique, nous avons cédé à son désir, plutôt pour la contenter que par conviction de l'efficacité du moyen qu'elle proposait. Voici son sang : il a donné 37 pour le sérum et 26 pour le caillot : la proportion de sérum est évidemment très forte ; de plus le caillot est peu consistant ; tout enfin s'accorde pour dénoter une modification remarquable du liquide. Comme je vous l'ai dit plusieurs fois, je n'ai nullement la prétention de rattacher de prime-abord toutes les maladies à l'altération du sang; je ne suis point partisan des systèmes exclusifs ; aussi, pour le moment, je ne déduis de cela aucune conséquence ; je note seulement ce fait qui me paraît fort curieux; peut-être serons-nous bien aise de le retrouver plus tard.

Je passe maintenant à une question qui ne me semble pas de peu d'importance dans l'étude qui nous occupe, d'autant mieux que c'est sur elle qu'on a élevé un formidable échaffaudage pathologique en faveur de l'*inflammation*. Je veux parler de ce que certaines personnes ont si ingénûment appelé la *couenne*. On a prétendu, et l'Italien Razori entr'autres, dans un long traité sur la phlogose, que c'était l'élément inflammatoire par excellence, et qu'il ne manquait jamais de se manifester dans certaines circonstances données, telles que la pleurésie, la grossesse, etc. Cette idée avancée et soutenue par de gros et nombreux volumes, m'a paru mériter un sérieux examen ; car, avant tout, il faut chercher la vérité sans arrière-pensée, sans acception de personnes. Bien que je ne voie dans cette couenne, pour le dire en passant, aucune analogie avec le derme soyeux et lardacé d'un porc, mais seulement de la fibrine qui, plus légère que la matière colorante du sang, a surnagé et est venue se prendre en masse, je dirais presque s'organiser à la surface supérieure du liquide, je me suis mis à la recherche de cette substance.

A cet effet , j'ai fait saigner quatre ou cinq femmes enceintes , à diverses époques de la grossesse, trois pleurétiques , et dans aucun cas cette couenne ne s'est montrée. L'élément inflammatoire craindrait-il de se placer face à face avec nous ? Le fait est que je ne l'ai point rencontré, quelque vif qu'en fût mon désir. Toutefois , je dois dire que cette modification dans la coagulation du sang tient à bien des circonstances ; ainsi , quoiqu'il y ait évidemment *inflammation* , si , méchamment ou sans intention , l'ouverture faite à la veine est étroite , ou si le parallélisme avec les téguments supérieurs a été détruit et que le sang ait coulé lentement , ou bien encore si le vase dans lequel on l'a reçu ne présente pas à l'air une large, et selon d'autres, une étroite surface , la couenne alors refuse de se montrer , elle reste cachée entre les cellules trameuses du caillot. Néanmoins, je compte poursuivre activement la solution de cette question ; car on ne rend pas moins service à la science en renversant les fausses idées qui nuisent à ses progrès , qu'en faisant d'utiles découvertes.

Voici un autre sang recueilli depuis plusieurs jours, et qui nous a mis dans un assez grand embarras. Il provient d'une fille de vingt-trois ans , née en Savoie et arrivée depuis peu de temps à Paris. Elle a présenté quelques symptômes de la fièvre qu'on appelle entéro-mésentérique, ou fièvre typhoïde, tels que l'injection de la conjonctive, malaise général, puis prostration , coliques, vomissements. Cependant le sang d'une première et d'une seconde saignées nous a paru normal ; du moins vous pouvez voir ici comme moi que l'altération, s'il en existe, n'est pas appréciable ; aussi avons-nous hésité dans le diagnostic, et dans tous les cas pensons-nous que la maladie sera peu grave. Ce sang du reste sera soumis à un examen spécial, et l'issue de l'affection nous apprendra si nous nous sommes trompé.

A propos de ce qui précède, Messieurs, je vous engage, en thèse générale, à ne jamais éviter un fait; quelque contraire qu'il puisse paraître aux théories admises, à vos idées favorites, il faut le prendre en note : c'est le moyen, sinon d'avancer, du moins de ne pas reculer. Je crois vous avoir là-dessus souvent prêché d'exemple.

Vous vous rappelez sans doute l'observation de cette femme asphyxiée dont nous avons examiné le poumon dans la dernière séance : vous avez tous aussi sans doute remarqué l'extrême fluidité de son sang. Je reviens à dessein sur ce sujet parce qu'il nous a présenté un phénomène assez singulier, que je n'avais jamais rencontré, pas même chez les cholériques. Ce sang est notablement acide; il rougit, comme vous pouvez le voir, le papier de tournesol que je viens d'y plonger. Ce fait provient-il du passage du gaz acide carbonique dans la circulation? Je n'oserais l'affirmer; c'est une simple hypothèse qui demande la sanction de l'expérience. L'analyse exacte de ce liquide pourrait peut-être nous apprendre quelque chose de certain là-dessus : nous l'essaierons.

Maintenant pour continuer l'étude que nous avons commencée, nous avons besoin de nous rap-

peler que le sang sur l'animal vivant est tout autre
que dans nos vases. En général, les médecins et
les chimistes qui s'en sont occupés n'ont pas assez
tenu compte de ces différences. En n'étudiant ce
liquide que dans les appareils inorganiques, ils
ont embrouillé la question et se sont presque tous
trouvés en contradiction les uns avec les autres.
En effet, il existe une immense distance entre la
fibrine qui circule avec le sang, et celle que nous
extrayons de ce liquide reçu dans nos vases. En
outre, sous ce dernier point de vue, le sang se
présente à nous sous deux états bien différents :
tantôt c'est une masse compacte, rouge-clair à sa
surface supérieure, noirâtre au-dessous ; tantôt il
se sépare en deux parties très-distinctes : l'une
solide, c'est le caillot ; l'autre liquide, c'est le sérum. Quoique nos moyens d'études ne puissent
guère s'appliquer qu'au sang à cet état, nous ne
le confondrons cependant point avec celui qui traverse incessamment nos organes.

C'est dans ce sens, et avec juste raison, que
des observateurs de mérite, entr'autres M. Muller
de Berlin, ont distingué le *liquor sanguinis* qui
circule dans les vaisseaux, du liquide qui s'en
sépare et s'en isole lorsqu'il a été reçu dans nos
vases.

En effet, si on examine au microscope les vaisseaux les plus transparents d'un animal, on voit
distinctement des globules en nombre infini,
emportés par un mouvement rapide, roulant,
glissant sur eux-mêmes ; puis, entre la masse en
mouvement et les parois du vaisseau, un espace

presque dépourvu de globules , mais occupé par un liquide incolore et transparent. Ce liquide est la *liqueur du sang* qui tient les globules en suspension durant la vie.

Il est probable qu'en étudiant le sang lorsqu'il remplit ses différentes fonctions , on arriverait à découvrir quelques-uns des phénomènes de sa composition organique ; mais malheureusement cette étude est rendue presqu'impossible par le défaut de circonstances favorables : on est réduit à des observations très-limitées sur de petits animaux dont certains organes transparents permettent à l'œil armé du microscope de saisir les différents mouvements et la forme des globules. Les très jeunes rats , les très jeunes souris , les chauve-souris sont à peu près les seuls mammifères sur lesquels on puisse tenter ces expériences avec quelque succès ; et encore , dans ce moment , la rigueur de la saison a engourdi ces derniers animaux dans leurs retraites , et je n'ai pu m'en procurer.

On ne sait vraiment pas pourquoi ces phénomènes de la composition intime du sang sont enveloppés d'un voile si mystérieux : on dirait que la nature se plaît à nous en dérober la connaissance parce que justement il nous importe davantage de les connaître.

Le liquide du sang est bien du sérum à la vérité, mais c'est du sérum qui tient en suspension ou en dissolution la matière coagulable ou fibrine, mot impropre qu'on devrait remplacer par celui de *coaguline* , qui ne serait peut-être pas très-bon,

mais qui du moins n'exposerait pas à confondre sous
la même dénomination deux substances différentes,
la fibrine du sang et la fibrine du muscle. C'est
bien à tort que médecins et chimistes s'accordent
à regarder ces deux substances comme identiques,
car la preuve qu'elles ne le sont pas , c'est qu'outre
le défaut d'analogie entre leurs caractères physiques , si nous prenons pour point de comparaison
la propriété alimentaire, j'ai reconnu par des expériences directes, que la première nourrit peu,
tandis que la seconde nourrit beaucoup.

Le sérum à son tour est bien à vrai dire la liqueur du sang, mais il est dépourvu de la fibrine;
celle-ci s'est organisée à la différence de l'albumine
qui se prend toujours en une masse amorphe par
la chaleur ou les acides. Dans les vases une partie
du sérum se solidifie, l'autre reste liquide; mais
ce ne sont plus les éléments du fluide circulant.

L'étude du caillot n'offre pas moins de difficultés.
Dans le sang vivant, comme on pourrait l'appeler,
il y a une liqueur contenant des particules en suspension; venez-vous à faire tomber ce sang dans
un vase, il se formera un caillot; les globules auront disparu. Dans leurs vaisseaux , ils se meuvent
au milieu d'un liquide visqueux , doué de propriétés que vous connaissez; dans les vases , il y a
solidification , prise en masse; l'un des éléments
du liquide , la fibrine, s'organise et retient les globules comme captifs dans ses réseaux celluleux. Sur
le vivant, le sérum est composé de globules et de
fibrine en suspension : au dehors , ce liquide

baigne un caillot composé de fibrine et de globules. Voilà donc une très grande différence.

Hors des vaisseaux, le sang se sépare donc en
deux parties : le sérum, le caillot. Prenez ce dernier,
examinez-le ; vous y verrez une trame organisée,
qui contient entre ses lacis un grand nombre de
globules : lavez-le avec soin, le liquide dissoudra,
entraînera les globules; la fibrine seule restera, et
vous serez étonnés de son peu de volume eu égard
aux dimensions du caillot et à l'énorme quantité
de globules qu'elle contenait.

Cette fibrine ainsi isolée, qu'on pourrait appeler
le canevas du caillot, mérite toute votre attention. Elle seule est à la fois la cause et l'agent
de la solidification du sang. C'est un de ces phénomènes placés sur les confins de la vitalité et des
propriétés physiques, et que l'on pourrait en quelque sorte comparer à ces transformations symé-
triques que subit la matière et qu'on appelle
cristallisations. Cependant, il ne faut pas confondre ces deux genres d'organisation : si vous
examinez au microscope une de ces masses de
fibrine parenchymateuse, vous y verrez des con-
formations régulières se rapprochant des formes
qu'affecte la matière organisée, des espèces de
ramifications, d'aréoles, s'entrecroisant, s'anas-
tomosant à l'infini.

Il ne faut donc pas regarder le caillot, *insula*,
île des anciens, comme une masse inerte, mais
comme une matière fibrinaire, arborescente, formant la base d'un parenchyme finement et délica-
tement organisé, différant essentiellement de l'al-

bumine, dont la solidification n'est que le résultat d'une action physique ou chimique.

Quant à la trame fibrineuse, son rôle est loin d'être fini : nous allons la retrouver avec ses mêmes caractères, non plus dans l'éprouvette du laboratoire, mais bien dans le caillot oblitérant les artères et les veines ; nous la retrouverons dans la formation des adhérences, des fausses membranes, des cicatrices ; nous la retrouverons encore par couches à la surface des plaies solidifiées. Dans toutes ces circonstances, elle s'est organisée ; ses arborisations sont devenues de fausses membranes ; ces fausses membranes se sont canalisées et ont formé de véritables vaisseaux perméables à leur tour au liquide qui les a formés et dont ils faisaient autrefois partie.

Ce rapide aperçu peut vous faire juger de quelle importance est l'étude de cette matière organisable, qui reconstitue, reproduit à elle seule tous les tissus de l'économie : certes, nous ne nous arrêterons pas en si bonne voie ; nous pousserons nos recherches aussi loin que possible ; et peut-être nous sera-t-il donné d'arriver à des résultats plus précis encore pour la physiologie, et plus positifs sous le rapport thérapeutique.

Avant d'arriver aux faits particuliers, je dois vous mettre au courant des expériences auxquelles nous avons commencé à soumettre divers animaux. Toutes ont trait aux questions les plus intéressantes. Parmi ces questions, celle sur laquelle on a le plus insisté, me paraît être la proportion du sérum et du caillot. Dans le sang d'un individu sain et ro-

buste, la sérosité peut être évaluée à un cinquième ou à un quart; la fibrine et les globules y
abondent; chez l'enfant et chez la femme en général la sérosité entre ordinairement pour un tiers
dans la composition du sang. Au reste, ces proportions varient selon l'âge, le tempérament, la nourriture, et ainsi que sous l'influence d'un grand
nombre de causes.

Il s'agit de déterminer à quelle époque de rapport entre ces deux éléments on peut ou on ne
peut plus vivre : c'est donc une question toute
expérimentale. Pour tâcher de la résoudre, nous
avons placé différents animaux dans des circonstances propres à nous fournir d'utiles indications.
Nous savons que des saignées successives et rapprochées augmentent la sérosité, amènent des
lésions graves et la mort. Nous avons soumis un
premier animal à ce régime.

La proportion de sérum augmente aussi par
l'usage des boissons, du moins c'est une idée généralement admise parmi les médecins. Cependant
il ne faut pas s'habituer ainsi à prévoir les résultats;
on s'expose à voir les faits démentir la prophétie :
Voici par exemple une expérience dont le résultat est bien propre à nous faire tenir sur nos gar-
des ; c'est un animal auquel on retire tous les
jours deux onces de sang qu'on remplace par une
même quantité d'eau distillée; je croyais avoir
à vous présenter un sang très séreux et pauvre
en caillot ; il n'en est rien, ce sang ne présente
presque pas de sérum. Je présume que le sérum
est en effet augmenté, mais qu'une cause quel-

conque empêche d'apprécier cette augmentation :
peut-être est-il retenu dans la trame du caillot :
c'est ce que nous tâcherons d'éclaircir.

Un troisième animal est également saigné tous
les jours ; il mange et ne boit pas. A la seconde
épreuve le sérum était augmenté et de plus avait
perdu sa limpidité.

Un quatrième boit et ne mange pas ; chez celui-
ci il y a presque autant de sérum que de caillot.

Voici la septième saignée de deux onces pratiquée à un animal dont je vous ai déjà parlé. Bien
qu'il mange et boive à discrétion, sa santé est profondément altérée ; il est survenu chez lui un notable changement des allures et du caractère. Les
membranes muqueuses ont singulièrement pâli :
c'est du reste un fait remarqué depuis long-temps
par les vétérinaires dans l'appréciation des symptômes morbides. De plus, quand on le saigne, il
tombe maintenant en syncope. Nous ne doutons
pas qu'il ne se déclare bientôt une affection du
poumon et que cet animal n'y succombe prompt-
tement.

Voici, en dernier lieu, une expérience à part,
une espéce de hors-d'œuvre physiologique. Nous
avons injecté dans les veines de ce petit animal du
sang de grenouilles dont les globules sont ovoïdes
et à noyau : nous avons voulu voir s'ils se trans-
formeraient en globules de mammifère. L'animal
se porte bien et ne paraît pas s'apercevoir de ce
nouveau genre de transfusion.

Tels sont les sujets de notre clinique expérimentale. Ils seront surveillés avec soin ; on notera

les symptômes qui se seront manifestés chez chacun d'eux, et nous vous tiendrons exactement au courant de leur état. C'est ainsi, Messieurs, que je comprends les recherches physiologiques; c'est dans l'ouvrage vivant de la nature, et non dans son imagination, qu'il faut chercher l'explication des phénomènes de la vie.

SEPTIÈME LEÇON.

5 Janvier 1838.

MESSIEURS,

Dans la dernière séance nous nous sommes occupés des proportions relatives du sérum et du
caillot; nous avons ensuite comparé la *liqueur du
sang* à sa sérosité et nous avons été amené à conclure que le premier de ces liquides appartient
exclusivement pour ainsi dire au sang vivant, tandis que le second ne se montre que dans le sang
privé de la vie : l'un échappe à presque tous nos
moyens d'analyse, l'autre est depuis long-temps
dans le domaine de la chimie organique. Nous
avons aussi dit quelques mots du caillot, *coagulum*, *insula*, *hépar*, de sa composition, de ses
différents états, du mode d'organisation qui le
caractérise, et nous avons particulièrement appelé votre attention sur cette proposition, le sang,
bien que liquide, doit toujours offrir de certaines
conditions, sans lesquelles il ne saurait circuler

dans nos organes , pour y entretenir la vie. De plus, d'après des faits nombreux et incontestables, nous pouvons affirmer que le pouvoir de solidification de ce liquide sorti de ses vaisseaux, est égal, à peu de chose près, à celui qu'il possède quand il circule. Ces données expérimentales , qui paraîtront peut-être de peu d'importance aux esprits superficiels, sont cependant d'un haut intérêt; elles présentent en foule des applications immédiates à la pratique des opérations chirurgicales et à celle de la médecine; car, Messieurs, dans la plupart des cas, nous n'hésitons pas à le dire aux dépens même de notre amour-propre, telle est notre ignorance sur la nature véritable des désordres physiologiques nommés maladies, qu'il vaudrait peut-être mieux ne rien faire et abandonner le mal aux ressources de la nature , que d'agir sans savoir ni pourquoi, ni comment, au risque de hâter la fin du malade. Cette idée est quelque peu hippocratique ; mais le médecin de Cos n'avait-il donc pas éminemment l'instinct , je dois dire le génie de sa profession , et depuis lui, l'art sous certains rapports a-t-il donc fait des progrès ?

L'importance de ces recherches étant justifiée, nous allons tâcher de pénétrer plus avant dans ces questions neuves et ardues.

Nous avons voulu savoir si ce qui était le liquide du sang dans les vases l'était aussi dans les vaisseaux durant la vie, et nous avons reconnu qu'il y avait là une ancienne et grave erreur. C'est le savant Berzélius qui, le premier, dans ces derniers temps, ayant conçu des doutes sur l'identité du sérum et de la liqueur du sang, a expérimenté et a prouvé qu'il y avait une distinction importante à établir entre ces deux liquides. En effet, la liqueur du sang, comme vous le savez, est composée de sérosité et de fibrine. Ce dernier élément paraît être celui qui donne au sang la propriété d'entretenir et de renouveler nos organes : c'est même à cause de cette propriété que certains physiologistes, pour mettre la science à la portée des gens du monde, ont appelé ce liquide *chair coulante*. Quelle que soit la valeur de cette expression, il est démontré que, dans le sang de l'animal vivant, la partie qui se prend en masse hors des vaisseaux est alors liquéfiée et tenue en suspension ou peut-être en dissolution dans le sérum. Après la mort, cette partie solidifiable se sépare, entraîne avec elle les globules, et laisse la sérosité se séparer.

Il est, vous le voyez, bien prouvé, je pense, que le sang extrait de ses tubes naturels diffère essentiellement de celui qui circule, puisqu'alors les globules se trouvent comprimés, resserrés dans le canevas que vient de former la matière coagulable. Nous pouvons donc maintenant nous faire une idée de la manière dont s'opère cette solidification; ce n'est ni par une action chimique, ni par un phénomène analogue à celui de la cristallisation : il y a plus que cela dans la création de la trame du caillot; il y a quelque chose qui tend à vivre, si ce n'est déjà la vie elle-même.

Nous sommes arrivés à dire qu'il y avait d'assez grandes variations entre les proportions de sérum et celles du caillot : jusqu'ici on n'avait pas étudié séparément la partie colorante et la fibrine rassemblées en caillot; nous verrons combien ceci est pourtant nécessaire.

Quoi qu'il en soit, les physiologistes et les médecins ont établi depuis long-temps que dans le sang normal, il y a le plus souvent un quart, et quelquefois un tiers de sérosité. Tant que le caillot forme à peu près les trois quarts de la masse du sang, il y a une espèce d'équilibre qui coïncide avec la santé , quoique cependant il existe de très grandes modifications à cet égard suivant les individus, l'âge, le régime, etc.; résultats qui réclament de nouvelles vérifications expérimentales telles qu'on peut les faire de nos jours. Chez les femmes surtout il paraît y avoir plus de sérosité que chez l'homme. Cet excès de sérum était très remarquable dans le sang de cette jeune hystérique dont je vous ai parlé dernièrement : il ne l'est pas moins dans celui que vous voyez dans ce vase et qui provient d'une fille de vingt ans affectée de fleurs blanches.

D'un autre côté, on trouve que chez certains individus le caillot est en proportion beaucoup plus forte : ainsi voilà du sang d'une de mes malades à l'Hôtel-Dieu ; c'est une femme âgée de cinquante-deux ans, qui, outre un cancer utérin, a éprouvé de légères hémoptysies : je lui ai fait pratiquer une saignée exploratrice , et vous pouvez facilement juger combien ce sang diffère de la plupart de ceux que vous avez vus jusqu'ici. En effet, il présente à peine un dixième de sérosité. Y aurait-il quelque relation entre la maladie et l'état de son sang ? Je me garderai de l'affirmer, quoique je penche à le croire.

A propos de cette énorme quantité de coagulum, je dois vous dire qu'il ne faut pas toujours s'en rapporter aveuglément à ce que l'on voit dans les vases et croire qu'il n'y a de sérum que ce qu'on y aperçoit. J'ai vérifié un fait dont je vous avais donné quelques pressentiments dans la dernière leçon ; c'est que, dans certaines circonstances, la fibrine, en se solidifiant, retient une grande partie de la sérosité dans ses aréoles : il faut alors couper la masse par tranches, et on en voit la sérosité suinter de toutes parts.

Nous avons cité les saignées successives comme faisant varier les proportions de sérum et de caillot; mais le fait important, c'est que dans tous les cas graves que j'ai observés depuis que je me livre à ces études, ces deux éléments m'ont sans cesse présenté quelque chose d'anormal dans leur volume comparatif. Ainsi, j'ai, en ce moment, dans mes salles à l'Hôtel-Dieu, une femme qui offre un phénomène très curieux sous le rapport physiologique et pathologique : c'est un cancer de la glande parotide gauche qui a envahi une partie de l'os temporal. De la compression qu'exerce cette tumeur est résultée une affection de la cinquième paire combinée avec une lésion de la septième. Aussi y a-t-il disparition complète de sensibilité dans la moitié latérale de la face ; abolition du sens de la vue de ce côté, ulcération de la cornée, insensibilité totale de l'œil non-seulement à la lumière, mais encore au contact des corps étrangers ; déviation à droite de l'orifice buccal, etc. La malade est dans un état de marasme complet. Je n'espére pas la guérir ; la mort me paraît imminente ; mais je la garde dans mon service pour lui épargner les souffrances d'une opération cruelle et inutile qu'on ne manquerait peut-être pas de lui faire si elle me quittait. Du moins, elle mourra tranquille. Son sang que voici n'a d'abord présenté que dix parties de sérum sur quarante de caillot ; mais maintenant, il y a au moins douze parties de sérosité. Il est évident que ces deux parties de sérum étaient retenues dans le caillot et qu'elles ont transsudé au dehors, au bout d'un certain temps, par la rétraction qu'a éprouvée la masse coagulée.

Cet autre sang provient d'une jeune fille de vingt ans : elle est ordinairement mal réglée, a un tempérament lymphatique et des fleurs blanches. Vous voyez en effet que la sérosité est abondante.

La personne qui a fait cette saignée me dit que douze heures après, la main et non le bras est devenue très enflée, sans que la bande fût trop serrée, et bien que la malade eût gardé le repos. Avec un sang pareil, cette espéce d'infiltration spontanée, qui, du reste, n'a duré que vingt-quatre heures, ne m'étonne nullement. Vous devez comme moi en connaître le mécanisme.

Le fait que je vais vous soumettre a également rapport à ce qui précéde. Un médecin m'a donné du sang de trois fortes saignées successives, pratiquées à un malade atteint de pneumonie.

Les deux premières ont été faites le premier jour de l'entrée à l'hôpital , et la dernière l'a été le quatrième.

Dans la première, il y a 11 grammes de sérosité et 50 de caillot : ce qui fait à peu près 22 0/0.

Dans la seconde, 24 grammes de sérum pour une même quantité de caillot. Il y a déjà plus du double d'augmentation.

Enfin la troisième donne pour résultat :

Sérum 34; caillot 35 ou 50 0/0.

Ces augmentations de sérosité, développées sous l'influence des évacuations sanguines, devraient avoir frappé les médecins. J'ai tout lieu de m'étonner qu'on n'y donne pas plus d'attention : car on ne manque jamais de faire garder le sang; au bout de vingt-quatre heures , on vient l'examiner, on palpe, on retourne le caillot , et tout cela pour tâcher d'y découvrir une apparence de couenne. S'il ne s'en présente pas, on conclut que la maladie n'est pas inflammatoire : conclusion digne de l'exorde.

Mais, direz-vous à un médecin , le sérum est augmenté de moitié à la seconde saignée ; il n'a plus sa transparence normale ; le caillot est mou, diffluent ! bagatelles que tout cela. L'important c'est de découvrir l'élément inflammatoire, n'en fût-ce même qu'une parcelle, de lui faire une guerre à outrance et de l'anéantir par le traitement antiphlogistique.

C'est pourtant de cette façon que se pratique généralement notre science. Lorsqu'on pense que, malgré les faits les plus patents, la majorité des médecins s'obstine à suivre aveuglément une routine qui amène le discrédit de l'art, il est permis de leur appliquer ces paroles , qui , sous plus d'un rapport, résument l'histoire des hommes : ils ont des yeux pour ne point voir.

Pour nous, la surabondance du sérum est une contr'indication positive de la saignée, et nous pensons que ce fait deviendra tôt ou tard une donnée fondamentale du traitement des maladies; car il est constant que par des saignées faites à contre-temps, on peut singulièrement aggraver la position d'un malade, et au besoin rendre impossible son retour à la santé. Nous allons encore avoir recours ici à la voie expérimentale pour tâcher de découvrir les proportions de sérum et de caillot, au-delà desquelles il n'y a plus cet équilibre qui constitue la vitalité du sang. Nous ne désespérons pas d'arriver à ce résultat, quoique nous soyons arrêté par des circonstances particulières dont je vais vous faire part.

En raisonnant par analogie, nous avions pensé que puisque la saignée seule augmentait la sérosité, cette augmentation deviendrait plus considérable encore en introduisant dans les veines, de l'eau à la place du sang soustrait. Nous avons donc fait quelques expériences dans ce sens : vous allez en connaître le singulier résultat :

Voici un animal auquel depuis 8 jours on a fait trois saignées de 4 onces chaque ; aussitôt l'opération terminée , on injectait dans ses veines 4 onces d'eau distillée, à la température normale du sang 31 ° R. Cet animal du reste a une nourriture saine et abondante. Le sang que vous voyez dans cette éprouvette est le sien; ainsi que moi, vous devez être surpris, car je pense que vous deviez vous attendre à y trouver une forte proportion de sérum, tandis que c'est à peine s'il y en a quelques gouttes.

Voilà de ces démentis inattendus auxquels on doit s'attendre dans la carrière des expériences : il ne faut cependant pas se laisser décourager; pour nous, nous n'abandonnons pas si facilement la partie. Mais retenez bien, par cet exemple, que vous verrez plus d'une fois se reproduire, qu'il y a des expériences qui paraissent n'avoir pas même besoin d'être faites, tant le résultat en paraît logique ; et pourtant lorsqu'on vient à les tenter, on est quelquefois durement désabusé ; la raison en est simple, on est ignorant et on ne s'en doute pas. Ici, par exemple, nous avions cru augmenter la partie séreuse du sang en y ajoutant directement un liquide; eh bien ! pas du tout, cet animal n'en présente justement qu'une très petite quantité. Toutefois, nous fendrons le caillot pour voir s'il ne contiendrait pas du sérum interposé entre ses lamelles.

Au premier abord, il semblerait résulter que ce fait dément nos précédentes expériences ; il n'en est rien cependant : rappelez-vous qu'un fait ne peut jamais en renverser un autre ; si quelquefois la chose paraît telle, c'est que notre intelligence n'est pas assez éclairée. Dans ce cas, il faut se borner à enregistrer parallèlement les faits qui semblent contradictoires, jusqu'à ce que de nouvelles lumières nous mettent à même de résoudre la difficulté. C'est ce que nous ferons pour le moment : nous noterons que chez un malade les saignées répétées ont augmenté le sérum , tandis que chez ce chien le même moyen paraît en avoir diminué la quantité.

Cependant, il est juste de dire que les circonstances ne sont pas tout-à-fait semblables : vous verrez qu'il y a chez l'animal bien portant un ensemble de forces dans l'organisme qui tend à retenir le sang dans certaines limites de composition. Il y a même une cause péremptoire pour laquelle l'eau injectée dans les veines ne doit pas contribuer à augmenter le sérum du sang : c'est que, comme me le fait observer en ce moment mon préparateur, l'animal urine abondamment après chaque injection. Vous savez, Messieurs, avec quelle promptitude les liquides ingérés dans l'estomac sont portés par les veines de cet organe dans le torrent circulatoire, et de là aux reins dont ils sollicitent la sécrétion : ainsi, quand on boit de la bière, de l'eau de Seltz ou du vin de Champagne, on éprouve presqu'instantanément le besoin d'uriner. Il est certain que si l'on pouvait retenir plus long-temps dans la circulation ces boissons surchargées d'acide carbonique, et qu'une saignée intervînt pendant cette période, on trouverait dans le sang les traces de ces liquides ; mais comme ils activent extraordinairement la sécrétion urinaire, ils sont bientôt rejetés au dehors de l'économie.

Poursuivons notre parallèle : dans la pratique civile et dans les hôpitaux, quand on saigne un malade, on le met à la diète : l'animal qui fait le sujet de cette expérience se nourrit abondamment ; il peut réparer son sang. Le malade qu'on traite par la méthode antiphlogistique est dans une condition toute contraire ; on le saigne, et en même temps on le prive de nourriture; il n'a pour entretenir son sang que des tisanes, dont par exemple on n'est point avare ; mais comme il est indispensable que ce sang se refasse, c'est aux boissons qu'il emprunte ses éléments : de là vient, sans doute, cette augmentation de sérosité.

Toutefois, il serait important de connaître les moyens, le mécanisme par lesquels l'animal entretient son sang dans de justes limites.

Malgré tout, il n'est pas moins vrai de dire qu'une grande disproportion entre le sérum et le caillot rend le sang impropre à remplir ses fonctions. Nous avons à l'appui de ceci un fait très curieux qui vient de se passer dans mon service à l'Hôtel-Dieu. Il y a quelque temps, une femme nous est arrivée avec une perte utérine des plus intenses qui datait de deux jours ; c'était la suite d'un avortement provoqué par l'usage de ces substances très actives que ne se font nullement scrupule de procurer certaines femmes plus coupables encore que les malheureuses qu'elles exploitent : comme nous l'avons appris depuis, ce n'était pas son début, car elle s'était déjà fait avorter deux ou trois fois. On userait moins souvent de pareils moyens si on en connaissait mieux les terribles conséquences. Pour le dire en passant, la mort en est quelquefois l'issue désirable, puisqu'elle met un terme à des souffrances atroces. D'autres fois, ce sont des

aliénations mentales incurables, ou bien des né-
vralgies abdominales que rien ne peut apaiser. J'ai
eu récemment sous les yeux divers exemples de
ce genre, et j'ai pu constater que des troubles graves dans les fonctions du cerveau étaient la suite
de ces criminelles manœuvres.

Dans le cas que je cite, il y avait donc une hémorrhagie utérine. La pâleur générale du sujet
était remarquable, ainsi que l'état de prostration
et de stupeur dans lequel elle semblait plongée.
Son sang ruisselait en caillots diffluens et d'une
odeur particulière : c'est même ce qui attira notre
attention sur l'idée d'un accouchement prématuré
que cette femme niait de tout le reste de ses forces. Je lui fis pratiquer une saignée de deux onces,
non dans le sens homéopathique, mais seulement
pour pronostiquer l'issue de la maladie. Voici le
sang : la disproportion de l'un de ses éléments est
presque effrayante ; il n'y a en effet que 15 pour
100 de caillot. Je soutiens qu'avec une telle
quantité de sérum , les phénomènes de la circulation capillaire ne peuvent plus s'accomplir
d'une manière régulière. J'en trouve ici devant moi
une nouvelle preuve ; c'est le poumon d'un animal soumis, comme je vous l'avais précédemment
annoncé, à des saignées successives. A la huitième,
le sang était tellement altéré qu'il a été impossible
de continuer l'expérience, et en voici la raison :
on ne peut extraire ce liquide que d'une veine ou
d'une artère : à l'état normal, pour les artères, il se
forme un caillot qui obture mécaniquement la cavité du vaisseau , mais si le sang a perdu la pro-

priété de se coaguler, plus de caillot obturant; il ne
se forme plus d'adhérence pour les veines, le plus
souvent les bords de la blessure se collent et se
réunissent en laissant le vaisseau libre; vous avez
beau lier l'artère, ajouter ligature sur ligature, ces
liens coupent les tuniques vasculaires et l'hémorrhagie se reproduit de plus en plus menaçante.
Comme on n'avait pas connu jusqu'ici la cause fort
simple de ces accidents déplorables, on leur a
donné un nom insignifiant : on les appelle des *dia-
thèses hémorrhagiques*; les exemples n'en sont pas
rares chez l'homme, et l'année dernière même,
le cas s'est présenté dans le service d'un de nos
plus fameux chirurgiens.

Après la parturition, une femme éprouve une
perte : si son sang n'est pas coagulable, c'est en
vain qu'on essaiera la compression de l'aorte ven-
trale : aussitôt qu'elle cesse, l'hémorrhagie reparaît
avec plus de violence et emporte la malade. Remarquez même, Messieurs, avec quelles difficultés on
parvient chez certains individus à arrêter le sang
à la suite d'une application de sangsues ou de ven-
touses scarifiées. Il n'y a pourtant là que de petits
vaisseaux intéressés. Que sera-ce donc, quand chez
des sujets ayant la même constitution, il s'agira
de tuyaux d'un diamètre considérable, tels que la
cubitale, la radiale, l'humérale, et d'autres d'un
calibre encore plus fort.

Mais revenons à la question. L'animal a succombé à une hémorrhagie; suivant notre théorie
il doit y avoir eu une affection au poumon, de
l'engouement, de l'œdème, peut-être même une

véritable pneumonie. En effet en incisant l'organe, comme je le fais maintenant, on en voit suinter de la sérosité, qui n'est autre chose que le sérum du sang qui s'est épanché dans les aréoles vasculaires parce qu'il n'avait plus le degré nécessaire de coagulabilité. Qui peut le lui avoir enlevé, si ce n'est la saignée ? Donc cette opération a produit la mort de l'animal, les saignées ayant été répétées au point de rendre le sang incoagulable ou à peu près.

Mais voici quelque chose de bien remarquable sous le point de vue pathologique, chez la femme dont je viens de vous parler, dont le caillot est en proportion de 15 p. 100. Au bout de 48 heures pendant lesquelles on a employé tous les moyens préconisés pour arrêter les hémorrhagies, seigle ergoté, astringens de toute espèce, il s'est déclaré une péritonite. Vous savez qu'on entend par ce mot un trouble dans la sécrétion et l'exhalation des membranes séreuses qui tapissent la cavité abdominale. Vous avez un liquide visqueux au milieu duquel nagent des flocons d'albumine, etc. Or, pensez-vous qu'ici cette péritonite soit le résultat d'une excitation, d'une irritation éprouvée par la malade ; elle était au contraire exsangue et dans le plus grand état de faiblesse ; et la péritonite est une maladie si aiguë, qu'elle l'a enlevée en moins de 24 heures. N'y aurait-il donc aucun rapprochement à établir entre ce sang si liquide, si peu coagulable , et l'affection du péritoine. Ce n'est pas tout : si de l'abdomen nous passons à l'examen du poumon , nous y trouvons l'engouement, c'est-à-dire la sérosité épanchée , des altérations

en un mot analogues à celles que nous avons ren-
contrées sur le poumon de ce chien qui a été soumis à des saignées successives. Je suis donc en droit
de conjecturer que c'est à des conditions particulières du sang qu'il faut rattacher ces maladies.

Dans la péritonite, je trouve un épanchement
de sérosité : il y a aussi de la sérosité dans le sang ;
de plus il y a une matière solidifiée par lamelles
très minces; ne puis-je pas supposer que c'est la
fibrine du sang sorti de ses vaisseaux qui s'est organisée ? Ce rapprochement, du reste, a déjà été
fait, et rien jusqu'ici n'a prouvé qu'il fût faux.
Mais ce qui me semble le plus important, c'est de
fixer son attention sur les rapports qui peuvent
exister entre la composition du sang et les périto-
nites, surtout celles qui surviennent à la suite d'a-
vortement, d'hémorrhagies, et qui compliquent les
fièvres puerpérales d'une manière si funeste.

Je ne saurais trop vous engager à méditer sur
ces questions désormais fondamentales de la médecine.

HUITIÈME LEÇON.

12 Janvier 1838.

Messieurs,

Vous vous rappelez sans doute les différents points que nous avons examinés dans notre dernière réunion, l'application immédiate des modifications du sang à la production des phénomènes morbides les plus graves et les plus caractéristiques : ce sont de ces questions neuves où, malheureusement pour l'humanité et la science, on n'a point encore porté le flambeau de l'investigation, et sur lesquelles glissent rapidement les esprits, parce qu'elles détruisent les fatras de nos prétendues théories médicales. Nous marcherons d'autant moins rapidement sur ce terrain, qu'il nous faut le concours de certaines circonstances que nous ne pouvons pas produire à volonté; mais, dans tous les cas, c'est avec la conviction intime que ces différents problèmes résolus seront les véritables bases de la physiologie et de l'art médical. Il ne faut pas plus désespérer de

trouver les lois qui régissent la matière organisée,
que les physiciens et les astronomes n'ont désespéré
de trouver celles qui régissent la matière inorganique.

Pour le moment, ce qui nous intéresse, c'est de
savoir ce qui se passe dans l'économie, quand le
sérum varie en plus ou en moins. Si nous parve-
nions à déterminer, même d'une manière approxi-
mative, l'influence de ces variations sur les affections et les tempéraments divers , nous aurons écrit une belle page dans les annales de la
pathologie. Mais , Messieurs , cette question n'est
pas une de celles que l'on résout dans une séance,
dans deux , dans trois ; elle demande à être examinée sous bien des faces et exige la réunion de
faits nombreux et certains.

Quand nous aurons étudié ces rapports, nous
traiterons de la composition chimique du sérum
et du caillot, qui demande encore de sérieuses
études, quoique l'on s'en soit déjà beaucoup occupé. Jusqu'ici, nous nous sommes contenté de
prendre du sang dans une éprouvette, d'examiner comment il s'y comporte , de comparer
approximativement les proportions de l'élément
liquide , celles de l'élément solide, et de nous
demander si les phénomènes de la vie peuvent
continuer à s'accomplir avec telle ou telle quantité
de sérum et de caillot. Vous avez dû voir toutefois
par les immenses modifications qu'apportent dans
l'économie ces diversités de proportions , que nous
ne manquons pas de motifs plausibles pour avoir
choisi cette question plutôt qu'une autre.

Rappelez-vous seulement l'observation que nous vous avons présentée dans la séance dernière de cette femme entrée à l'hôpital avec une perte utérine très abondante, suite d'un avortement provoqué par de coupables manœuvres ; les symptômes consécutifs, tels que péritonite intense, survenue au bout de deux jours avec les douleurs les plus aiguës, l'embarras de tout le système respiratoire, et quelques heures après la mort venant terminer cette série de phénomènes. Ce fait nous a vivement préoccupé; car laissant de côté les signes propres de cette fatale affection, on se demande qu'est-ce qu'une péritonite ? quelle est son origine, sa cause première ? En général, on vous répond : c'est une *inflammation* du péritoine, le mode de vitalité de cette membrane est changé par l'irritation; celle-ci appelle le sang dans les vaisseaux capillaires qui ne lui étaient pas auparavant perméables ; il y a augmentation et trouble dans les produits exhalés ; la face prend une expression particulière, elle se grippe, etc. Quand on a plus ou moins bien énuméré ces différents symptômes, on croit avoir tout fait et tout dit, et pourtant la question véritable n'a point été abordée. Pour nous, tout en admirant l'esprit ingenieux de ceux qui ont pu faire de la péritonite un des grands pivots de l'inflammation, nous nous permettrons de ne pas entièrement partager leur avis. Nous avons trouvé dans le sang de la femme dont je vous parlais tout-à-l'heure une proportion de quatre-vingt-cinq parties de sérum pour quinze parties de caillot. Cette remarque seule nous suggère une toute

autre explication des troubles auxquels elle a succombé, et nous n'avons point eu de peine à établir
de rapprochements entre ce fait et ce qui se passe
chaque jour dans nos expériences. Vous avez vu
entre autres choses une analogie frappante entre
les lésions des poumons de cette femme et celles
survenues à l'organe aérien de l'animal soumis à
une série de saignées successives. Mais je dois en
outre saisir cette occasion de vous montrer un
exemple d'un fait physique confondu par les médecins avec une altération pathologique. Par suite
de l'état plus ou moins liquide du sang et de son
peu de consistance, il s'infiltre de proche en proche
des capillaires dans les cellules pulmonaires, s'y
dépose et constitue ces épanchements que l'on
désigne sous le nom de pneumonie hypostatique,
et qui ne sont qu'un effet de la pesanteur. Aussi
les rencontre-t-on toujours dans les parties les
plus déclives. Eu égard au décubitus horizontal
que gardent nos malades, c'est ordinairement la
partie postérieure et inférieure du poumon qui en
est le siége, tandis que la partie antérieure est
encore saine et crépitante. Si nous pouvions pratiquer les autopsies aussitôt après la mort, nous
ne trouverions pas aussi souvent ces sortes d'infiltrations, ainsi que nous l'avons constaté dans les
différentes ouvertures des animaux que nous sacri-
fions pour nos expériences. De plus, dans ses derniers moments, le malade par ses efforts comprime
les vésicules du poumon, et le sang imbibé dans
ce parenchyme va former, en traversant la séreuse
extérieure, les amas de sérum et de matière colo-

rante que nous avons trouvés dans les cavités pleu-
rales de cette femme.

Nous avons trouvé dans l'abdomen du même
sujet un liquide jaunâtre, contenant des filaments albumineux, de la matière colorante jaune, et quelque chose qui a de l'analogie avec le
caillot flasque et mou que nous a fourni le sang de
cette femme. Nous avons examiné cette liqueur au
microscope, et voici ce qu'elle nous a présenté :
une quantité considérable, non de globules, mais
de particules d'une forme singulière, tenues en
suspension et entremêlées de filaments plus ou
moins longs. Nous avons présumé que ce n'était
autre chose que du sang avec une modification
dans le mode de coagulation de sa fibrine, qui aurait transsudé à travers la membrane séreuse. Du
reste, on n'aperçoit aucun globule purulent, et
vous savez qu'ils se distinguent parfaitement pour
peu qu'on ait quelque habitude de les observer.

Voici une pièce d'intestin que je vous présente
et qui avait été apportée à la séance afin de vous
faire voir les fausses membranes : ici, comme pour
le poumon, nous trouvons un fait fort curieux,
c'est la séparation, le dépôt d'un liquide comme
cela est arrivé dans l'organe pulmonaire. C'est
encore là un phénomène cadavérique, analogue à
celui dont nous vous avons parlé plus haut.

Il est constant, je crois, que c'est l'abondance du
sérum qui a développé chez cette femme cette série de phénomènes on ne peut plus curieux à noter.
Vous devez voir que nous ne faisons nullement
plier les faits à notre opinion, et qu'au contraire,

ce sont eux qui la modifient dans l'occasion. C'est le moyen de trouver la vérité,

Je vais maintenant vous soumettre un fait qui vous donnera une idée des difficultés que nous rencontrons dans nos études. Le sang que vous voyez dans ce vase provient d'une jeune fille qui a éprouvé une légère perte utérine à la suite d'un avortement qu'elle nie avoir eu l'intention de provoquer. Ce sang, presque entièrement pris en masse, ne présente que quelques gouttes de sérum. Il se passe ici le même phénomène que nous vous avons déjà mentionné : le caillot enlace tout ou partie du liquide dans sa trame ; plus tard, il se resserre, se *rétracte* (je vous ai dit le sens qu'il fallait dans ce cas attacher à ce mot), et laisse alors échapper une plus ou moins grande partie de sérum. La manière dont le coagulum se forme influe bien évidemment sur la proportion visible de sérosité ; il faut donc avant d'émettre une opinion, savoir comment s'est opérée la solidification.

Ces études sur le sérum me rappellent qu'à l'époque où je débutai dans la carrière médicale, encore tout imbu des préjugés de l'école, et novice comme on l'est quand on sort des bancs, à une époque, dis-je, où, comme les autres, je payais mon tribut aux rêveries scolastiques, c'est-à-dire que je croyais à l'inflammation, à l'irritation, etc., comme à des articles de foi, ces questions m'avaient déjà frappé ; voici dans quel sens. On pensait alors que l'abondance de la sérosité agissait sur le sang en *modifiant sa tendance à l'inflammation,* à peu près comme de l'eau ajoutée à l'alcool l'empêche de s'enflammer. Notez, Messieurs, qu'ici le mot est véritablement à sa place. Je m'étais mis à répéter les expériences de M. Brodie, aujourd'hui l'un des premiers chirurgiens de l'Angleterre , sur la ligature du canal cholédoque. Les animaux auxquels je pratiquais cette opération mouraient tous de péritonite. Afin de prévenir ce fâcheux résultat, selon l'idée que j'avais alors, je faisais une copieuse saignée avant l'expérience, comptant à coup sûr arrêter le développement de l'inflammation , ce qui ne l'empêchait pas de se montrer avec encore plus d'intensité. A la fin , il me vint en pensée d'injecter de l'eau à la place du sang que je retirais; mais chaque fois que j'essayai de ce moyen, la péritonite survint plus vive et plus intense et amena la mort en peu de temps. Aujourd'hui que des idées plus saines ont germé sur le sol thérapeutique, il me semble que plus le sang abonde en sérosité, plus il est probable que l'exhalation consécutive des séreuses sera considérable, et que, par conséquent , il y aura , suivant le langage consacré, inflammation à un plus haut degré.

D'après ce seul fait , vous pouvez voir les fatales conséquences que peut produire une idée fausse, une mauvaise appréciation des phénomènes morbides qui se passent en nous : aussi je n'hésite pas à dire que la saignée de précaution ou saignée anti-inflammatoire, que l'on pratique d'ordinaire avant les opérations graves, peut souvent, selon la constitution de l'individu qui y est soumis, déterminer en partie les accidents qu'on voit succéder

aux opérations chirurgicales. Je vous engage fortement à noter ce fait pour votre pratique particulière et à observer dorénavant avec la plus grande
attention les opérés qu'on aura traités d'après cette
méthode. C'est une question nouvelle qui, bien
que de la plus haute portée, n'a pas encore été
soulevée. J'ai moi-même professé long-temps les
idées opposées ; mais je mets volontiers l'amour-
propre de côté, je reconnais mon erreur. Que chacun en fasse autant et la science fera de plus rapides progrès.

Ceci me rappelle des expériences de ce genre
que j'ai faites dans les hôpitaux sur l'homme
même. Autrefois, quand un individu était atteint
de la terrible affection qu'on nomme rage ou hy-
drophobie, voici quels étaient les modes de traitement à des époques qui ne sont pas très éloignées
de nous : ou on étouffait le malheureux entre deux
matelas, ou on le saignait aux quatre membres et
on le laissait ainsi mourir d'hémorrhagie, ou bien
encore on le mettait dans un sac, et homme et
sac, on jetait le tout à la rivière : traitements
adoptés dans des temps d'ignorance, et qu'une
indifférence coupable a quelquefois prolongés jusqu'à nous. Vous savez sans doute comment se
communique cette triste maladie ; vous connaissez
ses principaux symptômes : toutefois, le plus caractéristique est une contraction spasmodique des
muscles constricteurs du pharynx. A la seule vue
de l'eau ou même de toute surface polie, le malade entre en fureur ; une écume épaisse et abondante sort incessamment de sa bouche, et, s'il n'é-

tait retenu, il se jetterait sur les assistants pour les frapper, les mordre. Parents, amis, il ne connaît personne. Ces accès sont horribles à voir.

J'ai voulu essayer si en injectant de l'eau dans les veines d'un de ces malheureux, je ne parviendrais pas à calmer l'action nerveuse à laquelle il était en proie. J'ai réussi en partie, puisque après avoir fait entrer jusqu'à dix litres d'eau dans le torrent de la circulation, le malade s'est apaisé ; il a même demandé à boire et a bu ; chose remarquable, car, comme son nom l'indique, cette affection consiste en une aversion, une horreur de l'eau. Si je n'ai pu le sauver entièrement, il a du moins vécu six à sept jours tranquille, tandis que les enragés, hommes ou animaux, succombent ordinairement au bout de trente-six ou quarante-huit heures dans les angoisses et les tourments les plus atroces. Mon malade est mort, dis-je, le sixième ou septième jour, présentant le phénomène curieux de plusieurs hydropisies articulaires, développées sans doute par l'énorme quantité d'eau qu'on avait injectée dans ses veines. Ce dernier fait qui me revient à l'esprit est très important ; je vois une très grande analogie entre ces hydarthroses et les épanchements qui ont eu lieu dans le péritoine et la plèvre de la femme avortée qui a été le sujet d'une partie de la leçon précédente. Nous ferons de nouvelles expériences sur ce chapitre, et nous vous tiendrons au courant des résultats qu'elles nous auront donnés.

Vous savez, Messieurs, que nous avions en traitement un animal auquel on injectait de l'eau distillée à la place du sang qu'on lui retirait, et que ce sang présentait fort peu de sérum ; l'émission d'urine qui avait lieu aussitôt après l'expérience, nous avait fait penser que nous pouvions lui attribuer la cause de ce défaut de sérosité : nous étions dans l'erreur. Voici le caillot que je vous ai présenté dans la dernière séance ; il n'est plus le même maintenant ; il s'est considérablement rétracté et a laissé écouler une assez forte proportion de sérum qu'il retenait dans son canevas. De plus ce caillot est mou, peu consistant. Dans les saignées qu'on fait en ville, on examine superficiellement le coagulum, on le touche du bout du doigt ; voilà à quoi se borne le savoir du médecin sur cet article. Que pensez-vous que lui apprenne ce simple examen du sang sur la nature de la maladie ? rien... Souvent même ce doit être un sujet d'erreur lorsque, comme dans ce cas, la sérosité est retenue dans le caillot. Pour nous, nous tâcherons de trouver un moyen qui nous donne le plus précisément possible la quantité de sérum qu'un caillot peut contenir : nous essayerons la compression et nous verrons ce qui en résultera. Mais quant à continuer sur l'animal dont je vous parlais tout à l'heure les saignées avec addition d'eau, cela n'est plus impossible, attendu qu'il est mort pendant qu'on aspirait avec le piston de la seringue le sang de la veine jugulaire. Je pense qu'il y a eu de l'air introduit dans le cœur ; nous allons nous en assurer bientôt en procédant à l'autopsie.

En attendant, remarquez, s'il vous plaît, Messieurs, qu'il ne suit pas de ce qu'il y a coagulation instantanée, que le sang soit normal ; car si le caillot est mou, il est presque certain qu'il contient du sérum interposé. Pour s'assurer de la nature du coagulum, il faut le laver avec soin, en séparer les globules et la matière colorante, isoler la fibrine , puis examiner attentivement cette dernière substance et s'assurer si ce ne serait pas ce que nous avons appelé de la pseudo-fibrine. Nous avons, l'année passée, beaucoup insisté sur les caractères qui la différencient de la véritable ; nous vous avons dit qu'elle formait ordinairement au premier abord un volume considérable, mais que son poids était bien inférieur à celui de la véritable fibrine ; qu'elle était moins élastique, avait moins de ténacité et se rompait au moindre effort. Ainsi donc un caillot peut être très volumineux et ne contenir que de la pseudo-fibrine ; ce qui ne constitue pas un sang des plus aptes à la circulation.

Il y a encore une autre manière d'augmenter le sérum, c'est d'injecter de ce liquide même au lieu d'eau distillée. Cette expérience est fort remarquable sous plusieurs rapports : ainsi l'injection du sérum humain dans les veines d'un animal a des conséquences très graves. Chez l'animal que vous voyez sur ma table, ce moyen a développé de grands désordres : il y a rétraction des membres, et le trouble des fonctions cérébrales est très prononcé. L'année dernière, nous avions déjà fait cette expérience, et elle avait donné lieu à des épanchements puriformes dans les articulations. Nous vérifierons si ce phénomène se produira dans ce cas, l'injection de sérum était de dix onces.

Si au lieu de sérum humain on introduit, comme nous l'avons fait sur cet autre animal, du sérum de chien, il survient une affection qui développe les douleurs les plus aiguës, analogues à celles du rhumatisme. L'animal est devenu *intactile*, tant la sensibilité paraît augmentée. Les battements du cœur ont acquis une grande accélération : cet organe donne 150 pulsations par minute : nous suivrons cette expérience, et nous allons terminer la leçon par l'autopsie de l'animal à pseudo- fibrine et à caillot mou.

Comme je l'avais pensé, le poumon est engoué à sa partie postérieure, ce qui n'est pas étonnant vu l'état de supination qu'a gardé l'animal depuis sa mort. J'incise le péricarde qui me paraît distendu : il doit y avoir de l'air dans les ventricules : en effet en incisant le ventricule droit, j'ai entendu un bruissement qui dénote la présence de gaz qui s'échappent; et la mousse rougeâtre que nous y voyons accumulée ne nous laisse aucun doute sur la cause de la mort, qui est ici évidemment due à *l'entrée accidentelle de l'air dans la veine.* L'expérience, sous le point de vue des effets de la saignée, est donc à recommencer.

NEUVIÈME LEÇON.

17 janvier 1838.

MESSIEURS,

Nous nous sommes engagés dans une voie qui, pour être obscure et difficile, ne nous en promet pas moins par la suite d'utiles dédommagements de nos peines. Nous nous trouverons du reste fort heureux d'avoir pu répandre quelques lumières sur la physiologie normale et pathologique, et sur la manière d'étudier cette science dont le véritable point de départ a été si souvent méconnu. Vous connaissez déjà notre manière de procéder, vous savez qu'éloignant de nos tablettes tout ce que l'expérience ne vient pas pleinement confirmer, nous avons déclaré guerre ouverte à toutes les hypothèses ingénieuses ou ridicules qui enrayent et compliquent l'étude. Vous n'ignorez pas non plus les entraves de tout genre que nous rencontrons à chaque pas, et par conséquent vous ne serez point étonnés si nous ne vous offrons pas plus souvent des résultats décisifs, des applications immédiates : nous ne pouvons créer des faits de toutes pièces, et ce ne doit être que de l'ensemble de nos travaux que nous retirerons quelque fruit. Nous nous contenterons donc pour le moment de noter ce que nous trouvons, et par la suite nous serons arrivés à réunir une masse imposante de faits particuliers, qui nous conduiront à des faits généraux du plus haut intérêt.

L'un de vous, Messieurs, employé à l'hôpital du Midi, m'a fait l'honneur de m'apporter du sang d'un individu atteint d'une syphilis *constitutionnelle*. Examiné au microscope, ce liquide nous a paru formé d'abord de globules de dimension et de forme ordinaires, puis d'une foule d'autres globules beaucoup plus petits. Quelque faible que soit la valeur de cette dernière circonstance, elle nous a paru digne de remarque; nous prions donc la personne qui nous a apporté ce sang de nous procurer de celui d'un autre individu atteint de la même maladie, afin de vérifier si, dans la syphilis passée à l'état chronique, la présence de ces petits globules est un fait constant ou accidentel.

Ce même sang nous a offert les proportions suivantes : 11 pour le sérum et 30 pour le caillot qui était flasque et sans consistance. Du reste le moyen dont nous nous servons pour déterminer la quantité de liquide et de solide que présente le sang, moyen dont nous vous avons déjà entretenus, est inexact dans bien des cas, nous tâcherons donc d'en trouver un autre qui réponde mieux à notre but.

En attendant, je vais vous communiquer un fait non moins curieux : voici, dans ces deux éprouvettes , du sang d'un homme en proie à l'affection que l'on appelle la maladie de Brigth , affection qui est caractérisée par un trouble particulier dans les fonctions du rein. L'urine que rendent les malades est remarquable par une assez grande quantité d'albumine que l'on coagule en y versant quelques gouttes d'acide nitrique. D'abord nous vous ferons remarquer l'erreur dans laquelle on peut tomber en s'en rapportant à la seule inspection dans l'examen des proportions du sérum et du caillot ; car d'un côté une de ces éprouvettes nous donne 17 pour le liquide, 62 pour le solide ; et la seconde qui contient du sang de la même nature et de la même saignée présente une quantité considérable de sérosité : il est évident que dans l'une le caillot retient dans sa trame une grande partie du sérum interposé. Afin donc d'arriver à une appréciation moins trompeuse, il faudrait constater avec soin le poids du sang dont on veut connaître les proportions, puis faire évaporer lentement la partie liquide qu'il contient ; mais cette opération demanderait au moins vingt-quatre heures et serait par conséquent trop longue. Nous essayerons donc à l'avenir de prendre une tranche déterminée d'un caillot, de la peser, et comme nous n'agirons que sur une très petite masse, la dessiccation en sera plus facile et moins longue; toutefois n'oublions pas que nous aurons ainsi avec le caillot les élémens solides du sérum. Mais pour revenir aux phénomènes que nous avons

remarqués dans le sang de cette *néphrite albumineuse*, voici d'abord ce que l'examen microscopique
nous a montré: outre les globules ordinaires du sang
nous avons aperçu une foule de petits globules ou
plutôt de corpuscules sans forme déterminée que
l'on pourrait presque affirmer être formés d'albumine ; puis rappelant à notre aide les moyens
physiques et chimiques d'analyse, nous avons voulu
voir si le sérum de ce sang se solidifierait par la
chaleur, comme cela arrive habituellement : il s'est
en effet pris en masse ; mais ainsi coagulé il ressemblait plutôt à du pus qu'à du sérum normal,
et laissait suinter un liquide albuminiforme que
nous n'avons pas réussi à faire coaguler. Il y a aussi
moins de fermeté et de cohésion dans la partie solidifiée ; car cette tige en verre s'y enfonce facilement par son propre poids. Ces épreuves, tout
imparfaites qu'elles soient, semblent cependant
annoncer que dans la maladie qui nous occupe,
il y a une altération évidente de l'albumine du
sérum ; et dès lors nous ne devons plus être étonnés de retrouver cet élément dans les excrétions
urinaires. Il resterait à savoir maintenant si l'albumine que charrient les urines a les mêmes propriétés que celle que nous venons d'examiner :
c'est un point que nous étudierons le plus prochainement possible.

Vous voyez, Messieurs, que la nature de nos leçons
n'est pas ordinaire, et que depuis que nous avons
entrepris ces études sur le sang, nous nous sommes aperçus que les questions même les plus simples sont bien loin d'être suffisamment connues. On

a bien remarqué que dans la chlorose, les hémorrhagies passives, et chez les individus doués d'un tempérament lymphatique, le sang était plus aqueux, plus
abondant en sérosité; mais ce qu'il faudrait savoir,
ce qu'il faudrait tâcher d'établir d'une manière
positive, c'est la proportion dans laquelle doivent
se trouver les éléments du sang pour donner lieu
à ces divers états pathologiques : l'esprit est ef-
frayé en mesurant l'étendue et la variété des recherches que demande ce sujet : jusqu'ici les
différentes épreuves tentées par nous ont été presque sans résultat pour déterminer à quelle proportion précise de sérum ou de caillot dans le sang
la vie cesse ou peut continuer. Nous sommes souvent arrêtés par des obstacles les plus inattendus.
Nous recevions d'abord le sang dans une éprouvette graduée; nous notions la hauteur respective
du sérum et du caillot : nous croyions être en
bonne voie; mais nous avons été bientôt détrompés,
et nous avons reconnu que dans certains cas, bien
que le sang soit très riche en sérosité, il s'en mon-
trait cependant très peu au-dehors, et que la trame
fibrineuse du caillot la retenait dans son lacis celluleux. Nous avons essayé ce matin un nouveau
moyen qui n'a pas moins trompé notre attente :
on a mis dans une éprouvette deux tiers d'eau
auxquels on a ajouté un tiers de sang veineux.
Eh bien ! ce mélange s'est entièrement coagulé et n'a laissé transsuder que quelques gouttes de sérum. Autre difficulté, une femme âgée
d'environ 77 ans, et atteinte d'une pneumonie,
à la vérité peu aiguë, nous a fourni ce sang, qui,

depuis ce matin n'avait laissé apercevoir aucune
trace de sérum ; si donc on s'en rapportait à l'apparence, ce sang contiendrait à peine de la sérosité!
maintenant seulement on n'en voit encore qu'une
très petite quantité.

C'est ainsi que nous voyons incessamment fuir
devant nous et se dérober à nos recherches les
mystères de notre organisation qu'il nous serait
si utile de connaître. Que ceci ne nous décou-
rage pas : chaque fois que nous faisons une expérience, lors même qu'elle n'atteint pas le but
proposé, nous apprenons quelque chose de nouveau : ainsi notre temps n'est jamais perdu. D'ailleurs, ne vous y trompez pas, la nature ne livre
pas aisément ses secrets ; il ne suffit pas de poser
les questions pour qu'elle y réponde, il faut l'in-
terroger sans cesse et de mille manières diverses ;
alors seulement elle laisse échapper quelques parcelles de ses mystères.

Quoi qu'il en soit, vous vous rappelez que dans
la séance précédente nous avons injecté dix onces
de sérum humain dans les veines d'un animal. Il
a succombé au bout de 48 heures, et voici ce qu'il
nous a offert de remarquable. Son sang avait visiblement été altéré par le sérumde injecté ; les
traces de cette désorganisation étaient si manifestes et la fluidité si remarquable, qu'en ouvrant,
après la mort, une veine du cou, et en suspendant
l'animal par les pattes de derrière, on a pu voir
couler la plus grande partie du sang que renfer-
maient les vaisseaux : le reste présentait quelques
légers caillots semblables à de la gelée de gro-

seilles. L'alcalicité du sérum porté dans le torrent circulatoire, semble donner la raison de la liquidité du sang. Dans l'organe respiratoire, la lésion était peu grave, et c'est ce qui explique pourquoi la mort n'a pas été instantanée ; mais l'altération la plus remarquable que cette autopsie nous a révélée est sans contredit celle du fluide *céphalo-rachidien*. Il présentait une coloration rougeâtre, comme si des globules sanguins s'y fussent dissous ; il était en outre presque pris en masse et semblait d'une toute autre nature que le liquide normal : je penserais assez volontiers que l'albumine du sérum avait transsudé à travers les capillaires de la pie-mère et s'était épanchée dans la cavité sous-arachnoïdienne. Il y a du reste assez long-temps que j'avais expérimenté sur le sang en y ajoutant de l'eau, mais cela n'expliquerait pas l'état gélatiniforme du liquide. Je me rappelle maintenant que par des injections aqueuses dans les veines, je déterminais des troubles dans l'action du système nerveux ; tantôt des tremblements, des mouvements involontaires, tantôt des signes comateux, et enfin des variétés du tétanos. A la suite de ces essais je me souviens encore que nous avons aussi trouvé du sang altéré épanché sous le feuillet interne de l'arachnoïde : ce qui suffit seul pour donner lieu aux troubles des fonctions cérébrales. En suivant servilement les idées admises aujourd'hui, j'aurais pu vous faire voir là un cas superbe de *méningite* ; mais en quoi, je vous le demande, aurais-je ajouté, par ce mot, aux faits exposés ? rien, absolument rien. Je préfère beaucoup vous répéter

simplement qu'ici le sang s'épanche parce qu'il n'a
plus les propriétés physiques, chimiques, qui lui
permettent de circuler dans les réseaux vasculaires si déliés de nos organes.

Maintenant, si nous nous rappelons que cet animal offrait les signes d'une lésion du système
nerveux, on pourra facilement en déduire la conséquence que l'état d'abattement, les contractions
fréquentes des membres tenaient à cette altération
du liquide rachidien. Chez cet animal nous devons
aussi relater la lésion de l'œil droit dont la suppuration commençait à s'emparer.

Déjà, dans un grand nombre d'expériences,
nous avions établi les rapports qui existent entre
l'altération du sang et l'apparition d'ophtalmies à
terminaison presque toujours fâcheuse ; pour le
dire en passant, en présence des faits que nous
avons recueillis, ne pourrait-on pas reconnaître dans la production de ces maladies qui attaquent d'une manière épidémique le globe ocu-
laire, une cause qui porterait principalement son
action délétère sur le sang et amènerait consé-
cutivement à l'altération de ce liquide, de ces
ophtalmies si subites et en même temps si redoutables qui attaquent quelquefois les grandes réunions d'hommes et d'animaux ? Il y a ici un fait
digne de remarque, c'est qu'un des deux yeux
est presque toujours plus affecté que l'autre.
Quelle peut être la cause de cette préférence, de ce
choix, pour ainsi dire, du siége de la maladie ? puisque la composition générale du sang est modifiée,
les phénomènes pathologiques que cette altération

produit devraient être les mêmes dans deux organes semblables, recevant le même liquide dans
leur délicate texture et en recevant la même quantité. Nous n'essayerons pas ici de vous forger une
explication quelconque, nous ne pouvons vous apprendre que ce que nous savons nous-même, et
nous trouvons que c'est perdre son temps et rendre
un fort mauvais service à ses auditeurs, que de
mettre ainsi ses idées à la place de la réalité. Mais
bien que nous ne sachions rien sur cette préférence
de l'affection pour un œil plutôt que pour un autre, il n'en paraît pas moins constaté que c'est l'altération du sang qui est la cause primitive de l'altération de l'organe. C'est une question qu'avant
nos recherches, nul n'avait abordée : on voyait
dans certains cas de perturbation grave de tout
l'organisme, apparaître ces ophtalmies : on les
croyait indépendantes des troubles généraux ; et
considérées comme un fait isolé, le traitement qu'on
leur opposait était local et empirique.

J'avais cependant déjà remarqué depuis long-
temps la coïncidence de la perte de la vision avec l'a-
némie, le marasme, et la liquéfaction du sang ; mais
ce n'est qu'aujourd'hui que je puis avec certitude
conclure quelque chose à cet égard : ici, la maladie ayant été de courte durée, nous remarquons
seulement une opacité de la cornée transparente,
nous trouvons du pus dans son épaisseur ; mais si
l'animal eût vécu plus de temps, la cornée se serait ulcérée, puis distendue, amincie, elle se serait
perforée et aurait donné issue aux humeurs de
l'œil, qui se serait ainsi entièrement vidé.

Enfin une lésion remarquable, est l'altération
du canal intestinal qui est des plus prononcées ;
on y aperçoit des plaques qui commençaient à
s'ulcérer, et qui certainement seraient devenues
de véritables ulcérations si la maladie eût duré
plus long-temps ; ces tuméfactions, ces engorgements constitués par du liquide sanguin épanché
sont accompagnés de tous les phénomènes que nous
voyons se manifester dans les maladies graves
connues sous le nom d'affections typhoïdes. Quand
à l'ouverture des cadavres, vous trouvez à la face
externe des intestins des endroits livides, violacés,
bleuâtres, et qu'en divisant cet intestin vous
voyez sa paroi interne parsemée de saillies rou-
geâtres formées par les follicules ulcérés et des
plaques d'une espèce d'enduit albumineux, vous
vous écriez : qu'est-il besoin d'aller plus loin ;
ces plaques, ces follicules sont le siége de la maladie ; l'inflammation qui s'y est développée spontanément a causé tous ces désordres. Mais à mon
tour, en admettant que l'inflammation soit quelque chose, je vous demanderai qu'est-ce qui a pu
causer l'inflammation ? vous serez donc forcés
de convenir que vous avez affublé d'un nom ridicule une idée plus ridicule encore, que rien ne
justifie, que tout au contraire tend à renverser.
Qu'expliquez-vous par ce mot ? rien, absolument
rien ; vous enveloppez la difficulté d'un voile plus
épais ; vous paraissez savoir aux yeux du vulgaire,
et vous ne savez réellement rien sur la nature de
l'affection que vous traitez d'après les théories erronées et que souvent vous compliquez d'une ma-

niére fâcheuse. Direz-vous ici que ces lésions intestinales sont primitives ? ce serait plus qu'inexact : supposez que nous eussions sacrifié cet animal avant l'expérience qui a eu pour lui de si funestes résultats, pensez-vous que nous eussions rencontré sur ses intestins les désordres que nous y voyons ? non! mille fois non. Comment donc s'est développée cette affection ? nous avons agi sur la masse du sang par l'injection de sérum que nous avons faite dans ses veines ; cette liqueur était alcaline ; elle a liquéfié le sang qui n'a pu continuer à circuler dans les infiniment petits tuyaux vasculaires de ces glandes, de ces follicules ; ses éléments s'y sont dissociés ; la partie la plus liquide s'est *exbibée* ; la partie solide a distendu, rompu les tubes déliés qu'elle avait à traverser. Est-ce là de l'inflammation, ou n'est-ce qu'un phénomène physique des plus simples ? je vous avouerai que je penche très fort vers la dernière explication, qui du moins me rend compte une à une de toutes ces lésions et de la manière dont elles se sont produites. Il en est de même pour ces ganglions lymphatiques qui ne sont pas complétement altérés parce que la mort est survenue au bout de 48 heures, mais qui offrent déjà les commencements d'un épanchement sanguin, toujours sous l'influence de la même cause.

Tout cela, je le sais, est entièrement contraire aux idées admises par la majorité des pathologistes ; que deviennent devant nos expériences ces classifications si péniblement établies de fièvres entéro-mésentériques, ataxiques, typhoïdes qui

semblaient avoir reculé si loin les bornes de la
science, et qui, en définitive, au lieu d'éclairer la
matière, l'ont plus embrouillée que jamais en éta-
blissant des distinctions imaginaires entre des phénomènes, des faits qui partent d'un même principe et
produisent les mêmes résultats. Pour moi, ce que
je trouve de plus fâcheux là-dedans, c'est que des
hommes de mérite aient fait des recherches laborieuses avec des idées préconçues qui ont rendu
inutile la peine qu'ils se sont donnée, et que leurs
travaux, bien que consciencieux, ont jeté la médecine dans un chaos dont il ne sera pas facile de la
faire sortir à son honneur.

Ne pensez pas, Messieurs, que je veuille tout
rapporter aux altérations du sang ; je proteste de
nouveau et à l'avance contre une telle assertion ;
il y aurait désormais de la mauvaise foi à la produire. Vous voyez d'ailleurs que nous nous laissons guider par l'expérience, sans avoir la prétention d'aller au-delà de ce qu'elle nous apprend :
c'est, je crois, le moyen le plus sûr d'éviter les erreurs dans lesquelles on est si souvent tombé ;
erreurs quelquefois aussi fatales à nos semblables
que les fléaux les plus terribles.

Il peut aussi résulter une grande utilité de ces
expériences pour la thérapeutique : en effet, lorsque le choléra sévissait en Angleterre avec tant de
violence, les médecins anglais, voyant leurs efforts
inutiles, imaginèrent comme tant d'autres que
cette redoutable affection consistait dans une déperdition de la partie séreuse du sang qui s'échappait par les vomissements et les selles des malades ;

pour remédier suivant leurs idées théoriques à ce flux de sérosité, ils pratiquèrent l'injection d'un sérum artificiel dans les veines et prétendirent avoir obtenu par ce moyen des succès marqués. J'avais aussi employé mais pour d'autres motifs le même moyen en France, dans des cas il est vrai désespérés, avec un sérum artificiel composé d'eau d'albumine des sels du sang que M. Persos avait préparé, et jamais, en pareille circonstance, je n'ai pu soustraire un malade à la mort. Je pense donc que si les Anglais ont réussi, cela tient à ce que les cholériques sujets de leurs expériences étaient dans un état moins désespéré que ceux sur lesquels j'ai pratiqué cette injection. Quoi qu'il en soit de ces faits, on voit aujourd'hui qu'il ne serait plus permis d'avoir recours à de pareils moyens, puisqu'on pourrait craindre de voir survenir les résultats fâcheux que nous avons observés sur l'animal soumis aux injections de sérum humain. Voilà donc encore un fait dont on ne se serait pas douté avant nos expériences et que je livre à vos méditations pour vous montrer combien il faut se tenir en garde contre les raisonnements les plus logiques lorsqu'il s'agit de les appliquer à la pratique de notre art. Pour mon compte, je préférerai toujours, quelqu'affligeant que fût ce spectacle, laisser un malade aux seules ressources de la nature, plutôt que de mettre en usage un procédé en apparence utile, mais qui en réalité pourrait produire de funestes effets.

La question que nous traitons se rattache, comme vous pouvez le voir, aux affections les plus graves; elle est donc palpitante d'intérêt, pour me servir d'une expression à la mode ; mais avant d'arriver à sa solution, si tant est que cet honneur nous soit réservé, c'est-à-dire à connaître avec quelque précision les proportions de sérum et de caillot qui constituent le sang normal, le sang viable, si je puis m'exprimer ainsi, il nous reste à étudier comparativement l'albumine, la fibrine et les autres éléments dont est formé le sang : c'est ce que nous tâcherons de faire dans nos prochaines leçons.

DIXIÈME LEÇON.

24 Janvier 1858.

MESSIEURS ,

Nous sommes obligés de revenir encore sur les moyens d'apprécier les proportions de sérum et de caillot qui entrent dans le sang normal. Cette question étant susceptible de devenir de la plus haute importance, exige de notre part une attention d'autant plus sérieuse. Vous vous rappelez les nombreuses difficultés que nous avons éprouvées à l'occasion de ce fait si simple en apparence; et bien que nous eussions pu penser qu'elles étaient définitivement aplanies, une circonstance inexplicable est venue de nouveau nous plonger dans l'incertitude : je veux parler de l'animal auquel nous avions injecté de l'eau distillée dans les veines. Quelques minutes après , une saignée a été pratiquée, et le sang recueilli dans une éprouvette, s'est parfaitement coagulé sans presque laisser séparer de sérum. Cette absence de sérosité est vraiment surprenante; car notre injection a augmenté sans aucun doute la partie aqueuse du sang, et voilà qu'au contraire sa partie solide semble plus considérable. En général, on ne peut se borner à observer un fait, pour peu qu'il soit extraordinaire, sans que, malgré soi pour ainsi dire, on essaie de l'expliquer : en cela, je paie comme les autres mon tribut à la nature ou plutôt à la faiblesse de l'esprit humain, toujours impatient d'apprendre ce qu'il ignore; mais aussi je me garde bien de donner ces explications comme irrévocables; je les soumets sans cesse au creuset de l'expérience, et lorsque celle-ci les dément, je ne manque pas l'occasion de vous faire remarquer le peu de valeur de ces hypothèses improvisées par lesquelles on tente d'expliquer les phénomènes de l'organisation. J'avais donc été vivement préoccupé de l'idée d'arriver à connaître les proportions du sérum et du caillot ; j'avais pensé à employer une évaporation lente pour arriver à mon but, et quoique ce fût un procédé très long, je m'y étais arrêté ; mais maintenant, ce moyen ne nous apprendra pas pourquoi le caillot est devenu plus volumineux après une injection d'eau dans les veines. Nous avons donc dû faire des observations à ce sujet. J'avais dans mon service à l'Hôtel-Dieu, une jeune femme de vingt ans qui était dans un état complet d'anémie, et dont les artères carotides laissaient percevoir très distinctement le bruit si bizarrement nommé *bruit de diable*. En un mot, cette malade présentait tous les signes d'une surabondance de sérosité. Voici le sang de cette femme, et véritablement je n'oserais affirmer s'il contient plus de sérum que de caillot. Voici un autre exemple qui nous met dans un égal embarras. C'est le sang d'une jeune personne de seize ans, qui se trouve à peu près dans les mêmes conditions que celle dont nous venons de vous parler ; je ne sais pas non plus comment expliquer qu'il ne soit pas plus abondant en sérum.

Enfin, comme l'eau distillée dissout les globules du sang, nous avons fait un mélange de ce liquide avec de l'eau sucrée qui ne les altère point. Un centilitre de sang mis avec soixante centilitres d'eau ont produit le résultat que vous apercevez dans cette éprouvette : la matière colorante, contenant, comme vous le savez, des atômes ferrugineux et étant spécifiquement plus lourde, s'est déposée au fond du vase, la fibrine, ou la matière coagulable, est restée suspendue dans toute l'étendue de la masse. De loin , on dirait que ce vase ne contient qu'un liquide, mais en regardant de plus près, on aperçoit très distinctement des filaments fibrineux circonscrivant des espaces, des cellules. Et si vous faites attention à la petite quantité de sang que nous avons mis dans l'eau sucrée, vous verrez que cette trame représente un caillot rare et léger dont les mailles eussent retenu les globules s'ils se fussent précipités. Comprimez, rapprochez ces cellules distendues et flottantes dans l'eau sucrée, et vous aurez un véritable coagulum, moins les globules. C'est là la véritable manière d'être du caillot ; c'est ainsi qu'il s'organise et se comporte dans tous les cas. Cette expérience a été faite avec du sang artériel.

Pour un second mélange que voici, nous avons employé : eau sucrée, 30 centilitres; sang artériel, 3 centilitres. Les résultats sont les mêmes, seulement le phénomène est beaucoup plus prononcé : vous voyez que le caillot fibrineux remplit presque toute la capacité du vase. Au lieu de filaments, ce sont des lamelles, des espèces de membranes s'entrecroisant dans tous les sens. J'examinerai cette pièce au microscope.

Dans ce troisième vase, il y a 4 centilitres de sang et 60 d'eau sucrée. Le caillot de fibrine est également très apparent; et de plus on y remarque un commencement de précipité de globules incolore, que M. Letellier, un de mes anciens élèves, dans un mémoire présenté récemment à l'Institut, croit composé de globules fibrineux. Mais cette assertion n'est pas encore bien prouvée.

Cet autre vase contient 6 centilitres de sang et 60 d'eau sucrée. A propos du caillot fibrineux que vous voyez ici au-dessus la matière colorante, je dois vous dire en passant quelques mots sur ce que les pathologistes appellent si gracieusement la *couenne* : je pense qu'avec le moyen que nous mettons aujourd'hui en usage, nous arriverons à éclairer son origine et son histoire sur lesquelles nous n'avons eu jusqu'ici que des notions fort incomplètes; mais en attendant, posons quelques jalons sur ce sujet. Que n'a-t-on pas écrit sur cette matière! Est-ce un produit morbide? Est-elle contenue dans le sang ? se forme-t-elle après la saignée? et tant d'autres points de vue sous lesquels on l'a considérée et qui ont exercé la plume des auteurs. Nous renvoyons à la fin de ces leçons l'examen de ces questions pour les traiter à leur place et avec plus de détails. Quant à présent, nous sommes porté à croire que la couenne n'est que de la fibrine privée de matière colorante, plus légère par conséquent que celle qui retient dans ses mailles cette matière colorante : celle-ci, par sa pesanteur spécifique plus considérable, resterait à la partie inférieure, tandis que l'autre, en vertu de la même loi physique, vient apparaître à la surface supérieure.

Maintenant, si nous revenons à l'examen des mélanges d'eau distillée et de sang, nous trouvons dans cette éprouvette qui contient 7 centilitres de sang et 60 centilitres d'eau, nous trouvons, dis-je, un phénomène analogue à celui que nous avons remarqué chez l'animal auquel nous avions injecté de l'eau dans les veines, et dont le sang ne nous a cependant presque pas offert le phénomène de l'isolement spontané de la sérosité. Ici, en effet, malgré l'énorme proportion de liquide ajouté au sang, le caillot occupe la plus grande partie du vase, tandis qu'il n'y a que quelques gouttes de sérosité. Voilà encore une circonstance où, n'en déplaise aux vitalistes à tout prix, la même action a eu lieu de la même manière dans le vaisseau organisé et dans le vase inorganique. Cette remarque, Messieurs, ne nous est dictée par aucune idée systématique et préconçue ; elle résulte de deux faits que vous avez eus sous les yeux, et dont vous pouvez juger vous-mêmes. Peu nous importe, à nous qui faisons abnégation de toute opinion, de toute théorie qui n'ont pas pour base une certitude j'oserai dire physique, peu nous importe que tel phénomène se passe de telle ou telle façon, qu'il soit du domaine de la physique, de la chimie, ou qu'il ait lieu sous la mystérieuse influence de la vie, pourvu que nous arrivions à savoir, à constater pourquoi il en est ainsi, et quels sont le mécanisme et les conséquences de ce phénomène.

Dans cette autre éprouvette où vous apercevez un caillot si volumineux, on avait mis 8 centilitres de sang et 60 d'eau distillée : de sorte qu'un sang qui retient autant de liquide ne se coagule pas moins sans pour cela laisser paraître de la sérosité ; donc l'inspection du caillot ne peut pas donner même approximativement la mesure de la quantité de sérum que contient un sang. Et à l'appui de ce que j'avance, je mets sous vos yeux le sang de l'animal à injection d'eau, qui n'offre pas plus de sérosité maintenant, quoiqu'il y ait long-temps que la saignée ait été faite, qu'au moment où il est sorti de la veine. Maintenant que nous avons acquis la certitude qu'en suivant cette marche, nous serions tombé dans de graves erreurs, nous en changerons et nous chercherons un autre moyen.

Cependant, il nous restera une chose à faire avant d'abandonner entièrement cette voie, ce sera d'étudier la manière dont s'organisent ces caillots étendus d'eau ; de savoir comment se comporte le liquide par rapport à la fibrine : l'examen microscopique éclaircira sans doute cette question qui nous paraît si difficile à résoudre.

Voici maintenant un autre phénomène que nous

ne connaissions pas encore. Nous avons mis ensemble 60 centilitres d'eau, 3 décigrammes d'hydrochlorate de soude et 20 centilitres cubes de sang. Cette seconde substance, qui n'est autre chose que le sel commun dont on se sert pour les usages domestiques, a comme le sucre, la propriété de ne pas dissoudre les globules, seulement elle ne les laisse pas s'isoler de la matière coagulable du sang ou si vous voulez de la fibrine; aussi avons-nous un caillot bien autrement étendu que ceux que nous avons vus jusqu'ici, et qui présente une rétraction horizontale très prononcée, que nous n'avions pas non plus remarquée dans les autres coagulum de notre façon. D'où il résulte que la présence de l'hydrochlorate de soude a une influence prononcée, non seulement sur la coagulation du sang, mais encore sur sa coloration, car vous voyez que ce caillot est d'un très beau rouge artériel, même à son centre et dans les points où il n'est pas en contact avec l'air.

Ainsi ce n'est pas sans raison que la nature a partout répandu cette substance avec tant de profusion, et donné à l'homme et aux animaux le besoin instinctif de la porter dans l'économie pour qu'elle y développât son heureuse influence sur le liquide qui donne la vie à tous nos organes. L'expérience a depuis long-temps appris aux vétérinaires quel immense avantage ils pouvaient retirer du sel marin, l'un des plus précieux éléments de leur pharmacopée.

Dans cet autre vase nous avons un phénomène à peu près analogue : c'est un mélange d'un volume d'eau salée avec un volume égal de sang. Le coagulum qui en est résulté est énorme ; d'où il suit toujours que le caillot n'accuse pas la présence d'un liquide qui dans sa composition entre pourtant en grande abondance.

Nous avonc donc ici un caillot solide, ferme, résistant : de quelque manière que j'incline l'éprouvette dans laquelle il est contenu, il ne s'en écoule pas une seule goutte de sérosité. Qu'est devenue l'eau salée que nous avions ajoutée à ce sang ? s'est-elle combinée chimiquement avec lui ? ou bien n'est-elle qu'interposée, retenue dans les cellules que forme la fibrine en *s'organisant* ; que ce mot ne vous étonne pas, Messieurs, vous le trouverez bientôt plus à sa place que vous ne l'auriez d'abord pensé. Comparez en effet ce qui se passe dans la prise en masse de l'albumine, vous ne verrez qu'un corps amorphe, dont les molécules se sont rapprochées les unes des autres, se sont autrement disposées sous l'influence d'un agent chimique ou physique, et qui a mécaniquement perdu sa transparence, sa viscosité et sa liquidité, par suite de ce nouvel arrangement et de ses molécules. Divisez cette masse, l'examen le plus attentif, le plus scrupuleux ne saurait vous y faire apercevoir la moindre trace d'organisation, pas même rien qui tendrait à rapprocher ce phénomène de celui de la cristallisation. La fibrine, au contraire, se coagule spontanément ; telle est sa nature. Si vous examinez alors son aspect, vous y trouvez une véritable texture, un parenchyme ; vous voyez ses filaments s'entrecroiser de mille manières, contracter des adhérences, limiter des espaces plus ou moins réguliers, constituer ainsi des cellules semblables à celles que les grossissements microscopiques nous montrent dans nos tissus les plus fins. Ceci est d'autant plus sensible, qu'on a eu soin de la déposer dans un liquide qui puisse la tenir en suspension et la dégager des corps étrangers, ainsi que vous nous l'avez tant de fois vu faire lorsque nous mélangions du sang avec une solution sucrée. Je n'oserai affirmer que c'est un phénomène purement vital, mais je n'hésite pas à y voir plus que ce qui se passe dans la cristallisation ; c'est une action qui tient le milieu, si je puis m'exprimer ainsi, entre la vitalité et l'inorganisme.

Quoi qu'il en soit de tout ceci, Messieurs, il n'en est pas moins vrai de dire qu'il y a un mois, lorsque nous commencions nos études sur la coagulation du sang, si on nous eût présenté un caillot comme celui que je vous montrais il y a peu d'instants, à voir sa consistance et sa solidité, nous n'eussions point pensé qu'il pût contenir beaucoup de liquide : nous nous serions trompés, puisqu'effectivement le sang qui l'a formé était étendu d'un volume d'eau égal au sien. En outre, voici le sang pur d'un animal à qui l'on a pratiqué hier une saignée : ce sang qu'on a laissé livré à lui-même, sans y ajouter ni solide ni liquide, présente une forte proportion de sérum, tandis que le caillot que vous venez de voir et qui contenait réellement une grande quantité de liquide n'en avait pas laissé exsuder du tout.

Voyez d'après cela , Messieurs, combien il faut se défier des apparences ; car rien ne ressemble quelquefois autant à la réalité que ce qui se présente sous un jour mensonger. L'homme même qui fait les observations avec la plus rigoureuse exactitude peut se tromper grossièrement sur les faits les plus simples : nous avons dans l'histoire de la physiologie mille exemples de ce genre : et tel que les problèmes les plus difficiles n'avaient pu arrêter , a vu son génie échouer contre des questions d'un bien moindre intérêt. Je ne cesserai donc pas de vous recommander l'expérience, toujours l'expérience comme contre-épreuve des faits que vous croirez avoir découverts. C'est , croyez-m'en , la pierre de touche de la vérité ; si on la néglige , on marche au hasard et l'on finit par s'égarer.

Nous allons terminer cette séance en vous présentant quelques considérations que nous avons recueillies depuis notre dernière réunion : elles ont trait à ce que nous vous avions dit dernièrement sur la néphrite albumineuse.

On s'est beaucoup occupé dans l'étude de cette maladie de la présence de l'albumine dans l'urine de ceux qui en étaient atteints , et Brigth , médecin anglais, a publié en 1829 un ouvrage à ce sujet, où il expose au long les remarques qu'il a faites sur cette affection du rein : c'est même ce qui lui a fait donner son nom.

Quoi qu'il en soit, pour diagnostiquer cette maladie , on verse quelques gouttes d'acide nitrique dans l'urine d'un malade dont on suppose le rein

affecté, et si la réaction chimique amène des flocons blanchâtres, une coagulation , on dit que
c'est une néphrite albumineuse. Eh bien! vous vous
rappelez cette expérience dans laquelle nous avons
injecté du sérum humain dans les veines d'un animal
vivant : outre les résultats que je vous ai narrés, nous
avons constaté que son urine était devenue albumineuse, par cela même que nous avions augmenté
la quantité de son sérum , et cette urine ainsi ar-
tificiellement modifiée se comportait avec les réactifs comme celle des néphrétiques. Nous allons
répéter l'expérience devant vous : ces deux verres
contiennent de l'urine, l'une limpide provient
d'un malade atteint de néphrite ; l'autre est du
chien auquel nous avons injecté du sérum. Je
verse quelques gouttes d'acide nitrique dans chaque vase; vous voyez leur contenu se troubler,
blanchir, et enfin laisser apparaître des flocons
blanchâtres parfaitement analogues. La couleur
des deux liquides n'est pas tout-à-fait pareille ;
mais c'est la seule différence , et elle tient probablement à la variété des sels que l'une de ces
urines peut renfermer.

Ce résultat me semble très curieux; car s'il était
confirmé par les épreuves subséquentes que nous
comptons faire, il modifierait le traitement de
l'albuminurie qui est on ne peut pas plus empirique : que prescrit-on en effet contre cette affection ? des tisanes amères et des pilules mercurielles.

Voici également un autre fait qui appartient au
même sujet. Nous avons voulu examiner le sang
d'un animal soumis à une diète forcée : il est mort

après avoir vécu vingt jours privé d'aliments et de boisson. Son urine que je vous présente semble devenue albumineuse. Le précipité qui s'y forme par l'acide nitrique y est même très abondant. Ces rapprochements entre des affections semblables produites par des causes différentes sont très importants; car si la privation des aliments donnait cette maladie, il faudrait bien se garder de saigner, de mettre à une diète sévère ou d'affaiblir par quelque moyen que ce fût celui qui en serait atteint. Je n'insiste cependant pas davantage aujourd'hui sur ce rapprochement, il pourrait être illusoire, et, faute par nous de l'avoir plus amplement vérifié, il pourrait nous entraîner dans de graves erreurs.

On a fait l'autopsie de l'animal qui a succombé à une injection de sérum et dont je vous ai entretenus dans cette leçon : le voici ouvert sur ma table. Les poumons sont très peu altérés : on ne voit dans la substance du rein et dans les autres parties de l'appareil génito-urinaire aucune de ces granulations anormales, signalées par Bregth. Il paraîtrait donc ici que le solide n'est pas même altéré. Mais l'altération la plus grave et qui a probablement amené la mort, c'est une invagination énorme de l'intestin grêle qui commençait à se gangréner, et qui, elle-même, avait dû être produite par les fréquents efforts que faisait cet animal pour aller à la garde-robe.

ONZIÈME LEÇON.

26 Janvier 1838.

MESSIEURS,

On m'a fait remettre une lettre qui a trait à quelques faits énoncés dans notre dernière réunion. Ordinairement c'est avec plaisir que je reçois les objections que l'on veut bien me soumettre, que je puisse ou non les résoudre, mais j'aime savoir à qui j'ai affaire, et comme la personne qui m'a écrit n'a pas jugé à propos de se nommer et que je ne veux pas me mettre dans l'obligation de prendre sur le temps déjà trop court de nos séances pour répondre aux questions anonymes que le premier venu pourrait ainsi m'adresser, ce qui finirait par dégénérer en abus, je me dispenserai pour l'instant de vous parler du contenu de cette épître ; mais si celui qui l'a écrite veut, après la leçon, venir en causer avec moi, je tâcherai de le satisfaire ; sinon, qu'il reproduise ses arguments, qu'il les signe, et je lui répondrai alors publiquement.

Poursuivons maintenant le cours de nos recherches. Toutefois, avant de passer outre, permettez-moi une légère digression sur ce que nous avons observé dans notre dernière réunion. Les faits auxquels elle a été consacrée n'étaient pas moins nouveaux pour moi-même que pour vous; par conséquent nous devons les envisager avec la plus grande réserve, et je vous prie de ne pas prendre à la lettre des opinions émises de prime-abord ni d'en tirer des conséquences définitives ; car il se pourrait qu'aujourd'hui même de nouveaux faits vinssent les contredire, et nous contraignissent de revenir sur nos pas. Un des plus graves inconvénients attachés à l'étude des sciences est de s'exalter, de se passionner pour une idée, de ne plus voir qu'elle partout. Et cela est si naturel à l'esprit humain, que je dois me tenir en garde contre de pareilles surprises, afin d'éviter autant que possible les erreurs que je reproche aux autres. Sur le premier moment, il est bien difficile de se défendre de ces velléités d'hypothèses : aussi ce n'est pas sans raison, du moins je le crois, que je recommande de dormir plusieurs fois sur un fait, pour y revenir après avec plus de sang-froid, lorsque l'illusion est passée, et l'étudier alors sous son véritable jour.

Tels sont quelques-uns des procédés de l'esprit pour arriver à la vérité ; c'est là véritable philosophie, la seule qui devrait être enseignée dans nos écoles.

Dans la précédente leçon, nous vous avons parlé du phénomène de la présence de l'albumine dans l'urine de l'homme et des animaux. Comme cet

état pathologique est des plus graves et que la thérapeutique est presque impuissante pour la combattre, nous avons dû nous y arrêter quelque temps
pour essayer de découvrir le mécanisme de l'altération d'un produit excrétoire aussi important
que celui du rein. Une fois maître des causes
physiques ou chimiques qui peuvent la produire,
nous pourrions probablement y remédier ; et c'est
vers ce but que doivent constamment tendre nos
efforts. Nous vous avons tout d'abord signalé deux
circonstances qui nous ont paru y donner lieu :
l'augmentation du sérum, témoin l'animal auquel
nous en avons injecté et dont l'urine nous a présenté des flocons albumineux en très grande quantité ; l'abstinence , qui a également développé le
même symptôme chez l'animal que nous y avions
soumis.

Mais voici maintenant une autre expérience qui
nous apprend combien il faut procéder avec ménagement dans ce qui a rapport à la santé de l'homme.
Nous avons nécessairement expérimenté sur le
plus grand nombre de sujets que nous avons pu
nous procurer : nous avions entr'autres un animal
que nous avions défibriné. Son urine soumise au
réactif a précipité un grand nombre de flocons ,
de lamelles ressemblant à ceux que fournit l'albumine. Pour peu qu'on eût lâché la bride à son
imagination, mille moyens se seraient trouvés pour
expliquer, dans ce cas , la présence de l'albumine
dans l'urine ; et certes , si nous n'eussions mû-
rement réfléchi et plus sérieusement examiné ,
nous aurions rangé sur-le-champ la défibrination

du sang comme une des causes qui pouvaient déterminer les symptômes de la maladie de Brigth.
Rien, en effet, d'après nos précédentes expériences, n'eût paru plus rationnel, plus évident, plus
probable; et cependant un examen plus attentif
nous a fait reconnaître, que ce qui nous avait
d'abord paru des flocons albumineux, était de
petites paillettes, comme nacrées, analogues à
celles de la cholestérine. Nous nous abstiendrons
toutefois de nous prononcer encore; nous nous
occuperons de l'analyse de ce corps et nous vous
apprendrons dans la prochaine séance quelle aura
été l'issue de nos recherches.

Voici encore le même phénomène, mais beaucoup plus apparent, qui se produit dans l'urine
d'un autre chien également défibriné. Vous pouvez remarquer que la quantité de paillettes mica-
cées est beaucoup plus considérable dans cette
seconde urine. Le liquide tout entier se prend
en masse. Ce précipité n'est certainement pas de
l'albumine, ce serait plutôt du nitrate d'urée, mais
jamais à ma connaissance l'urée n'a été trouvée
en semblable proportion dans l'urine. Nous nous
en assurerons.

Il résulte de tout ceci, Messieurs, que dans la
médecine pratique, il faut faire la plus grande
attention aux précipités fournis par l'urine, afin
de ne pas confondre les uns avec les autres des caractères essentiellement différents, sinon au premier coup-d'œil, du moins par les conséquences
qu'ils entraînent. Supposons, en effet, que cette
dernière urine appartînt à un homme, et que le

médecin chargé de lui donner des soins eût cru reconnaître la présence de l'albumine ; n'eût-il pas aussitôt écrit formules sur formules pour combattre une maladie qui n'existait que dans son esprit mal informé. Ces erreurs ne sont pas rares, et l'on est trop heureux quand elles ne causent pas de graves accidents. Telles sont les considérations que j'avais à vous exposer ; je pense que, loin d'être déplacées, elles sont le complément indispensable de notre mode de procéder.

Jusqu'à présent, Messieurs, nos études ont porté sur un fait simple en lui-même, les proportions dans lesquelles doivent se trouver le sérum et le caillot. Nous avons employé différents moyens pour arriver à notre but, et vous avez vu que dans cette circonstance, comme dans toutes celles qui dépendent d'une science sérieuse, il ne fallait pas s'en rapporter à la seule apparence, au risque de s'engager dans une fausse voie. Tant est-il que le fait qui se maintient encore aujourd'hui, c'est que du sang qui contenait un volume d'eau considérable présentait un caillot énorme ; tandis que celui d'une jeune fille chlorotique, dont je vous ai parlé, est remarquable par un excès de sérosité et la petitesse du coagulum. Il est certain qu'il se passe ici un phénomène dont l'analyse chimique peut seule nous donner la clé.

Nous laisserons cette question de côté, sans l'abandonner pour cela ; car nous comptons y revenir lorsque l'état de nos connaissances nous permettra de l'étudier avec plus de fruit, et nous consacrerons désormais quelques leçons à

l'examen de la composition intime du sérum
et du caillot, moins sous le rapport chimique
que sous le point de vue physiologique, autant
toutefois que cela nous sera possible ; car le sérum
tel que nous pouvons l'étudier , n'est plus cette
liqueur qui sert de véhicule aux matériaux du
sang; ce n'est plus, pour ainsi dire, qu'un mélange,
une combinaison purement chimiques de divers
éléments , dans lequel nous ne retrouvons plus les
propriétés qui le constituent à l'état normal. L'a-
nalyse nous y montre de l'eau , de l'albumine, des
chlorures de potassium et de sodium , des lactates
de soude, du carbone, du phosphore et de la matière animale ; tandis que le véritable sérum , le
sérum physiologique, contient en outre les globules et la matière coagulable du sang , c'est-à-dire
la fibrine, qui y existe, soit à l'état de solution, soit
à l'état de suspension , et n'y devient manifeste
que quand elle change de nature , quand elle se
solidifie. C'est elle alors qui constitue ce que les
anciens médecins ont appelé le caillot, le foie ,
l'*insula*. C'est par elle que nous allons commencer
l'étude des élé ments du sang : elle en est la partie
la plus importante, la plus vivante, si je puis m'exprimer ainsi.

Pour ce faire , il nous faudrait d'abord la voir
dans les tuyaux sanguins où elle circule à l'état de
chair coulante , selon l'expression de Bordeu, la
suivre hors de ces vaisseaux , et l'étudier lorsqu'elle
est devenue solide. Malheureusement, ce n'est que
sous cette forme qu'elle nous offre la possibilité de
connaître quelque chose sur sa nature et ses pro-

priétés. Nos expériences des dernières leçons nous
seront d'un grand secours pour cela ; car , je ne
sache pas qu'on l'ait comme nous isolée au moment où elle revêt une forme, où elle s'organise
en trame, en parenchyme , pour constituer le caillot. Jusqu'ici on avait pris du sang artériel ou veineux, on l'agitait vivement au moment où il cou-
lait du vaisseau dans le vase, et l'on voyait des filaments plus ou moins épais s'attacher aux verges
dont on se servait pour cet usage : ces filaments
étaient toujours colorés en rouge par des globules
qui continuaient à y adhérer, et ce n'était que par
de nombreux lavages qu'on parvenait à la rendre
presque incolore. C'est le moyen qu'employent encore les bouchers et les charcutiers pour empêcher
le sang de se coaguler.

Une autre manière de se procurer la fibrine consiste à laisser solidifier le sang, à prendre dans un
linge le caillot dès qu'il est formé, le comprimer et
le laver pour en extraire la matière colorante : on
obtient alors une masse compacte de fibrine qui
ne peut guère servir qu'à étudier sa pesanteur spécifique et sa composition chimique; quant à son
organisation, il n'en a jamais été sérieusement
question. Ces deux procédés, outre la peine et le
temps qu'ils demandent, sont donc très impar-
faits. Si on eût mieux connu la nature du sang,
et que, par un ridicule entêtement , on ne se fût
pas obstiné à voir dans la couenne un élément morbide particulier, on eût eu sans difficulté un moyen
d'étudier cette substance ; c'est ainsi que , jusque
dans les moindres détails, les théories hasardées et

sans preuves nuisent aux progrès de la science.

Quand on examine sur un animal vivant du sang qui circule, on n'aperçoit autre chose qu'un liquide entrainant des corps globuleux dont nous vous avons déjà parlé. Quant à la fibrine, on n'en voit aucune trace. Il est donc impossible pour le moment, d'en faire l'objet de nos recherches. Obligé de renoncer à un sujet d'étude aussi intéressant que l'état de la fibrine dissoute, ou suspendue dans le sérum et circulant avec ce fluide, nous avons dû, à notre grand regret, nous résigner à la considérer lorsqu'isolée des autres éléments du sang, elle s'est solidifiée.

L'analyse chimique ne nous ayant rien appris qui ne soit déjà connu, nous vous ferons grâce des proportions de carbone, d'oxygène, d'hydrogène et d'azote qui entrent dans sa composition d'après les travaux les plus récents.

Il y a déjà quelque temps qu'ayant reçu du sang dans un vase où l'on avait préalablement mis de l'eau sucrée, nous avions remarqué que la fibrine s'était séparée des globules et formait une espèce de tissu lamelleux à mailles très déliées, analogue à la trame des membranes organisées de l'économie animale. Ce fait était trop remarquable pour ne pas appeler notre attention. Nous avons renouvelé l'expérience, et le même phénomène s'est constamment reproduit : vous en voyez sur ma table de nombreux échantillons. Toutes ces éprouvettes qui nous ont servi dans nos leçons précédentes, contiennent de la fibrine organisée à un degré plus ou moins apparent. Ce qu'il y a de particulier dans la formation de ces trames , c'est que le volume du liquide paraît ne pas s'opposer à la tendance qu'a la fibrine à former des réseaux. Ainsi, quelle que soit la quantité d'eau que vous ajoutiez à du sang, si peu qu'il contienne de fibrine, vous la voyez se détacher en longs filaments , adhérer aux parois du vase, se croiser , se souder ensemble , et former un lacis onduleux, modelé sur la forme du vase et qui en remplit toute la capacité. Ici nous avons 10 grammes pesant de sang pour 60 d'eau, ce qui n'empêche pas que vous aperceviez très distinctement le parenchyme qui s'est formé.

Il faudra même que nous poussions aussi loin que possible les proportions de ces mélanges pour arriver à quelque chose de plus positif encore.

Quoi qu'il en soit, je vous proposerai d'appeler *caillot nuageux* ces masses celluleuses et filamenteuses à peine visibles , qui ressemblent à une écume légère , à un nuage transparent. Nous avons examiné au microscope une petite lamelle de ce caillot , et voici quelle nous a paru être son organisation : nous avons d'abord vu une quantité infinie de petites lignes sinueuses, ondulées, comme festonnées , placées à côté les unes des autres ; çà et là quelques petits globules d'une moindre dimension que ceux du sang, et dont je ne saurais dire la nature ; puis de grandes divisions qui partageaient les masses et s'entrecroisaient entre elles à l'infini. Plusieurs observateurs ont avancé que la fibrine était formée de globules : je ne pense pas que cette opinion soit fondée, et pour mon compte,

quelque attention que j'aie apportée dans mes recherches à ce sujet, je n'ai jamais pu découvrir
dans cette substance la moindre trace d'une structure globuleuse. Ainsi, jusqu'à nouvel ordre, je
pense que cette théorie doit être regardée comme
entièrement hypothétique et par conséquent reje-
tée.

J'ai maintenant à vous faire part d'un phénomène non moins curieux et qui m'a causé le plus
grand étonnement. J'avais enlevé sur une masse
de liquide un de ces caillots nuageux, et je l'avais
déposé hors du vase pour examiner de plus près
sa structure. J'étais sur le point de jeter l'eau qui
était restée dans l'éprouvette, lorsque je me suis
aperçu qu'il s'était formé un nouveau caillot d'une
apparence plus nébuleuse encore que le premier,
et auquel j'ai donné le nom de caillot de seconde
formation. Cette circonstance inattendue m'a fait
reconnaître qu'une partie de la fibrine restait en
dissolution dans le liquide et qu'elle s'organisait
lorsque le premier caillot avait été enlevé. Du reste,
cet effet se produit dans l'eau sucrée, mais il n'a
pas lieu dans d'autres véhicules, tels que, par exemple, une solution de carbonate de soude; il faut
pour cela que la fibrine soit dans ses conditions de
coagulabilité.

Vous voyez sur ma table un grand nombre de
mélanges d'eau sucrée et de sang dans des proportions différentes. Tous ont donné des caillots plus
ou moins volumineux, selon que la fibrine prédo-
minait. En voici de plus solides qui forment de
nombreuses cellules dans l'intérieur du vase et en-

voyent des filaments qui les traversent dans tous
les sens. Ces cellules sont remplies par le liquide.
C'est probablement ainsi qu'il est arrivé que du
sang auquel nous avions ajouté une grande proportion d'eau, se solidifiait sans en laisser échapper qu'une faible quantité. Les considérations dans
lesquelles je viens d'entrer me semblent d'une
grande importance, d'autant plus qu'elles nous
ont fourni un moyen précieux d'étudier l'organisation intime du caillot, organisation sur laquelle
nous reviendrons par la suite. Mais continuons
l'analyse du coagulum de la fibrine. Au-dessous
du caillot nuageux, vous apercevez une couche
plus dense, c'est tout simplement ce que les pathologistes ont appelé la couenne. Elle est composée comme le caillot nuageux, mais sa texture est
plus serrée et ses cellules sont remplies par moins
de liquide. Ce que j'avance ici, j'espère vous le démontrer rigoureusement plus tard ; mais permettez-moi de vous dire tout d'abord que la couenne
ne mérite pas l'importance qu'on y a attachée. Elle
est formée par de la fibrine, qui en se coagulant
s'est isolée des globules ; la seule pesanteur spécifique
plus grande de ces derniers est la cause pour laquelle ils tendent à se précipiter au fond du vase.
Ceci est tellement vrai, que d'ici à quelques années, je ne doute pas qu'on ne rie beaucoup de
ce fantôme terrible, dont on a fait le précurseur
de l'inflammation, cette autre utopie pathologique.
Je sais que ces paroles trouveront aujourd'hui beaucoup d'incr édules, et que les adeptes de plusieurs
écoles ne les accepteront pas ; mais je m'inquiète

peu de pareils obstacles : l'avenir décidera la question. Seulement je regrette qu'un esprit prévenu
entrave les progrès de notre belle science et la re-
tienne dans l'ornière d'une routine absurde.

Ainsi donc, Messieurs, je suis persuadé que ce
que l'on nomme la couenne est une des nuances de
solidification de la fibrine. Certains animaux en
présentent même à l'état normal une très grande
quantité, le cheval entr'autres. En cette circonstance, les vétérinaires n'ont pas suivi nos errements, et loin de voir un signe pathologique dans
ce phénomène de physique, ils l'ont simplement
appelé le *caillot blanc*, et en cela ils se sont montrés plus sages que nous. Il ne faut pas croire que
c'est dans le sang seulement qu'on trouve cette fibrine à l'état libre : personne de vous n'ignore
qu'elle fait partie des fausses membranes qui se
développent dans certaines affections, qu'elle se
rencontre quelquefois dans le liquide des hydropisies et dans les collections fluides qui s'a-
massent dans la cavité du péricarde ou de la
plèvre; mais c'est surtout dans les pseudo-mem-
branes des adhérences, lorsqu'il y a eu division
ou perte de substance qu'elle se montre le plus
évidemment.

Il faut rattacher à la formation du caillot une propriété dont je ne vous ai encore parlé qu'en passant:
c'est la rétraction plus ou moins considérable du
coagulum selon les conditions dans lesquelles il se
trouve, et ces conditions sont peu connues. Cependant
dant nous devons noter ce phénomène dont voici
un exemple : c'est un caillot formé dans une solu-

tion d'hydro-chlorate de soude. Je vous l'ai montré dans la dernière séance, il occupait toute la capacité du vase. Aujourd'hui il s'est rétracté de près d'un tiers de son volume, et, chose extraordinaire, la moindre oscillation que subit le vaisseau, semble communiquer à cette masse des milliers de frémissements qui se propagent par ondulations dans toute son étendue, et lui donnent l'aspect d'un mollusque qui se meut par une série de contractions vibratiles. Je n'ai jamais rien vu de semblable; mais comme l'heure de notre séparation est arrivée, je remets à la prochaine réunion les réflexions que ce fait peut suggérer.

DOUZIÈME LEÇON.

31 Janvier 1838.

MESSIEURS,

Nous allons commencer à étudier avec vous cet élément du sang qui durant la vie est en solution, ou plutôt en suspension dans le sérum. Cette substance est la plus importante de toutes celles qui entrent dans la composition du sang, et ses propriétés ont la plus grande influence sur la manière d'être du liquide qui porte incessamment à tous nos organes la chaleur et la vie. Le mot fibrine est d'une récente découverte : ce n'est guère que depuis Lavoisier qu'on l'emploie, du moins je ne me rappelle pas qu'il en soit fait usage dans les auteurs plus anciens. Ce nom lui vient de sa composition prétendue identique avec les fibres musculaires, qui, au dire de quelques physiologistes, ne seraient que des filaments de fibrine. Il n'est pas de mon sujet de traiter maintenant cette question, je la laisse donc de côté; plus tard, elle trouvera dans notre cadre une place plus avantageuse.

Quoi qu'il en soit, il est hors de doute aujourd'hui que c'est à la fibrine que le sang doit la propriété qu'il a de se solidifier. Ce phénomène qui avait été remarqué dès la plus haute antiquité, mais dont on avait ignoré la cause avait appelé l'attention des physiologistes et des médecins; mais la manière dont il a été envisagé a beaucoup nui à son étude. La question était mal posée, mal définie et d'une obscurité qui en rendait la solution presque impossible. En effet, ce n'est pas le sang qui, à vrai dire, se coagule : ce liquide est composé, d'après les travaux les plus récents, de vingt-six éléments, peut-être même d'un nombre plus considérable encore ; et parmi tous ces éléments, un seul se coagule : c'est celui dont nous voulons faire l'histoire.

Dans un travail qu'ils ont publié conjointement, MM. Prévot et Dumas ont émis l'opinion que le coagulum était formé par l'adhérence des globules du sang entre eux. Cette théorie a été généralement adoptée, et c'est ainsi que beaucoup de chimistes et même de physiologistes comprennent encore aujourd'hui la formation du caillot. Cette erreur ne me surprend pas; on en commet dans des recherches moins difficiles : et, en effet, quand on prend un caillot ordinaire, on ne peut s'empêcher d'y reconnaître la présence de tous les globules adhérens aux filaments de la fibrine et paraissant en faire partie intégrante; mais, dans ce cas, l'apparence prend la place de la réalité, et si vous venez à laver convenablement ce caillot, les globules sont entraînés ou dissous, selon le liquide dont on se sert pour le lavage , et la fibrine apparaît avec tous ses caractères. Ceci est un fait capital sur lequel il ne faut pas s'abuser : dans ce que nous appelons *le caillot des médecins* , c'est-à-dire le coagulum tel qu'il se produit dans les vases après la saignée , les globules interviennent, il est vrai , mais ce n'est pas comme partie intégrante. J'insiste d'autant plus sur ce point que , comme je vous le disais, je diffère d'opinion avec des savants du premier ordre: un homme dont je m'honore d'être le collègue et l'ami, un savant dont l'immense réputation acquise à juste titre donne un grand poids aux idées qu'il émet ou embrasse, pense non seulement que les globules entrent dans l'organisation du caillot, mais encore que quand ils en ont fait partie , ils changent de structure , lorsqu'on vient à les en séparer. Je ne sais vraiment pas comment il s'est pu faire qu'un savant comme Berzélius, l'honneur de la chimie moderne , ait adopté une pareille opinion, qui tombe d'elle-même devant la plus simple expérience. Prenez en effet du sang , comme vous nous l'avez vu faire tant de fois, agitez-le, vous en séparerez la fibrine et vous n'aurez plus qu'une liqueur incapable de se coaguler, formée par les globules et le sérum : maintenant examinez ces globules , votre œil armé du microscope y découvrira la même forme lenticulaire, la même enveloppe, le même point central , la même coloration. Qu'y a-t-il donc de changé dans ces globules, puisque vous les retrouvez après cette opération exactement tels qu'ils étaient auparavant ? Cette distinction que j'établis ici est d'un grand intérêt, c'est à elle que se rattachent les usages les plus importants du sang. Toutes nos expériences tendent à prouver qu'on pourrait à la rigueur comprendre la vie du sang composé seulement de sérum et de fibrine. Quant aux globules, on ne sait rien de positif sur leurs usages, et pour mon compte, je ne leur connais d'autre utilité que celle de faciliter l'étude microscopique de la marche du sang. Cependant, comme ils existent, et que, par conséquent, ils ne se trouvent pas sans raison et sans utilité au milieu du fluide vital, ils devront être l'objet de recherches ultérieures que nous renvoyons à l'époque où nous nous occuperons plus spécialement de leur histoire.

Le phénomène de la séparation de la fibrine d'avec le sérum a beaucoup occupé les physiologistes ; mais comme ils n'avaient pu obtenir la fibrine solidifiée sans les globules, ils pensaient que ceux-ci jouissaient également de la propriété de s'organiser. Cependant Burdach et M. Muller de Berlin semblent avoir entrevu la question telle que nous la posons aujourd'hui. En expérimentant sur du sang de grenouilles, dont les globules, comme vous le savez, sont d'une autre forme et plus gros que ceux des mammifères, ils avaient remarqué que ce sang, mis sur un filtre, laissait écouler une certaine quantité d'un liquide transparent, incolore et qu'il restait sur l'appareil une petite masse rougeâtre qui n'était autre chose que les globules qu'avait arrêtés leur filtre ordinaire, une vessie de lapin, et que ce liquide ainsi séparé ne tardait pas à se coaguler.

Ce procédé était ingénieux et très simple , mais il procurait peu de fibrine. Ceux que nous employions jusqu'ici, le lavage et la compression du caillot globuleux, nous en fournissaient davantage; mais la fibrine ainsi obtenue était en lames déchirées qui avaient pour ainsi dire perdu leurs traces d'organisation.

En général , Messieurs , vous savez que l'enseignement du collége de France ne consiste pas dans la reproduction littérale de l'état actuel de la science; une plus haute mission nous a été confiée, c'est de poser les premiers jalons dans des sentiers qui ne sont pas encore frayés : comme vous le voyez , nous sommes ici à l'avant-garde , et nous devons tâcher de justifier par notre zéle pour les progrès de la physiologie et de la médecine le poste honorable que nous occupons. Aussi, de même que nous avons fait tous nos efforts pour donner aux études médicales une direction mieux entendue et plus en rapport avec l'importance de cette science, de même nous nous devons et nous devons à notre auditoire, sans nous traîner servilement à la remorque des différentes écoles , d'aller à la découverte des moyens qui peuvent jeter quelque lumière sur l'ensemble ou même sur une branche quelconque de la médecine.

D'après cela, nous avons tâché de trouver un autre moyen d'obtenir pure la fibrine du sang, non seulement en abondance, mais avec ses propriétés organisatrices. En effet, en mélangeant une faible quantité de sang avec une très forte proportion d'eau sucrée, nous avons vu la fibrine s'isoler, se

transformer, de liquide qu'elle était, en des filaments nombreux, adhérents aux parois du vase :
et c'est à cette transformation que nous avons
donné le nom de *caillot nuageux*. Vous en apercevez facilement un échantillon dans cette éprouvette où nous avons mis soixante-six centilitres
d'eau pour quatre de sang. Vous devez voir flottant
dans le liquide des espèces de membranes d'une
extrême ténuité, offrant une grande ressemblance
avec les membranes qui apparaissent dans la cavité utérine qu'elles tapissent en partie aux premiers temps de la fécondation. A cette époque,
l'utérus dont vous connaissez la disposition par
rapport aux vaisseaux qui s'y abouchent, subit
une modification particulière, et s'il m'est permis
de vous exposer mes conjectures relativement à ce
qui s'y passe alors, son tissu en se distendant di-
late l'orifice des tuyaux sanguins qui y aboutissent;
le sang s'y distribue en plus grande quantité; sa
fibrine vient transsuder à sa face fœtale et y forme
ces membranes qui servent d'intermédiaire à l'œuf
et à l'utérus. D'après ce que nous savons des propriétés de la fibrine dans la formation des cicatrices
des plaies, je pencherais volontiers à croire que ces
membranes, dites annexes du fœtus, s'organisent
réellement. Au reste, c'est une question que je ne
prétends pas résoudre en ce moment. Je vous fais
part d'une simple conjecture, qui, peut-être par
la suite, pourra nous mettre sur la voie de la
vérité.

Quoi qu'il en soit de tout ceci, vous remarquez
dans ce caillot nuageux que je vous présente une

disposition vasculaire qui n'avait pas échappé au génie de John Hunter, qui avait plutôt deviné que découvert par ses recherches l'importance de ces études ; j'ai même vu, dans son cabinet d'anatomie, en Angleterre, un caillot qui avait l'apparence d'une organisation véritable.

Voici une autre coagulation du sang humain dans laquelle on aperçoit une trame organisée très visible. De plus, ce caillot se rétracte au moindre mouvement qu'on imprime au vase, et ses oscillations se propageant dans toute son étendue, lui donnent l'aspect d'un mollusque, et plus particulièrement d'une méduse.

Cette autre éprouvette a reçu un mélange de soixante centilitres d'eau sucrée et quatre centilitres du sang d'un chien. Ici nous avons employé l'eau sucrée pour ne pas dissoudre les globules : aussi la fibrine est-elle presque incolore et forme une trame très visible. Si nous eussions mis ce sang avec de l'eau pure, il serait arrivé ce que vous voyez dans ce vase qui contient cent-soixante parties d'eau distillée et cinq de sang. Il y a bien encore un caillot évident, mais l'eau ayant dissous les globules, la coloration rouge du liquide empêche de distinguer et d'apprécier la structure du coagulum.

Ainsi, selon qu'on modifie la nature du liquide dans lequel on verse le sang, on observe des résultats particuliers. Je ne sais où cela pourra nous conduire, mais je suis certain que nous sommes sur la voie d'observations curieuses. Voici, par exemple, dix parties de sang de chien avec soixante

parties du sérum humain. Voyez à quelle singulière production ce mélange a donné lieu. Nous
avons un cylindre élargi par ses deux extrémités,
formées d'un tissu aréolaire, la matière colorante
s'est déposée au centre. Le caillot nuageux, au
lieu d'occuper la partie supérieure, comme il arrive
ordinairement, se voit au bas du vase; tandis que
supérieurement, nous avons le caillot *celluleux*
ou *trameux*. A la partie moyenne, cette substance
rouge foncé que vous apercevez constitue le caillot
des médecins. Il y a aussi çà et là différentes con-
formations membraniformes qui font adhérer le
cylindre aux parois du vase. Nous soumettrons ce
coagulum à un examen microscopique tout parti-
lier, et nous vous rendrons un compte exact de
nos remarques.

Tous ces phénomènes sont si nouveaux pour
nous, que craignant de nous lancer dans des hypothèses qui seraient peut-être directement opposées à la vérité, nous nous trouvons fort restreint
dans ce que nous avons à vous dire. Nous préfé-
rons donc, pour vous donner en même temps le
précepte et l'exemple, attendre d'être mieux informé par des expériences subséquentes, avant
d'aborder les conséquences probables de ces différents faits.

Il faudra aussi que nous essayions si avec des
proportions d'eau variables, l'arrangement de la fibrine se modifiera; car je pense que dans les maladies graves cette substance ne se solidifie pas de la
même manière; c'est encore une conjecture dont
nous tâcherons de vérifier la valeur.

Un problème qui a beaucoup occupé les physiologistes, c'est de savoir si la coagulation de la fibrine était un phénomène physique, ou s'il dépendait de la vitalité. Ainsi, certaines substances jouissent de la propriété de se solidifier, l'acide pectique, la gélatine, par exemple : cette dernière, mêlée avec cent fois son volume d'eau, se prend en masse lorsqu'on la soumet à une température graduellement refroidie. Il est clair qu'ici ce n'est pas une influence vitale qui agit. Le sérum, mis en contact avec l'acide acétique, se solidifie également; mais c'est simplement l'effet d'une réaction chimique de l'acide sur l'albumine. On a donc établi cette question pour la fibrine seule, et cela avec d'autant plus de raison que l'albumine et le sérum solidifiés, l'une par la chaleur, l'autre par un agent chimique, ne présentaient pas les traces d'arborisation qui sont un des caractères distinctifs de la première. Pour nous, il nous importe peu que ce phénomène soit du ressort de la physique, de la chimie ou de la vitalité. Mais il faut que nous tâchions de constater comment cette solidification a lieu, et comme nous ne voulons pas plus dans cette circonstance que dans d'autres nous écarter de la bonne voie, nous nous rapporterons à nos guides ordinaires l'expérience et l'observation. Toutefois, il est un fait qui, s'il est vrai, ne serait pas en faveur de l'une de ces opinions, le voici : si on prend du sang et si avant qu'il soit coagulé, on le soumet à un froid intense; il se congèle. Puis si on vient à le soustraire à l'influence de cette basse température, il redevient liquide et se coagule véritablement.

J'avoue que c'est une des objections les plus fortes que l'on puisse faire à l'organisation vitale de la fi-brine; car la congélation détruit ordinairement la vie dans tous les animaux qui y sont soumis. Néan-moins, comme nous ne rapportons ce fait que sur ouï-dire, nous nous garderons bien de rien con-clure avant de l'avoir vérifié. Je vais faire soumet-tre aussitôt après la séance du sang à un mélange frigorifique artificiel, et la prochaine fois que nous nous réunirons, j'aurai quelque chose de positif à vous annoncer sur ce sujet.

En attendant, Messieurs, voici quelques consi-dérations qui se rattachent à la question de la coagulation du sang et qui nous mèneront à des conséquences applicables en pathologie. Toutefois, permettez-moi de vous dire que nos idées se sont déjà propagées dans le public médical, et que l'on a répété quelques-unes de nos expériences sur la production de bruits particuliers perçus à l'auscul-tation des artères dans le cas de liquéfaction du sang.

Jusqu'ici, on avait attribué ces phénomènes à des altérations locales du tissu des vaisseaux. Voilà donc une idée fausse, erronée, remplacée par un fait expérimental irrévocable. Mais revenons à l'étude de la coagulation : si au lieu d'une solution sucrée, nous ajoutons au sang du carbonate de soude li-quide dans les proportions suivantes : eau chargée de carbonate de soude, soixante-trois; sang, sept par-ties; le sang reste liquide, subit même un commen-cement de décomposition; on ne trouve plus de traces de la fibrine que l'alcali a dissoute, non plus que des globules qui s'y dissolvent également. Voilà donc une substance qui s'oppose évidemment à la coagulation du sang , et puisque la propriété qu'a ce liquide de se prendre en masse, a sur nos organes une puissante influence , tout corps qui l'attaquera devra être éminemment nuisible à l'exercice des fonctions. Nous allons donc de nouveau reprendre cette étude pour en faire ré-jaillir quelque clarté sur la pathologie. Dans une série d'expériences, nous passerons en revue l'action sur le sang des principales substances médi-camenteuses et alimentaires : c'est, je crois, un sujet qu'on n'a pas encore abordé, et qui pourtant devra nous fournir de précieux documents.

Nous avons fait dans cette éprouvette un mé-lange de dix parties de sang et de soixante d'une solution d'hydrochlorate d'ammoniaque : il s'est formé un caillot remplissant toute la capacité du vase ; il est peu résistant, se déchire avec facilité et retient beaucoup d'eau dans ses mailles.

Ainsi, plus nous avançons dans cette étude, plus nous voyons que les agents chimiques agissent énergiquement sur la solidification du sang , et moins nous sommes portés à croire à la vitalité de ce phénomène.

Voici encore une expérience : c'est le même mé-lange, mais dans des proportions différentes : sang, cinq parties ; eau chargée d'hydrochlorate d'am-moniaque soixante-cinq. Ici la matière colorante a été dissoute; il s'est formé des espèces de coagu-lations partielles sans consistance, analogues à la *gelée de groseilles* des pathologistes. La même sub-

stance a donc des effets différents, selon qu'elle est
en plus ou moins grande quantité. Toutefois, Messieurs, ne croyez pas que ces recherches soient un
simple objet de curiosité : elles se rattachent de
plus près que vous le pensez à la pathologie. Combien de fois, dans les autopsies cadavériques de nos
hôpitaux , n'avez-vous pas eu occasion de remarquer du sang et des caillots semblables à ceux que
vient de nous fournir l'hydrochlorate d'ammoniaque mêlé au sang : vous notiez ce caractère , mais
vous demandiez-vous la raison , la cause pour laquelle le sang était de cette nature plutôt que de telle
autre. C'est pourtant là ce qui vous serait d'abord
venu à l'esprit, si vous n'eussiez été préoccupés par
les systèmes en vogue qui attribuent tout aux solides, rien aux liquides.

Si nous examinons du sang mis en contact avec
l'hydrochlorate de soude, dans les proportions suivantes: soixante-huit d'une solution aqueuse, deux
parties de sang , quoique nous ayions employé
du sang veineux, nous avons un caillot d'un rouge
écarlate. En outre, il offre une organisation véritable et des espèces de mouvements péristaltiques
qui sont dus à son extrême élasticité.

Ce second mélange de soixante parties de la
même solution de sel marin et de dix parties de
sang nous a donné une solidification entière ,
ferme, résistante et de couleur artérielle comme le
précédent. L'action de l'hydrochlorate de soude
ou sel commun est donc , comme je vous l'ai dit
dans la dernière séance, un phénomène d'autant
plus digne de notre attention que la nature elle-

même nous a donné le besoin instinctif de cette substance que nous retrouvons partout en grande quantité.

Il résulte de ce qui précède, Messieurs, que certains corps diminuent ou enlèvent totalement la faculté qu'a le sang de se prendre en masse, tandis que d'autres favorisent cette tendance à se coaguler; propriété très remarquable et qui fait la base, comme nous vous le dirons plus tard, d'une des branches les plus importantes de l'art chirurgical; je veux parler de l'oblitération des artères, de la réunion par première intention sur laquelle se fondent les autoplasties, la cicatrisation des plaies, et en général tous phénomènes dans lesquels la fibrine du sang joue le principal rôle en se solidifiant.

Nous terminerons cette leçon, Messieurs, en vous avouant une erreur dans laquelle nous sommes tombés dernièrement. Nous vous avions annoncé que deux animaux, dont l'un avait été défibriné et l'autre soumis à une diète forcée, avaient présenté de l'albumine dans leur urine; le fait est inexact : un examen plus attentif, l'analyse chimique, a confirmé une conjecture que nous n'avions faite que très légèrement et nous a démontré que ce qu'au premier coup d'œil nous avions pris pour du nitrate d'albumine n'était autre chose que du nitrate d'urée. Il est ici en si grande abondance que ce pourrait devenir un moyen de se procurer l'urée.

TREIZIÈME LEÇON.

2 Février 1838.

Messieurs ,

D'après ce que nous vous avons dit précédemment , vous avez dû voir combien l'histoire du sang était peu avancée et quelles difficultés entravaient son examen. Les faits nombreux et nouveaux qui se sont présentés nous ont bientôt appris que, malgré les recherches dont cette étude a été l'objet , la question n'en était devenue que plus compliquée et demandait à être reprise *ab-ovo*; car, si d'un côté, on a montré trop de confiance dans l'analyse chimique pour résoudre des problèmes de cette nature, d'un autre, le rôle passif que le solidisme fait jouer aux liquides de l'économie a donné une fausse impulsion aux travaux des physiologistes, de sorte que nous avons non seulement à lutter contre le mystère dont la nature entoure les phénomènes de l'organisme , mais encore contre une foule d'erreurs puisées je ne sais où et comme à dessein de redoubler l'obscurité du sujet.

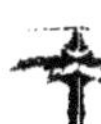

C'est ainsi que la question qui, après avoir été tant agitée, paraissait complétement résolue, je veux dire la coagulation du sang, était au moins inexacte dans son énoncé et ses résultats. Des hommes du plus haut mérite, des savants distingués partageaient l'opinion générale que les globules seuls formaient le caillot. Nous avons établi par nos expériences que la fibrine seule constituait le parenchyme, le coagulum lui-même, et ne retenait qu'accidentellement les globules et une plus ou moins grande partie de la sérosité, comme une éponge retient dans ses aéroles les liquides qui s'y engagent. Si nous eussions étudié la fibrine par les procédés ordinaires, la compression, le lavage du caillot des médecins, ou la flagellation du sang à sa sortie des vaisseaux, nous n'eussions pas été à même d'observer ces organisations membraniformes et arborisées que forme cette substance pour constituer la trame du caillot, organisations qui nous l'ont montrée présidant à la réparation des lesions traumatiques qui arrivent dans l'économie, et sans doute aussi à l'entretien de nos organes.

Un des phénomènes les plus curieux que nous ait présentés cette coagulation, c'est la formation d'un caillot onduleux dans un mélange de 65 parties de solution d'hydro-chlorate de soude et 5 de sang d'un animal. Contourné en spirale, il se raccourcit, s'alonge alternativement comme certains mollusques, tellement que l'on croirait volontiers avoir un animal vivant devant les yeux. Ce serait même une fort jolie pièce, si on venait à créer une physiologie amusante comme on l'a fait pour la chimie et la physique. Du reste, c'est un moyen des plus avantageux si l'on veut rendre évidente l'élasticité que possède la fibrine.

Nous avons dit que les physiologistes avaient en général étudié sans résultats satisfaisants la coagulation du sang. Les questions peu importantes qu'ils ont essayé de traiter nous rendent raison de l'insuccès de leurs recherches : ils s'occupaient, par exemple, à savoir si, lorsque le sang se coagule, il y a dégagement de calorique. Si, en traitant ce sujet, on se rappelle les lois physiques qui président au changement d'état de la matière, on peut croire que la chimie et la physique ont à l'avance donné la solution de ce problème. En effet, dans tout corps qui passe de l'état liquide à l'état solide, il y a rapprochement de molécules, diminution de volume, dégagement de calorique, d'électricité, et par suite élévation de température. Mais cette application des lois physiques au sang n'a pas été vérifiée par l'expérience et ne saurait, par conséquent, être admise. La meilleure manière de tirer partie des applications de ce genre à la physiologie est de ne point en abuser, c'est-à-dire de reconnaître celles-là seules que l'expérience directe a confirmées.

Quoi qu'il en soit ici, à cause de la petite quantité de fibrine sur laquelle il nous est donné d'expérimenter, nous ne pouvons juger que par analogie du phénomène de l'abaissement de température qui n'est pas appréciable à nos instruments les plus délicats.

On s'est aussi demandé si la coagulation pouvait avoir lieu au-dessous de zéro thermométrique.
Nous avons soumis du sang à un froid de 14°— o ;
mais avant qu'il eût pu se congeler, il s'y était au
contraire formé un caillot très ferme et très consistant.

Dans une autre expérience, nous avons voulu
constater l'effet d'une température assez élevée.
Du sang exposé à une chaleur de 50 à 55° thermomètre de Réaumur, s'est coagulé comme dans
un milieu ordinaire. Ainsi, le froid, la chaleur, le
repos, le mouvement n'empêchent pas la production de ce phénomène. Toutefois, nous connaissons
une circonstance dans laquelle cet effet n'est pas
produit, quoique le sang soit agité. C'est quand,
ayant fait chauffer à 50°, le corps d'une seringue,
on y reçoit du sang artériel provenant directement des vaisseaux : tant que le liquide éprouve
dans le vase inorganique l'impulsion communiquée par le cœur, il ne se prend pas en masse.
Nous avons mis à profit cette propriété pour pratiquer la transfusion du sang d'un animal sur un
autre. Je ne parle pas d'une petite quantité de liquide, car on peut en accumuler ainsi près d'un
demi-litre dans une seringue , la partie la plus
éloignée de l'action de la pompe gauche , ne se
coagule pas davantage que la plus rapprochée.

Quoi qu'il en soit, Messieurs, vous voyez que
ces questions n'ont guère d'intérêt que celui qu'on
veut bien leur accorder. Toute l'importance du
sujet se résume dans la coagulation proprement
dite de la fibrine. Vous savez qu'à l'aide de diver-

ses substances, nous avons neutralisé cette propriété ; vous n'ignorez pas non plus qu'en dépouil-
lant le sang de son élément coagulable, il ne se prend
plus en masse ; témoin celui qui est dans cette éprouvette depuis deux jours, et dont vous pouvez remarquer l'extrême liquidité quand j'imprime au vase
la plus légère impulsion. Mais ce ne sont pas là
toutes les causes qui modifient la coagulation du
sang ; il est des matières qui, par la voie de l'ino-
culation, produisent le même effet ; tels sont les différents virus de la rage, le venin de la vipère, et nombre d'autres qu'il serait trop long de vous énumérer ici ; d'autant mieux que j'espère plus tard
consacrer quelques leçons à l'examen de ces hautes
questions de pathologie.

Toutefois, ce qui rend cette étude de la coagulation si importante, c'est qu'il est démontré que
sa disparition, dans quelque circonstance qu'elle
arrive, entraine la mort. Vous vous rappelez, Messieurs, que nous avons été de nous-même au-devant d'une objection qu'on eût pu nous faire :
l'action d'une substance sur le sang est-elle la
même, injectée dans ses vaisseaux ou seulement
mise en contact avec ce liquide dans un simple
vase ; en un mot, la vitalité n'empêche – t – elle
pas la réaction chimique : les épreuves que nous
avons faites n'ont laissé aucun doute à ce sujet, il
est bien constant que les matières que vous voyez
liquéfier le sang dans nos éprouvettes agissent de
la même façon dans les tubes vivants de nos organes. Mais, préoccupé qu'on était par l'opinion
contraire, on n'a tenu compte d'aucune des cir-

constances que nous avons exposées. Bien plus, par le seul fait que je vais vous citer, vous pourrez juger combien on était dans l'erreur, et quels graves accidents on a dû déterminer pour avoir ignoré l'histoire du sang. Un célèbre chirurgien avait entrepris de remettre en honneur la transfusion de ce liquide d'individu à individu, opération qui, à une certaine époque, avait joui d'une vogue voisine de la fureur, et depuis était tombée dans un discrédit complet. Il employait ordinairement ce moyen dans les cas de blessures suivies de grandes hémorrhagies et dans ces pertes utérines qui laissent quelquefois un individu exsangue ; mais ayant remarqué que la coagulation du liquide était souvent un obstacle à la réussite de l'opération, il extrayait la fibrine du sang qu'il devait injecter, afin de prévenir la formation des caillots et par suite l'obstruction des vaisseaux capillaires. Aujourd'hui que l'expérience a prononcé sur les fâcheux résultats que doit avoir une pareille méthode, vous vous garderiez bien, je l'espère, de l'employer. Vous avez vu à quelle série d'accidents, l'injection du sang défibriné donnait lieu chez des animaux bien portants. Que devait-il donc en être pour des individus dont l'organisme était déjà troublé par une influence morbide plus ou moins grave. Toutefois, la transfusion pratiquée convenablement n'est pas entièrement à dédaigner ; je ne doute même point que, dans certains cas, on ne pût en tirer un parti avantageux ; surtout, lorsqu'adaptant le bec de la seringue à une artère, on la laisse se remplir par la seule pression du liquide. Les contractions du cœur font monter le piston, et bientôt la seringue se trouve remplie d'un sang qui n'a rien perdu de sa fluidité, et par conséquent l'on peut réinjecter sans crainte. Depuis que nous nous servons de ce procédé, vous n'avez jamais vu qu'il eût amené aucune terminaison funeste.

Il me vient maintenant à l'idée de modifier cette expérience ; voici ce que je compte faire. Nous prendrons un animal qu'on aura défibriné, et en même temps qu'aura lieu dans ses veines la transfusion du sang d'un animal bien portant, nous ouvrirons une artère, pour qu'à mesure que le sang normal pénétrera dans ses vaisseaux, le liquide défibriné trouvant une issue, ne se mélange que le moins possible avec lui. Si ce moyen réussit, je crois que ce sera désormais la seule méthode à employer pour remplacer réellement du sang de mauvaise nature par un sang propre à entretenir les fonctions qui constituent la vie.

Cette transfusion n'offrirait du reste pour l'homme pas plus de difficulté ni de danger que celle que nous avons si souvent pratiquée jusqu'ici sur les animaux ; vous savez que chez nous il existe des artères faciles à mettre à nu, et qui, adossées à des surfaces osseuses, offrent, comme la temporale par exemple, un point d'appui très résistant pour opérer la compression, si l'on ne veut pas avoir recours à la ligature.

A l'appui de ce que je vous disais tout-à-l'heure sur les accidents consécutifs de la défibrination, voici le cadavre d'un animal auquel nous avions

extrait différentes quantités de sang que nous
réinjections dans ses veines après en avoir enlevé
sa fibrine : des troubles très graves n'ont pas tardé à
se déclarer, et il y a succombé en peu de temps.
Son sang était devenu tellement impropre à circuler dans les capillaires de ses organes, qu'il
s'est épanché dans tous les tissus, mais particulièrement dans le poumon , auquel il a donné
l'apparence d'un vaste caillot. Qu'on vienne, devant de tels faits, contester la perméabilité de nos
membranes et les propriétés que doit avoir le sang
pour traverser sans s'imbiber ses innombrables réseaux vasculaires. Il se trouverait pourtant des
adeptes de certaines théories, assez fervents, assez fanatiques, passez-moi le mot, je devrais dire
assez ineptes , pour ne voir dans ce poumon physiquement imbibé , mécaniquement rendu impropre à la respiration , pour n'y voir, dis – je ,
qu'un vaste foyer inflammatoire : ce serait, se
lon eux, une hépatisation, ou tout autre mot insignifiant. Je vous l'avoue, Messieurs, je désespé-
rerais presque de l'avenir de notre art, si je ne
voyais chaque jour faire justice de ces contes : ils
ne seraient que burlesques dans tout autre cas ,
mais ils deviennent déplorables dans la bouche
d'hommes d'ailleurs fort estimables et dont je fais
le plus grand cas, chargés de guider la jeunesse
dans la carrière médicale.

Voici maintenant d'autres faits : si au lieu de
soustraire à la fois toute la fibrine du sang d'un
animal, on ne l'enlève que partiellement, et par
petites quantités, on voit ces soustractions répétées

se traduire par des lésions locales dont il est impossible de méconnaître l'origine. En même temps, il se passe un fait fort curieux : la fibrine du sang, au lieu de diminuer, augmente ; nous vous avons, l'année passée, expliqué ce phénomène par une conjecture, qui du moins rendait parfaitement compte de l'émaciation subite des animaux dont on défibrinait peu à peu le sang : nous ne savons rien de plus aujourd'hui; ainsi notre hypothèse n'est ni renversée, ni confirmée; vous voyez par conséquent quelle valeur vous devez lui accorder. Quoi qu'il en soit, afin de vous mettre mieux en mesure de juger le fait par vous-mêmes, nous avons, à des distances égales, pratiqué à un fort chien trois saignées, l'une de 12 onces, l'autre de 10, onces et la 3me de 8 seulement. Chaque fois, le sang a été battu, passé à travers un linge, puis immédiatement réinjecté dans les veines de l'animal : voici dans ces trois vases la fibrine que chacune de ces saignées nous a fournie. La première est blanchâtre, souple, élastique, elle est normale. La seconde est déjà plus molle, plus spongieuse, mais cependant offre un plus grand volume, quoique la quantité de sang fût moindre.

Ces caractères sont encore bien plus saillants dans la fibrine de la troisième saignée; beaucoup plus volumineuse, le plus léger effort suffit pour la rompre : sa cassure, au lieu d'être nette, laisse apercevoir des filaments inégaux, ce qui indique que la force de cohésion par laquelle elle a d'abord résisté à la traction, était inégalement répartie sur les fibres. La fibrine normale a donc subi

des saignées et de la réintroduction du sang défibriné des modifications remarquables dans ses propriétés physiques, le volume, l'élasticité et même
le poids; car, pesées comparativement, la première, quoique présentant une masse moindre,
offre une pesanteur beaucoup plus considérable
que celle de la dernière.

Passons maintenant aux caractères chimiques.
Il en est un surtout qui ne permet pas de confondre cette fibrine de récente formation avec la fibrine normale; c'est que, soumise à une température de 60° centigrades sur un bain de sable, au
lieu de se dessécher, elle se liquéfie à la manière de
l'albumine; c'est à cette substance ainsi modifiée
que j'ai donné le nom de *pseudo-fibrine*. (Voir le
3ᵉ volume, de mes LEÇONS SUR LES PHÉNOMÈNES PHY-
SIQUES DE LA VIE).

Il résulte de là qu'en défibrinant peu à peu le
sang, il est possible d'altérer ce liquide, sans pour
cela lui ôter la faculté de se coaguler. Il ne faudra
donc plus désormais se borner à examiner si tel
sang contient de la fibrine et en quelle quantité il
en contient, mais bien quelle est la nature de
cette fibrine.

Cette analyse facile et abrégée du sang restera,
je l'espère, dans la science; par elle nous apprendrons sûrement et sans peine quelque chose sur
la constitution d'un individu; tandis que l'examen
superficiel que font les médecins, du sang coagulé,
est propre à les induire en erreur.

Nous allons maintenant, Messieurs, appeler votre
attention sur une autre face du même sujet, qui se

rattache également à des questions de pathologie non moins importantes. Nous avions remarqué que du sang normal mis dans une éprouvette avec certains liquides, se coagulait, tandis que mélangé avec d'autres liquides, il ne se solidifiait plus. Voici, en effet, dans ce vase, du sang qui en sortant de l'artère a été mêlé à de l'eau putréfiée; il n'y a pas la moindre trace de coagulation. Cet autre vase contient du même sang mêlé à de l'eau ordinaire; le tout s'est pris en masse. Il est évident que, dans le premier cas, ce n'est pas l'eau qui a empêché le sang de former caillot, puisque cette eau, moins les matières putrides, n'a eu aucun effet sur la coagulation du même sang. Cette liquéfaction ne peut donc être attribuée qu'aux particules, putréfiées que ce liquide tient en suspension et sans doute à l'hydrosulfate d'ammoniaque qui se forme par l'acte de la putréfaction. Ce fait nous a paru digne de fixer l'attention ; nous avons dû d'abord chercher à déterminer s'il fallait peu ou beaucoup d'un liquide putride pour occasionner de graves désordres, et nous avons reconnu que quelques gouttes seulement injectées dans les veines d'un animal le tuaient presque instantanément. Cette question est d'autant plus importante, que l'homme, par la respiration et par d'autres voies encore, est sans cesse exposé à introduire dans son sang des molécules aussi délétères qu'insaisissables; une fois entrées dans le torrent de la circulation, elles ne tardent pas à manifester leur présence en désorganisant le liquide auquel elles se trouvent mélangées. Prenez le sang des individus

qui ont succombé aux terribles phénomènes que
développe l'absorption miasmatique ; couleur ,
liquidité, fétidité, tels sont les caractères qu'il vous
présentera, caractères que vous présente aussi le
sang contenu dans ce vase : ici donc, encore, même
action sur le liquide qui a cessé de circuler. Oui,
Messieurs , je le dis avec confiance, nous sommes
sur la voie du mécanisme de ces fléaux qui désolent
certains rivages, certaines contrées, de ces épidémies meurtrières connues sous des noms différents,
quoique provenant d'une même cause. Croit-on
avoir beaucoup fait pour la pathologie en attribuant
à une gastrite spécifique le trop fameux vomissement noir de la fièvre jaune ? Mais que diront les
partisans de l'inflammation , si nous leur dé-
montrons qu'avec quelques gouttes d'eau putride
portées dans la circulation, nous allons développer
les effrayants symptômes de leur prétendue gastrite
spécifique ; si nous leur faisons voir le sang, altéré,
décomposé , épanché dans la muqueuse gastro-
intestinale, et rejeté au dehors par le vomissement
sous la forme d'un liquide noirâtre, poisseux? Se-
ront-ils convaincus qu'il n'y a eu là ni irritation ni
inflammation? peut-être ! mais pour l'avouer, non!
jamais ! la vérité ne s'introduit dans l'esprit humain que par la succession des générations ; jamais on ne voit une génération se réformer; elle
vit et meurt avec ses préjugés, ses croyances , les
jeunes gens seuls sont les propagateurs du vrai
quand ils sont dirigés dans cette voie.

C'est assez nous occuper de ces questions qui
n'en sont vraiment pas ; laissons reposer un instant

l'inflammation, l'irritation, et revenons à l'action de l'eau putride sur le sang, et par suite sur toute l'économie.

Comme complément de ce que nous avons dit plus haut, nous allons procéder à l'autopsie d'un animal qui a succombé en deux heures, à la suite de l'injection dans les veines d'un peu d'eau putréfiée. La maladie ayant été de courte durée, nousn'aurons pas probablement d'altérations très prononcées ; mais commençons : dès la première incision, nous pouvons juger que le sang doit être liquide ; voyez comme il s'écoule en bavant de l'incision des téguments. Les muscles présentent un piqueté, un pointillé remarquables ; ce n'est autre chose qu'un grand nombre de très-petites pétéchies formées par l'extravasation du sang : la substance cérébrale offre assez souvent cette apparence. Le thorax est ouvert, le poumon ne s'est que légèrement affaissé sous le poids de la colonne d'air ; cependant il est peu altéré. Les principaux désordres ont dû avoir lieu dans l'abdomen que je vais ouvrir avec précaution. Toutefois, je vous rappellerai un fait qui jusqu'ici s'est constamment soutenu, c'est que lorsque nous injectons une solution de sous-carbonate de soude, ce sont les organes thoraciques sur lesquels nous remarquons les désordres qui ont amené la mort, comme nous allons sans doute le constater de nouveau tout-à-l'heure par l'autopsie d'un autre animal qui a succombé sous l'influence de cette substance. Voici les intestins mis à découvert dans toute leur longueur ; ils sont soulevés par des dépôts sanguins épanchés dans leur tissu cellulaire; on remarque aussi, à leur surface, de larges plaques formées par des exhalations d'albumine et de mucus; ce serait vraiment un très-beau cas d'entérite aiguë pour certaine école : quant à nous, nous n'y voyons qu'une distension des vaisseaux capillaires par un sang noirâtre et liquide, dont les éléments dissociés en partie ont transsudé à travers les diverses tuniques du tube intestinal. Ces phénomènes pathologiques sont d'autant plus marqués, ainsi que nous l'avons constaté nombre de fois, que la maladie a été plus longue.

Passons à l'autopsie du chien qui a reçu dans les veines une injection de 25 grammes de sous-carbonate de soude : je ne pense pas que nous y trouvions un démenti de la théorie que nous vous exposions tout à l'heure. Chez ce chien, la mort a été instantanée; elle a dû survenir à la suite de l'altération profonde du poumon. En effet, cet organe est distendu par un sang liquide qui ruisselle sous l'incision de mon scalpel. La plèvre est aussi le siége d'un épanchement sanguin. Ces désordres mécaniques constitueraient une pneumonie, une hépatisation rouge et grise : ce serait même une bonne fortune pour quelques pathologistes qui discourent des heures entières et font des volumes sur les questions les plus simples qu'ils trouvent moyen d'embrouiller au point de les rendre inintelligibles. Ils compteraient ici le nombre de cellules que l'inflammation a respectées, décriraient minutieusement les diverses nuances de coloration que présente ce poumon, constateraient le poids, le volume de l'épanchement pleurétique, etc.; mais demandez-leur seulement la cause de ces désordres, vous n'en tirerez que ces mots : irritation! inflammation! et ils prétendent, aprés cela, avoir fait de l'anatomie pathologique.

Afin de ne laisser aucun point douteux relativement à l'infiuence spéciale qu'a sur le poumon le sang liquéfié par le sous-carbonate de soude, nous avons ouvert l'abdomen ; les circonvolutions qu'y forme le tube digestif, ne présentent autre chose de remarquable qu'un amas de féces noirâtres dans le gros intestin. Les organes abdominaux ont toutes les apparences de l'état sain.

QUATORZIÈME LEÇON.

5 Février 1858.

Messieurs ,

Au commencement de la dernière séance, nous avons examiné l'effet de la température sur la coagulation du sang; nous avons noté les résultats obtenus; vous vous les rappelez sans doute. Pour moi, frappé de l'assurance avec laquelle tous les observateurs affirmaient que le sang soumis à un froid rigoureux se congelait sans se coaguler, et que si, dans cet état, on élevait la température, il redevenait liquide pour s'organiser ensuite en caillot normal, j'ai voulu répéter l'expérience. A cet effet, chez moi, dans mon cabinet, après avoir plongé le tube en verre que voici dans un mélange réfrigérant qui marquait au thermomètre de Réaumur 14°—0, j'y ai fait tomber du sang qui bientôt a été solidifié. Au bout d'un certain temps, j'ai retiré ce tube du mélange et j'ai par degrés élevé sa température; mais, bien que j'aie suivi l'expérience avec la plus scrupuleuse attention, que je ne l'aie pour ainsi dire pas quittée des

yeux, je n'ai pas vu le sang redevenir liquide.
Maintenant encore, à part une petite quantité de
sérum qui s'en est échappée, il est dans le même
état qu'au moment où je l'ai soustrait au milieu
frigorifique dans lequel je l'avais plongé. Il ne m'a
pas semblé non plus qu'il eût subi aucune diminution ni augmentation de volume.

Je suis étonné de ne pas rencontrer les résultats
signalés par les auteurs : ainsi, Messieurs, mes
doutes n'étant pas éclaircis à ce sujet, je suspends
mon jugement et j'en appelle à des observations
ultérieures, pour avoir moi-même sur ce phénomène une opinion arrêtée.

J'ai établi, dans mon service de l'Hôtel-Dieu,
pour examiner la nature du sang, la même méthode que j'emploie ici. Nous recevons une partie
du liquide dans un vase sans mélange, et une autre
partie dans un autre vase de forme et de grandeur
identiques, mais qui contient une solution sucrée,
à laquelle nous avons reconnu la propriété de précipiter les globules sans les dissoudre, ce qui nous
permet d'apercevoir librement l'organisation de la
fibrine qui s'opère, pour ainsi dire, sous nos
yeux.

Ces deux premières éprouvettes contiennent du
sang d'une femme enceinte de 8 mois, mais bien
portante du reste. Dans l'une nous avons un caillot rouge, consistant avec une proportion de sérum
qui paraît normale; dans celle où nous avions
d'abord mis de l'eau sucrée, nous avons une trame
fibrineuse très-apparente, formée par de longs
filaments suspendus dans le liquide et adhérents

aux parois du vase; rien ici ne dénote que le sang soit altéré.

Dans ces deux secondes éprouvettes a été reçu, de la même manière, le sang d'une femme avortée au sixième mois de sa gestation. Elle est dans un état de faiblesse et d'anémie qui ne permet pas d'affirmer qu'elle reviendra à la santé; aussi, voyez la différence qui existe entre les liquides contenus dans ces quatre vases : les deux derniers nous offrent un coagulum mou, flasque, d'une couleur louche, flottant dans un excès de sérosité, et une fibrine peu élastique et sans consistance.

Toutefois, Messieurs, ceci est un simple rapprochement: d'un côté nous avons une femme bien portante; son sang paraît normal : d'un autre, le sang de la femme malade est évidemment altéré. Nous poursuivrons ces recherches pour arriver à quelque chose de positif; nous vous ferons cependant remarquer dès à présent les ressemblances qui existent entre le sang anormal, que nous venons de vous montrer, et celui des animaux que nous défibrinons partiellement.

Ceci nous ramène tout naturellement au sujet sur lequel j'ai dernièrement appelé votre attention, à savoir les résultats de la défibrination du sang. Vous vous rappelez que l'élément coagulable de ce liquide, lorsqu'il est enlevé peu à peu, se reproduit avec une rapidité vraiment extraordinaire : la nature de ce phénomène nous a échappé; mais tant est-il, que la fibrine que nous recueillons sur les animaux auxquels nous en avons soustrait une partie, que cette fibrine, dis-je, est singulièrement modifiée ; elle est boursoufflée , d'une apparence spongieuse , moins pesante , et pourtant plus volumineuse. Semblable à l'albumine, elle se liquéfie à une température de 60°—0 centigrades. Curieux de pousser aussi loin que possible nos recherches sur ce fait étonnant , nous avons pratiqué à l'animal dont je vous ai parlé dans la dernière séance, une quatrième saignée ; son sang reçu dans ce vase ne s'est point coagulé ; mais ce qu'il y a de plus curieux, c'est que trente centilitres de ce liquide nous ont fourni la masse considérable de fibrine que vous voyez sur cette assiette. Mon étonnement, je vous l'avoue, est à son comble ! plus nous saignons l'animal, plus le volume de sa fibrine augmente. Reproduirons-nous ici notre hypothèse sur la formation si active de cette substance aux dépens des muscles, ou peut-être même des organes de l'économie ? Elle n'a pas acquis plus de certitude aujourd'hui que l'autre jour ; et si nous prenons pour arbitre le raisonnement expérimental, il nous montre que la fibrine du muscle diffère sous plusieurs rapports de la fibrine du sang et qu'il faut bien se garder jusqu'à preuve suffisante d'admettre une telle identité. Laissons donc le fait tel que l'expérience nous le présente , et poursuivons le cours de nos observations.

Donnons maintenant quelques détails sur l'état de l'animal qui a été soumis à cette défibrination graduelle. Telle est sa faiblesse, qu'il reste constamment couché sur le côté ; l'œil est terne, les contractions des deux ventricules ont perdu une partie de leur énergie ; l'inappétence est très-marquée.

Au moment où on lui a pratiqué la quatrième saignée, il est tombé dans une défaillance assez prolongée pour qu'on l'ait cru mort; cependant, au bout de quelques instants, la respiration s'est rétablie, et, tant bien que mal, il vit encore. Nous vous tiendrons au courant des autres phénomènes morbides qui probablement ne tarderont pas à se déclarer.

Nous avons constaté, dans la séance précédente, un fait simple en lui-même et facile à apprécier, mais dont les conséquences sont du plus haut intérêt et se rattachent à toutes les branches de la pathologie. Nous avons dit et prouvé que certaines causes déterminées enlevaient au sang la faculté de se coaguler; nous avons montré ce liquide ainsi modifié s'imbibant à travers les parois de ses vaisseaux, s'épanchant dans le parenchyme des organes et y développant des affections locales, dont on attribuait naguère la production exclusive aux solides. Vous avez pu voir dans quelle grave erreur on était généralement tombé, en cherchant dans la vitalité de nos tissus la cause de la plupart des désordres dont ils deviennent le siége. Là, où le fameux *stimulus*, cette espèce de suçoir, de ventouse, de je ne sais quoi enfin, déterminait l'afflux du sang, vous n'avez vu qu'une modification du liquide, et l'application aux membranes organisées de notre économie d'une des grandes et belles lois de la physique, l'imbibition et l'exhibition; vous avez vu combien cette ignorance ou ce mépris de la science de Newton, de Toricelli, et de tant d'autres savants, avait été une source féconde en déplorables mécomptes pour l'humanité souffrante.

Dès son origine, la physiologie forcée de revêtir les oripaux d'un vitalisme absolu, au lieu de faits positifs, enregistre des rêveries absurdes, des conjectures bizarres, et prête un appui mensonger à de ridicules théories; dès lors, vous assistez à la naissance de ce fameux dogme dont l'homéopathisme s'est emparé depuis, et qu'il a exploité à sa manière : *Similia similibus curantur*. Un organe est *enflammé* : une cause invisible (le *stimulus*), par un procédé mystérieux, y appelle sang : quoique sollicité par une action physique, le liquide obéit cependant; il surmonte l'obstacle que lui opposent, en se *contractant*, ses infiniment petits canaux moins dociles que lui à la voix de l'inflammation; il les distend outre mesure et se fraye à la fin une issue à travers leurs parois qui cèdent à ses chocs réitérés. Que devient alors le *stimulus*? On ignore comment cet esprit subtil a pénétré, s'est glissé dans un vaisseau capillaire! personne ne l'y a vu entrer, personne ne l'en a vu sortir; je n'aurai donc pas la sotte prétention de vous en dire sur son compte plus que ceux qui l'ont inventé. Mais ce n'est pas tout, Messieurs, ceci, vous ne vous en douteriez pas, n'est que l'histoire, je devrais dire le conte, d'une des terminaisons naturelles de l'inflammation. Voici maintenant les ressources que l'art met en œuvre pour couper court à l'incendie imminent de notre machine organique; il les a puisées uniquement dans le bienfaisant axiome que je vous ai rapporté tout-à-l'heure. Nous avons donc une inflammation que nous voulons éteindre : nous vous avons exposé le rôle provocateur que joue le stimulus en appelant le sang ; nous allons tout simplement opposer à ce suçoir immatériel, invisible, un suçoir vivant ; que dis-je, un ! nous allons en mettre 50, 100, 200 ; et devant cet appareil imposant de bouches absorbantes, le suçoir imaginaire sera bien obligé d'abandonner le théâtre de ses exploits.

J'ai honte de m'exprimer ainsi, Messieurs, et d'être obligé de revenir si souvent sur de pareilles niaiseries ; mais elles ont été d'un si grand poids dans la destinée de notre science, qu'elles ont paralysée et même rendue nuisible dans nombre de cas, qu'on ne saurait trop les couvrir de ridicule et de mépris. Je dois aussi d'autant plus insister sur les phénomènes morbides que nous produisons en altérant le sang, que les maladies épidémiques, même les plus meurtrières, développent sur l'homme des désordres analogues à ceux que nous remarquons sur les animaux défibrinés. Je n'ai pas besoin de vous rappeler ici les nombreux et frappants rapprochements établis par nous à l'époque où la grippe désolait la capitale, entre cette affection et celles que nous faisions naître à notre gré sur des chiens ; à tel point que, si ce n'eût été la différence de forme et de volume, vous eussiez confondu les pièces pathologiques de nos animaux avec celles que je faisais apporter des différents hospices, tant les désordres étaient identiques.

Ce qui n'est encore qu'une théorie probable peut devenir par la suite un principe certain, et comme c'est là le but constant de nos efforts, nous allons continuer nos recherches à ce sujet.

Je vous ai déjà plusieurs fois parlé du carbonate de soude ; ce sel existe à l'état normal dans le sang mélangé avec les autres éléments de ce liquide. Nous pourrions donc présumer, affirmer même, que c'est une substance innocente. Vraie dans ce cas, cette hypothèse cesse de l'être dans d'autres circonstances. En effet, injecté dans les veines à doses élevées, ce sel détermine immédiatement la mort : nous pourrions donc aussi le regarder comme un poison énergique. L'expérience ne nous a laissé aucun doute sur son mode d'action : dissous dans de l'eau et mis dans certaines proportions en contact avec du sang, il empêche le liquide de se coaguler ; or, l'effet est le même dans le système circulatoire et hors de ce système ; les injections que nous avons faites sur des animaux vivants, nous ont encore démontré la vérité de ce phénomène. Ceci devient du plus haut intérêt, puisque ce sel entre dans la composition de plusieurs médicaments, qu'il pénètre ainsi dans l'économie et peut y causer de graves désordres. Pour mon compte, je surveillerai son emploi avec beaucoup de sollicitude, et désormais je mettrai plus de ménagement pour l'administrer même à médiocre dose. Voilà un résultat pratique qui n'est pas sans valeur et que nous devons à nos seules expériences.

Vous connaissez aussi l'action de l'eau putride. Une petite quantité introduite dans les veines, liquéfie le sang, c'est-à-dire qu'elle tue. Cependant vous avez dû établir une différence importante entre l'action de ces deux substances : tandis que le carbonate de soude agit spécialement sur le poumon, cet organe n'est presque pas affecté par l'injection d'eau putride qui porte toute son énergie délétère sur le canal intestinal.

Ce n'est pas l'eau seulement qui sert de véhicule aux particules miasmatiques, le fluide que nous respirons en tient fréquemment en suspension : ce sont même ces exhalaisons putrides qui donnent lieu aux fièvres intermittentes des marais , fièvres que l'on évite quelquefois en se couvrant pendant le sommeil la figure avec un voile. L'air, en traversant son tissu, se trouve pour ainsi dire tamisé, et arrive à l'organe respiratoire épuré des molécules végétales ou animales dont il était chargé.

Dans ces fièvres graves, qui dépeuplent les pays marécageux et humides, le sang est-il altéré? nous le pensons, sans l'affirmer pourtant : nous tâcherons de nous en procurer pour éclairer notre conjecture.

Personne aujourd'hui ne doute que la fièvre jaune ne soit produite par l'absorption de miasmes provenant des animaux marins, des végétaux de toute nature que le flot a rejetés et abandonnés sur les rivages et qui s'y sont putréfiés. Cette affection terrible serait donc le résultat d'une infection.

Si nous voulons d'autres faits qui se rattachent à cette question, nous en trouverons sans peine. Tout le monde ne reconnaît-il pas maintenant que le typhus lui-même, qui attaque les armées, les vaisseaux, les grandes réunions d'hommes, se communique par infection. J'ai vu de près ce triste fléau. Il fut, en 1814, comme l'avant-coureur des fers que l'Europe en armes allait nous imposer. Dès cette époque, Messieurs, j'avais remarqué une liquidité particulière du sang chez les malheureux atteints de cette redoutable épidémie. Ce fait m'avait même tellement frappé, que, selon son état plus ou moins fluide, je pronostiquais empyriquement et *en bon praticien* une terminaison heureuse ou fatale. Plusieurs auteurs ont également ment signalé ce phénomène dans des affections de ce genre.

Puisque nous sommes sur le chapitre des maladies *prétendues contagieuses*, disons un mot de la plus terrible, de la peste. Aujourd'hui que, grâces aux lumières de la physique et de la chimie, certaines questions médicales commencent à n'être plus aussi obscures, qu'on ose les aborder, les traiter de sang-froid, on nous dit de toutes parts que ce fléau naît et se propage non par contagion d'homme à homme, non par le contact de marchandises ou d'objets contaminés, mais par infection. L'Egypte, son berceau ordinaire, est en effet dans les conditions les plus favorables à son développement. Des torrents de pluie succèdent en un instant à une chaleur intolérable que remplace brusquement un froid glacial. A ces transitions rapides de la température, ajoutez les alluvions annuelles du Nil qui, en se retirant des plages qu'il avait momentanément couvertes, y laisse des milliers de cadavres d'animaux exposés à l'action incessante du soleil brûlant de l'Afrique. A ces causes joignez l'insalubrité des habitations, la malpropreté des Arabes;

joignez-y, si vous voulez encore, ces vents terribles, qui ont englouti l'antique Egypte sous des
mers de sables ; messagers de mort, ils portent et
répandent au loin dans les populations les éma-
nations putrides qu'ils recueillent sur leur passage, comme si, après avoir bouleversé ce sol de
fond en comble, ils devaient encore en faire disparaître jusqu'au dernier habitant.

Ne croyez pas, Messieurs, que ce soit une opinion oiseuse et sans importance que celle de l'infection de la peste. Admettez-la pour un instant,
faites abstraction du fantôme de la contagion !
A quoi serviraient ces précautions dites sanitaires,
et qui ne sont que puériles, qui entravent sans nécessité la liberté du commerce, ces quarantaines,
ces lazarets où l'on désinfecte ce qui n'est pas in-
fecté, où l'on neutralise un virus dont l'existence
est encore un problème ? Qui peut affirmer sciem-
ment que la peste puisse se transmettre par un bal-
lot ? où sont les preuves expérimentales, où sont
même les faits bien établis qui pourraient le faire
croire ou supposer ; loin de là, de simples asser-
tions, des rumeurs nées de l'effroi des populations, des faits cités par le vulgaire, mais contes-
tés par les hommes de science, etc. Les gens qui
ne voient que la superficie des choses jettent les
hauts cris lorsqu'ils entendent seulement émettre
un doute sur la contagion de la peste ; mais toutes les clameurs possibles sont nulles devant le
sage. La captivité de Galilée n'a pas empêché notre globe d'opérer sa révolution autour du soleil, et
celui-ci de rester immobile au centre de l'univers.

Plusieurs médecins, et M. Chervin entr'autres, ont demandé *l'autorisation* de se dévouer pour la solution de cette grave question ; d'expérimenter loin des foyers habituels de la peste, sur des effets contaminés et dans une île inhabitée. Le gouvernement l'a refusée ; tant il a craint d'éveiller des susceptibilités niaises ou intéressées.

Telle est, Messieurs, l'opinion des personnes qui sont le plus à portée d'en juger : Clot-Bey pense également que la peste n'est pas plus contagieuse que le typhus : de sorte que cette question se rattacherait encore à celle des substances qui peuvent liquéfier le sang.

Dans un des derniers semestres, un médecin, M. Lachèze, de retour de l'Égypte, où il avait observé le fléau à différentes reprises, assistait ici à une de mes leçons où j'exposais mes doutes sur la contagion et la nature de cette affection. Après la séance il vint me trouver, me dit qu'en effet le sang des pestiférés ne se coagulait jamais, qu'il était poisseux et noirâtre. « Du reste, ajouta-t-il, vous avez « mis le doigt sur la question : tous ceux qui ont « vu la peste de près, qui l'ont suivie sans crainte « et sans préjugés, se rangeront de votre avis, s'ils « n'en sont déjà. »

Incessamment, lorsque nous étudierons l'action des gaz sur le sang, nous n'oublierons pas de rechercher celle que produit sur lui le carbonate d'ammoniaque qui se développe dans les matières animales en putréfaction.

Par tout ce qui précède, vous avez vu, Messieurs, combien il serait important de connaître les

substances qui peuvent enlever au sang sa coagulabilité : jusqu'ici nous n'en pourrions citer que
quelques-unes; cependant la liste en sera bientôt
grossie : nous allons commencer tout-à-l'heure une
série d'expériences dans lesquelles nous mettrons
les différents sels solubles en contact avec le sang :
mais en même temps, nous devrions rechercher
quels sont ceux qui pourraient le coaguler pour
servir pour ainsi dire d'antagonistes aux premiers.
Il se peut faire que ces épreuves ne réalisent pas
nos espérances ; n'importe, cela vaut la peine d'ê-
tre vérifié.

Puisque le carbonate de soude et l'eau putride
ont agi sur le sang de l'éprouvette comme sur celui
des tubes vivants, pour ne pas sacrifier inutilement
des animaux à nos recherches, nous mettrons seulement le sang en contact dans un vase avec les
substances suivantes :

Acide
- Sulfurique,
- Chlorhydrique,
- Acétique,
- Oxalique,
- Tartrique,
- Lactique.

1 e Expérience. *Acide sulfurique.*

D'après la pratique médicale et les idées généralement admises, on aurait pu penser que le premier de ces acides augmenterait la coagulation du
sang. En effet, on l'emploie pour arrêter les hémor-

rhagies , pour cautériser les surfaces d'où s'écoule
du sang en trop grande abondance. En outre, la limonade sulfurique est une boisson des plus en vogue dans nos hôpitaux pour remédier aux hémorrhagies internes , aux pertes utérines, aux hémoptysies , etc. Cet acide est donc regardé comme
favorisant la coagulation du sang. Il n'en est
pourtant rien ; voici un mélange de 5 centilitres
d'eau, 4 gouttes d'acide sulfurique concentré et
un 1 centilitre de sang. Depuis hier que ces liquides sont en contact, non seulement il n'y a
pas de solidification de la fibrine, mais même
la matière colorante est altérée : remarquez sa
couleur noir-foncé. Cette action sur les globules
en les altérant , en leur faisant perdre leur couleur normale, et surtout en les privant de la propriété si caractéristique de rougir au contact de
l'air, est encore un inconvénient à ajouter à la fâcheuse influence de cet acide sur la coagulation du
sang. Il se pourrait donc, qu'au lieu d'arrêter les
hémorrhagies , les boissons sulfuriques les favori-
sassent.

2ᵉ Exp. *Acide chlorhydrique.*

L'acide chlorhydrique, dans les mêmes proportions, n'a pas non plus laissé coaguler le sang.

3ᵉ Exp. *Acide acétique.*

L'acide acétique : Il entre dans nos aliments; et
même certaines demoiselles en font un singulier
usage. Pour diminuer leur embonpoint préma-

turé, elles en boivent journellement une assez
grande quantité étendue d'eau, sans songer aux
maux qu'elles se préparent pour l'avenir. Quoi
qu'il en soit, ce sang n'est pas coagulé. Ce fait, que
nous ignorions, était connu, vient-on de me dire,
des charcutiers, qui se servent du vinaigre pour
empêcher le sang de cochon de *se prendre*.

4ᵉ Exp. *Acide oxalique*.

3 grains d'acide oxalique (sel d'oseille) dissous
dans un peu d'eau, ont entièrement liquéfié le
mélange. Il n'y a plus de trace ni des globules ni
de la fibrine. Au reste, cette substance est signalée
depuis long-temps comme un poison très énergique; mais ce qu'elle présente d'extraordinaire,
c'est que tantôt elle agit comme un corrosif sur
l'estomac, tantôt comme irritant la masse intestinale, tantôt, dit-on, sur le système nerveux ; dispa-
rate qui pourrait bien n'être que la conséquence
de son action sur le sang.

5ᵉ Exp. *Acide tartrique*.

L'acide tartrique fait partie essentielle de presque tous les vins; il entre aussi dans la composition de l'émétique. Il n'a pas formé de caillot dans
l'éprouvette où s'est opéré le mélange; cependant,
il y a, ainsi que vous le voyez au fond du vase,
un petit dépôt que je compte examiner au microscope.

6 Exp. *Acide lactique.*

L'acide lactique est peu énergique. Cependant sa présence a suffi pour s'opposer à la coagulation du sang.

Voici maintenant une série de substances plus ou moins alcalines, dont nous avons voulu constater l'effet sur le sang.

Expériences sur les substances alcalines mélées au sang.

1ʳᵉ Expérience. *Potasse pure.*

Potasse pure, 8 gouttes. La couleur du mélange est purpurine; il n'y a pas de coagulation, si ce n'est quelques caillots mollasses, ressemblant à de la gelée de groseilles.

2ᵉ Exp. *Ammoniaque.*

L'ammoniaque a dissout la matière colorante : le tout est très liquide.

3ᵉ Exp. *Eau de chaux.*

L'eau de chaux n'a pas dissout la matière colorante, mais nous verrons si elle l'a altérée. Point de coagulation.

4ᵉ Exp. *Sulfhydrate d'ammoniaque.*

Le sulfhydrate d'ammoniaque a laissé le caillot se former. Voilà un fait curieux. M. Bonnet, chi-

rurgien de l'Hôtel-Dieu de Lyon , a prouvé que
cette substance se développe dans le pus qui sé-
journe et qui a le contact de l'air, ce qu'on démontre à l'aide d'un papier trempé préalablement
dans un sel de plomb. Il est allé plus loin et a dit
que la résorption de ce gaz produisait les symptômes de la résorption du pus. Mais ce fait ne
s'est pas vérifié. D'ailleurs ce gaz ne reste pas
dans le sang; il s'échappe par les voies respiratoires. Ici, il a seulement formé un caillot très mou
et très fétide, comme vous pouvez bien le penser et
même en faire l'épreuve.

5ᵉ Exp. *Nitrate de potasse.*

Le nitrate de potasse n'a pas non plus permis
la coagulation du sang auquel nous l'avions mélangé.

De toutes les substances que nous venons de
passer en revue, une seule a légèrement favorisé la
coagulation du sang , et c'est justement celle que
nous eussions le moins pensé devoir produire cet
effet. Voilà comment ou comme on s'égare quand
on fait des suppositions au lieu de prendre l'expérience pour guide.

Avant de passer à l'expérience par laquelle je
vais terminer cette leçon, permettez-moi de vous
montrer du sang comme il ne faut pas en avoir
pour se bien porter : c'est celui d'un animal qui
garde une diète absolue depuis cinq jours. Voyez, le
caillot est mou et occupe un très petit volume ; en
outre la teinte blanchâtre du sérum indique clairement qu'il est altéré.

Nous allons maintenant injecter de l'acide oxalique dans la jugulaire d'un chien. Je mets à nu la veine : une ligature est serrée sur son bout supérieur pour prévenir l'écoulement du sang qui revient du cerveau ; dans le bout intérieur , j'introduis le bec de cette seringue qui contient deux gros de la solution suivante :

Eau	50 centil.
Acide oxalique	2 grammes.

C'est donc à peu près 35 cent. d'acide que nous allons faire entrer dans le système circulatoire de cet animal. Je pousse lentement le piston, de peur de déterminer immédiatement la mort par une injection brusque et saccadée.

Mais les symptômes tardent à se déclarer, et l'heure avancée m'avertit de remettre à une prochaine réunion les détails consécutifs de cette expérience.

QUINZIÈME LEÇON.

9 Février 1838.

MESSIEURS,

Je ne crois pas qu'il soit hors de propos de vous
rappeler brièvement les principaux faits que nous
avons observés dans notre précédente réunion. Ce
qui s'offre d'abord à notre attention, et qui a dû
ne pas moins vous étonner que moi-même, c'est
la légèreté avec laquelle nous autres médecins, sur
la foi de je ne sais qui, employons comme héroïques
des médicaments dont, en y regardant de plus près,
nous ignorons le mode réel d'action. Frappé de l'in-
nefficacité de la plupart des astringents pour arrêter
les hémorrhagies, j'ai conçu des doutes sur la valeur
de ce moyen, et ces doutes se sont convertis en
certitude, lorsque j'ai vu l'acide sulfurique liquéfier le sang au lieu de le coaguler.

Pendant votre absence, Messieurs, nous avons
étudié au microscope différents mélanges d'acides
et de sang que vous avez vus dans la dernière

séance ; je vais vous en dire quelques mots. Quant
à leur analyse chimique, M. Frémy, qui a bien
voulu s'en charger, ne l'a pas encore terminée ;
ce sera donc dans une de nos prochaines réunions
que je vous en parlerai.

Tous les acides avec lesquels nous avons expérimenté, ont à peu près présenté les mêmes phénomènes, et c'est en vain que nous avons cherché
des traces de fibrine dans ces dissolutions.

Par l'acide acétique, le liquide est presque transparent, globules et fibrine ont été dissous; cependant nous avons remarqué çà et là de petits flocons
transparents, nuageux et des filaments extrêmement déliés.

Dans l'acide lactique, nous avons constaté la
présence de parcelles légères tenues en suspension,
et des espèces de globules formant de petites masses par leur réunion. La matière colorante a totalement disparu, ainsi que la fibrine.

Le mélange avec l'acide chlorhydrique nous a
montré de petits corps en suspension d'une forme
particulière, les uns rectilignes, d'autres con-
tournés en S ou en croissant. Toutefois, il y avait
encore quelques traces de globules; c'était probablement des globules altérés, car ils étaient plus
volumineux que ceux du sang normal.

L'acide tartrique est celui qui a fourni la dissolution la moins complète. On y voyait des globules colorés, très larges et de diverses dimensions ;
à côté de ceux-ci d'autres globules de même forme,
mais incolores ; puis des globules beaucoup plus
petits, et enfin des corpuscules très irréguliers. Il

reste à savoir maintenant si ce sont des détritus de globules ou de fibrine. J'oserais à peine hasarder une conjecture là-dessus.

Cependant à quoi peut-on rapporter les globules incolores que nous avons aperçus dans ce mélange? Ils ressemblent aux grands globules blancs qui se manifestent immédiatement après que le sang est extrait de ses vaisseaux. Pour se les procurer, on se pique légèrement le doigt avec une épingle, on essuie la gouttelette qui en sort sur une lame de verre que l'on soumet au microscope; tandis que dans le sang qui circule on n'en voit point de traces. Toutefois, il serait assez curieux que l'acide tartrique eût la propriété de mettre ces globules en évidence. Toutes les autres substances essayées avaient entièrement liquéfié le sang ; on n'y apercevait plus aucune trace des globules ni de la fibrine.

Poursuivons maintenant nos séries d'expériences. Comme vous devez vous y attendre, elles portent particulièrement sur les matières médicamenteuses ; car il est pour nous de la plus haute importance de vérifier l'action que produisent ces substances sur le liquide qui réagit à son tour sur toute l'économie.

1re Exp. *Carbonate de soude.*

Voici une éprouvette qui contient 60 centilitres d'eau, 2 grammes de soude et 5 centilitres de sang. La liquidité communiquée au mélange vous indi-

que assez comment il agit, introduit dans la circulation. N'abusons donc pas du soda-water, dans
lequel ce sel entre en grande quantité.

2ᵉ **Expérience.** *Bi-carbonate de soude et sang.*

Voici du bi-carbonate de soude, de l'eau et du
sang dans les mêmes proportions que ci-dessus.
Pas davantage de coagulation; il y a même encore
des cristaux de sel qui ne sont pas fondus; ce qui
prouve que la quantité qu'on a mise n'a pas été
tout entière employée à liquéfier le sang. Le liquide est d'un rouge clair.

Cette substance, que l'on trouve en grande proportion dans l'eau de Vichy, a une action particulière sur les urines, auxquelles elle communique son
alcanité : on l'emploie pour combattre la goutte,
les rhumatismes articulaires et dans un grand nombre d'autres affections : sa dose est de 1 , 2, 3 et
même 4 gros par jour. Toutefois cette expérience
confirme ce que nous avions dit de la propriété
qu'a ce sel de donner au sang sa couleur artérielle
tout en l'empêchant de se coaguler.

3ᵉ **Exp.** *Carbonate d'ammoniaque.*

Il n'est pas non plus entièrement dissout ; cependant il y a au milieu du liquide un petit caillot très
léger. Nous ne pouvons, d'après cette épreuve,
rien dire sur l'action de ce corps : nous recom-
mencerons l'expérience.

4ᵉ Exp. *Sous-carbonate de potasse.*

Le sous-carbonate de potasse est, pour ainsi dire, un succédané du bi-carbonate de soude; on l'emploie dans les mêmes circonstances, mais plus particulièrement dans le cas de graviers de phosphate de chaux, affection très commune en Bourgogne. Il dissout le sang, mais, à la différence de celui de soude, il le colore en noir.

5ᵉ Exp. *Sulfate de potasse.*

Le sulfate de potasse nous a donné un précipité que je crois être formé d'albumine ou de globules. Nous tâcherons de nous éclairer à ce sujet.

6ᵉ Exp. *Chlorure de chaux.*

L'effet produit par le chlorure de calcium n'est pas très appréciable; il y a même un commencement de coagulation de la fibrine.

7ᵉ Exp. *Eau chlorurée.*

L'eau chlorurée a teint le mélange en noir sans coagulation.

8ᵉ Exp. *Sulfate de fer.*

Le sulfate de fer a produit une réaction chimique évidente; il y a un précipité abondant d'albumine. On ne peut rien en conclure relativement à la coagulation de la fibrine.

9ᵉ Exp, *Alun.*

L'alun , qui est un sulfate d'alumine et de potasse , s'emploie à l'extérieur, comme un astrin-
gent très puissant, et cependant vous ne voyez
ici pas même une trace de caillot.

10ᵉ Exp. *Deuto-chlorure de mercure.*

Le deuto-chlorure de mercure a donné lieu à
un composé assez bizarre : à la partie supérieure
du vase , nous apercevons les globules dissous , et
en bas une combinaison du sel avec l'albumine.
Ce phénomène confirme pleinement la pratique
adoptée d'employer l'albumine comme contre-poi-
son du sublimé-corrosif.

11ᵉ Exp. *Acétate de plomb.*

L'acétate de plomb a précipité l'albumine sans
avoir agi sur la fibrine.

12. Exp. *Hydriodate ioduré de potasse.*

Nous arrivons maintenant à un médicament
dont on retire de très bons effets dans les maladies chroniques des os, des articulations, les scro-
phules et différents maux naguère jugés incurables;
c'est l'hydriodate ioduré de potasse. Il n'est personne de vous qui n'ait entendu parler des résultats
avantageux fournis par cette substance dans le traitement des tumeurs blanches , des ankyloses anciennes , des coxalgies , etc. C'est un des médica-

ments que j'emploie avec le plus de succès et dans nombre de circonstances différentes. Quoi qu'il en soit, nous avons ici une action remarquable : il y a une coagulation , mais je ne pourrais dire si c'est la fibrine ou l'albumine qui est solidifiée. J'étends le mélange d'eau, et vous voyez apparaître un grand nombre de flocons couleur rouge-brique. Du reste , comme cela nous paraît en mériter la peine, nous ferons de nouveau l'expérience pour en constater la valeur.

13° Exp. *Cyanure ferruré de potasse.*

Le cyanure de fer et de potasse a entièrement liquéfié le mélange.

14° Exp. *Arséniate de potasse.*

Quant à l'arséniate de potasse, un de nos médicaments les plus actifs , il a tellement décomposé le liquide, qu'on ne saurait quel nom donner à ce que vous voyez dans cette éprouvette , mais certes, rien n'y peut faire soupçonner une coagulation.

15° Exp. *Nitrate d'argent.*

Le nitrate d'argent, 4 grammes ou 1 gros dans 60 centilitres d'eau et 2 de sang. Il s'est formé un caillot nuageux très apparent. Ce médicament n'est pas d'un usage très répandu; il ne s'emploie guère qu'à l'extérieur : du reste, vous le voyez, il modifie la coagulation du sang , mais il ne l'empêche pas d'avoir lieu.

16ᵉ Exp. *Alcool.*

Alcool, 10 centilitres; eau, 60; sang, 1. La coagulation est seulement modifiée. Aussi cette substance prise à petites doses n'est-elle pas nuisible. Je suis charmé du résultat pour les nombreux consommateurs de ce liquide.

17ᵉ Exp. *Phosphate de soude.*

Le phosphate de soude nous a donné un coagulum assez remarquable. Il n'a, comme vous voyez, rien qui rappelle, pour l'aspect, un caillot de sang ordinaire. Il y a au fond du vase des cristaux qui ne sont pas encore fondus.

18ᵉ Exp. *Tartrate de potasse et d'antimoine.*

L'émétique avait déjà été de ma part l'objet de quelques recherches, mais non sous ce point de vue. On s'en sert particulièrement dans les pneumonies pour agir sur l'organe respiratoire, dans les rhumatismes, etc.; quelques praticiens l'administrent concurremment avec le sulfate de quinine dans certaines fièvres intermittentes.

Ici nous en avons mis 2 grains dans un mélange de 6 centilitres d'eau et 1 de sang. L'action s'est principalement portée sur les globules; ils sont dissous et colorent le liquide en rouge. Il y a cependant un caillot nuageux formé.

Injecté dans les veines d'un animal, ainsi que vous nous l'avez vu faire, il a déterminé ce que les pathologistes appellent gastro-entérite et une pneumonie. Ainsi je doute que porté dans la cir-

culation immédiatement, il puisse produire de
bons effets.

19. Exp. *Cinchonine.*

Incessamment nous examinerons l'action des
différents alcalis végétaux. En attendant, voici un
échantillon d'épreuve sur la cinchonine. Cette substance existe dans les diverses espèces de quin-
quina où elle se trouve alliée à un autre alcali , la
quinine. A la dose d'un grain , elle a formé avec
le sang un des plus légers caillots que j'aie vus ,
et qui ressemble assez aux gelées végétales, quand
elles ne sont pas encore entièrement solidifiées
par le refroidissement.

20° Exp. *Sulfate de quinine.*

A son tour , le sulfate de quinine a formé un
caillot à peine visible; mais cela tient peut-être à la
présence de l'acide sulfurique, que l'on a été obligé
d'employer pour rendre le sel soluble. Nous recom-
mencerons cette expérience afin de mieux constater l'action du sulfate de quinine sur le sang.

21° Exp. *Décoction de digitale sèche.*

La décoction de digitale, dont vous connaissez
l'effet sédatif sur les contractions du cœur, n'a
pas permis au sang de se coaguler.

Voilà, Messieurs, une série de faits assez nombreux sur une question d'un haut intérêt, et entièrement neuves; ce ne sont encore que des essais;

mais nous n'en resterons pas là , et lorsque nous aurons épuisé la liste des substances qui méritent notre attention, nous reviendrons sur les expériences dont les résultats auraient laissé des doutes dans notre esprit. Une fois notre revue terminée, nous aurons conquis, j'espère, de nouvelles lumières sur la manière d'agir des médicaments, l'un des points les plus obscurs de la médecine. Toutefois, vous devez voir que jusqu'ici nous ne sommes pas riches en moyens thérapeutiques propres à rendre plus énergique la solidification de la fibrine; car, pour un grand nombre de corps qui liquéfient le sang, c'est à peine si nous en avons trouvé quelques-uns qui permettent à ce liquide de se coaguler.

Espérons que nous serons plus heureux dans nos recherches ultérieures : elles nous offriront sans doute une compensation aux mécomptes que les premières nous ont causés. Si cependant nous étions trompés dans notre attente, nous aurions du moins la satisfaction d'avoir rayé des formulaires des substances dont l'usage porte le trouble dans notre économie. Ce seul résultat me semble digne de fixer toute notre attention; car notre art est institué pour soulager les maux de nos semblables, et non pour faire un vain étalage de science factice, entasser médicaments sur médicaments , sans s'inquiéter des effets qu'ils peuvent produire. Pour moi, je fais peu de cas de ces doctes ordonnances, où tous les règnes de la nature sont mis à contribution, et qui, dictées avec une mystérieuse dignité , semblent plutôt faites pour

rehausser, aux yeux du vulgaire, le mérite du médecin, que réellement formulées dans l'intérêt de
la cure. Quoique assez souvent mon amour-propre en puisse souffrir, j'aime mieux ne rien pres-
crire, que de lancer au hazard une prescription dont
les effets seront ce qu'ils pourront. Loin de vous décourager, Messieurs, ces considérations doivent, au
contraire, exciter votre zèle : elles vous montrent une
vaste carrière ouverte devant vous. En ne perdant jamais de vue les préceptes que j'ai eu l'honneur de
vous exposer, et dont j'ai tâché moi-même de vous
donner l'exemple ; en procédant à vos recherches
avec une sévère exactitude, en rejetant tout ce
que réprouvent l'expérience et l'observation, chacun de vous peut espérer d'occuper un jour une
place honorable parmi les bienfaiteurs de l'humanité qui ont illustré notre carrière.

Maintenant, Messieurs, le reste de la séance va
être consacré à l'autopsie de trois animaux qui ont
succombé sous notre régime expérimental.

Vous vous souvenez qu'à la fin de notre dernière
réunion, nous avons introduit dans la jugulaire d'un
chien sept grains d'acide oxalique. L'heure avancée ne nous ayant pas permis d'attendre les résultats de l'expérience, nous avions remis à aujour-
d'hui à vous parler des phénomènes que nous aurions observés. L'animal, quelque temps après l'o-
pération, a été pris de dyspnée ; son état empirait
visiblement d'heure en heure, et enfin le lendemain dans la matinée il était mort. Le voici : d'après
l'action que l'acide oxalique a exercée dans l'é-
prouvette, nous devons penser que nous trouve-

rons ici le sang entièrement liquide. Toutefois ne préjugeons pas la question : j'enlève le thorax : le poumon ne s'est pas affaissé. Je vais ouvrir l'artère pulmonaire. Le sang qui s'en écoule est liquide et brunâtre comme par l'action de l'acide sulfurique. L'acide oxalique a donc agi sur l'animal vivant, comme l'expérience du vase nous l'avait annoncé. Ce fait est important : il confirme de plus en plus l'opinion que la vitalité du sang et des parois vasculaires n'empêche, ni ne modifie en rien l'action chimique que beaucoup de substances exercent sur le sang.

Quant aux altérations que présente l'organe aérien, nous nous contenterons de dire que ses cellules sont distendues par du sang épanché, qui le rendait entièrement impropre à la respiration; par conséquent, la mort a dû survenir par asphyxie. L'examen pathologique sera continué après la leçon, et ceux d'entre vous qui seraient curieux de s'assurer par eux-mêmes des désordres qui sont survenus pourront y assister.

Nous allons immédiatement procéder à l'ouverture d'un autre animal qui a succombé depuis hier à une injection d'eau putride dans les veines. Quoiqu'il n'ait survécu qu'un jour à l'opération, outre le sang liquide, noirâtre et poisseux, nous devrons rencontrer des altérations sur la membrane muqueuse intestinale. Par contre, le poumon ne devra pas être le siége de lésions bien graves. Nous nous enhardissons presque à prédire les résultats pathologiques de ces sortes d'expériences, qui jusqu'ici ont été constamment les mêmes.

Je dois vous dire un mot sur une opinion émise au hasard et sans fondement sur la cause de la raideur cadavérique remarquée chez tous les individus morts de la fièvre jaune, du choléra et d'autres affections ayant la même source, l'infection miasmatique. On a prétendu que ce phénomène dépendait de la solidification de la fibrine. Or, j'en appelle à vos yeux, dans ces sortes de maladies, comme dans celles que nous développons devant vous sur nos animaux, bien que la raideur existe, le sang est fluide et sa fibrine est liquéfiée. C'est donc encore une erreur à rectifier.

J'ai ouvert le thorax de cet animal, et vous voyez qu'en effet le poumon ne présente pas de lésions apparentes : il a conservé son élasticité, et ne ressemble en rien à celui de l'animal mort de l'injection d'acide oxalique. Voici un premier point de nos prévisions qui s'est vérifié, et de plus il paraîtrait résulter de ces expériences que la viscosité du sang ne l'empêche pas de traverser les capillaires du poumon, tandis que l'effet contraire serait produit dans la circulation abdominale.

J'incise le péricarde : le cœur est flasque et affaissé; le sang de la cavité droite est liquide, noir et visqueux; le ventricule gauche est complétement vide.

Si de là nous passons à la cavité abdominale, nous trouvons les intestins noircis, *enflammés*, comme diraient ceux qui croient encore à l'inflammation. On aperçoit à leur paroi interne une véritable transsudation, en partie constituée par de la matière colorante. Cette particularité nous explique parfaitement ces selles sanguinolentes, que l'on remarque dans le flux dysentérique et qui ont en effet existé chez cet animal.

Nous arrivons, comme vous le voyez, par nos expériences, à donner le mécanisme des états pathologiques les plus graves. Quels sont les auteurs *phlogistiques* qui pourraient appuyer leurs théories éphémères sur des faits aussi concluants et aussi irrévocables ?

Nous avons un dernier sujet à soumettre à l'autopsie. Le genre de mort auquel il a succombé ne nous offrira pas moins d'intérêt que ceux que nous venons de passer en revue.

Le 28 décembre dernier, j'avais coupé le nerf pneumo-gastrique du côté droit à un animal : sa respiration s'est d'abord un peu embarrassée, mais au bout de quelques jours, il n'a plus présenté de signe anormal. Avant-hier j'ai coupé le nerf du côté opposé, ainsi que la jonction cellulaire qui unissait les deux bouts précédemment séparés. J'ai voulu voir par cette expérience si l'action nerveuse empêchait la coagulation de la fibrine. Quoi qu'il en soit, ce chien est mort quelques heures après la seconde section.

Je viens d'ouvrir la veine axillaire, voyez le sang qui en découle ; il est on ne peut plus liquide. Le poumon est évidemment altéré ; un des lobes du côté droit est entièrement *splènisé*, comme on le dirait dans certaines cliniques. Cette lésion est-elle venue sous l'influence de la section du nerf de la huitième paire ? Cependant un des lobes gauches,

dont le tronc n'a été coupé qu'avant-hier, est presqu'aussi altéré que le droit. Le sang qui distend
l'organe est également très liquide. Nous devrons
insister sur ce fait et recommencer plusieurs fois
l'expérience pour savoir à quoi nous en tenir sur
l'action que le nerf vague exerce sur l'important
phénomène de la coagulation du sang.

SEIZIÈME LEÇON.

26 Février 1858.

MESSIEURS,

Vous vous rappelez que, dans la dernière
séance, voulant apprécier la manière dont diverses
substances médicamenteuses agissent sur le sang,
nous les avons mises en contact avec ce liquide
étendu d'eau. Le mélange a été fait dans des éprouvettes qui permettent facilement d'en vérifier les
conséquences. Les résultats ont été obtenus et constatés en votre présence : j'aime à croire que vous
ne les avez pas oubliés. Mais ce qu'il importe surtout que vous fixiez dans votre mémoire, c'est
que ces substances injectées par les veines, et portées ainsi dans la circulation de l'animal vivant,
ont produit sur le sang les mêmes phénomènes
que vous avez vu naître dans nos éprouvettes. Ce
résultat est extrêmement remarquable, car à une
époque qui n'est pas encore très loin de nous, on
n'aurait pas manqué de le nier, ou tout au moins

de penser à l'avance que la force vitale du sang em-
pêcherait les réactions chimiques de se produire.
Constamment dans ces épreuves nous avons vérifié que la coagulabilité du sang était la condition
normale, ou, comme on dit, physiologique de ce
liquide. Nous avons injecté de l'acide oxalique dans
les veines d'un animal ; la mort a été presque subite ; aussi le sang était-il devenu tout à coup
incoagulable. Nous avons injecté de l'eau putride chez un autre animal, et il a succombé au
bout de quelques heures. Dans ce dernier cas,
nous avons remarqué que le sang avait une apparence particulière ; il n'était pas complètement
liquide ; on y apercevait un certain degré de viscosité ; mais il n'offrait toutefois aucune trace
de coagulation : de plus, chez cet animal, nous
avons trouvé des altérations locales en assez grand
nombre ; point important, surtout au moment où
nous agitons la question de savoir si les altérations des organes sont primitives ou secondaires,
c'est-à-dire si elles précèdent ou suivent les modifications du sang. La première partie de cette question, vu la faveur dont le solidisme jouit de nos
jours, réunit le plus grand nombre de partisans ;
mais ce n'est pas une raison pour qu'elle soit vraie :
(la vérité est rarement le partage de la foule) ;
bien loin de là : l'expérience y porte du moins de
rudes atteintes, surtout celle-ci : Nous prenons un
animal parfaitement bien portant ; il est probable, il
est certain même que, chez lui, les solides ne sont
point altérés, puisqu'il jouit intégralement de toutes ses facultés ; mais voici que, par un procédé

quelconque, vous modifiez, vous altérez subitement le sang : l'animal éprouve aussitôt de graves symptômes ; il succombe en quelques heures , et quelquefois immédiatement. L'autopsie, ce nous semble, doit faire foi en pareil cas ! Eh bien, Messieurs, l'autopsie nous montre des altérations en train, pour ainsi dire, de se développer sur les principaux organes. Rien n'est plus clair ; mais précisément parce que cela est clair et simple, la multitude adoptera peut-être l'opinion contraire. l'esprit humain est ainsi fait.

Parmi les phénomènes pathologiques que nous ont offerts les animaux chez lesquels nous avions injecté de l'eau putride, nous avons principalement remarqué sur les intestins ce qu'on appellerait en style d'école une *vive inflammation*, c'est-à-dire, l'exhalation d'une matière couleur lavure de chair , comme la désignent si heureusement les pathologistes ; cette matière , adhérente à la muqueuse de l'intestin et solidifiée sous forme de gelée , n'est autre chose qu'une partie de la fibrine du sang qui a transsudé et s'est coagulée d'une façon particulière dans la cavité du tube digestif. Voici comment il se fait que nous vous donnions ce mécanisme pour certain. Nous avons détaché et lavé avec soin cette sécrétion intestinale ; nous en avons soustrait la matière colorante, et il s'est précipité des particules de fibrine très ténues. J'emploie ici à dessein le mot particule ; car il y a cette différence avec les globules, que ceux-ci sont en quelque sorte organisés, affectent une forme déterminée, et ont constamment entre eux

une grande analogie ; ce que je nomme ici particules, au contraire, n'est qu'un amas de parcelles
extrêmement déliées, de formes et de volumes différents, et auxquelles ne peut se rattacher aucune
idée de configuration régulière ou symétrique, et
par conséquent qui leur donne telle apparence plutôt que telle autre.

Ces masses, ces filaments ne sont donc pas de
la fibrine coagulée à la manière ordinaire, puisque
celle-ci présente cette organisation celluleuse, vasculaire, arborisée, que nous voyons se développer
dans le caillot normal, ainsi que dans les différents tissus de formation accidentelle.

Ceci m'a engagé à rechercher si ces caillots *gélatiniformes* que nous produisons, comme vous le
savez, avec du sang mélangé à certaines substances, telles que la soude, le carbonate de soude, etc.;
si, dis-je, ces caillots qui ressemblent à de la gelée n'auraient pas quelque analogie avec les masses de fibrine qui se déposent sur les intestins
dans certaines affections; car, Messieurs, il faut établir une distinction tranchée entre la coagulation
normale de la fibrine soit dans la cicatrice des
plaies, soit même dans la constitution du coagulum, et cette aggrégation, je dirais presque, cette
espèce d'aglutination de particules fibrineuses qui
viennent se réunir les unes aux autres sur les intestins dits enflammés. Il y a déjà quelques années que
MM. Prévost et Dumas, croyant alors, selon les
idées de l'époque, que les globules étaient en partie constitués par la fibrine, avaient émis l'o-
pinion que ces masses n'étaient autre chose que

des globules condensés comme produit d'excrétion
à la surface de l'intestin malade. Maintenant il est
certain que les globules et la fibrine sont deux
matières, différentes et très faciles à isoler; mais
il n'en est pas moins vrai de dire que les deux
honorables auteurs que je viens de citer ont entrevu la question telle qu'elle se présente aujour-
d'hui.

Un autre fait, non moins curieux que nouveau,
m'a également frappé, c'est l'influence du nerf
pneumo-gastrique sur la vitalité du sang. Nous
avons en effet remarqué, non sans quelque sur-
prise, que la section de la huitième paire cérébrale
enlevait au liquide sanguin la propriété de se coaguler. Est-ce là une action médiate ou immédiate?
c'est ce que je ne saurais décider. Toutefois voici
le sang d'un animal qui a succombé à la suite de
la section de ce nerf, et, bien qu'il soit dans ce
vase depuis plusieurs jours, il est parfaitement
liquide. Examinées au microscope ces petites particules, que vous apercevez sur les parois du verre,
sont des assemblages de globules déformés, placés les uns à côté des autres, très peu adhérents
entr'eux, en un mot il n'y a rien ici qui rappelle
une coagulation de fibrine.

Ceci est d'autant plus important, que si en effet,
le système nerveux intervient dans la coagulation
de la fibrine, cette propriété devra désormais être
considérée comme un phénomène physiologique,
et par conséquent ce ne sera plus dans les lois de la
physique qu'il faudra chercher une action propre
à la raviver. Vous voyez, Messieurs, que nous som-

mes loin de vouloir obstinément rattacher à telle
ou telle partie des sciences naturelles tout ce qui
se passe dans l'économie : il nous importe peu en
effet , que ces phénomènes soient du ressort de la
chimie , de la physique ou de la vitalité; ce que
nous désirons seulement, c'est d'en trouver le mécanisme, et comme il ne se présente pas plus tôt à
nos sens dans un cas que dans l'autre , nous n'a-
vons, je le répète, aucun intérêt , pas même celui
de l'amour-propre, à nous fermer ainsi des voies
expérimentales qui peuvent amener d'utiles résultats.

Cette preuve de l'influence du système nerveux sur
la coagulabilité du sang, qui sera l'objet de recherches ultérieures, car rien n'est plus grave et plus intéressant que cette question, nous a conduits à faire
une tentative dont je vais vous exposer le premier
résultat. J'avais remarqué depuis long-temps que
chez les individus attaqués d'une apoplexie grave,
le sang artériel perd sa couleur écarlate. Je ne
sais si vous avez entendu dire que dans ces cas désespérés on ouvrait quelquefois l'artère temporale
pour tâcher de diminuer la pression toujours crois-
sante que le liquide opérait sur le cerveau par
son abord continu. J'ai nombre de fois pratiqué
ces saignées artérielles ; ceux qui suivent ordinairement ma visite peuvent se rappeler que
ces vaisseaux fournissent un sang noir et visqueux. Je n'ai pas eu alors l'occasion de m'assurer
s'il se coagulait comme celui des veines; mais voici
l'expérience que j'ai fait faire ici à ce sujet : on a
pratiqué une petite ouverture au crâne d'un ani-

mal; puis on a injecté à travers la voûte osseuse et
la membrane dure-mère une quantité de liquide
assez grande pour déterminer les phénomènes de
la compression du cerveau, et on a ensuite fait une
saignée artérielle à cet animal. Ces trois éprouvettes sont remplies de son sang. Vous voyez que
dans chacune le sérum est trouble; qu'il tient en
dissolution de la matière colorante ; remarquez
aussi que le caillot est faible, tremblottant, onduleux, qu'il se déchire avec une telle facilité que le
seul poids de cette baguette de verre suffit pour
le diviser entièrement. Cependant quelque chose
me fait douter que cette expérience ait été faite
avec toute la précision désirable, c'est la couleur
de ce sang : au lieu d'être noir comme le sang
veineux, il est rouge écarlate, non-seulement
à la superficie, mais dans toute sa masse. Je ferai
recommencer l'épreuve devant moi afin de m'assurer si une compression plus forte de l'encéphale amènera le résultat que je vous signalais
tout-à-l'heure. Toutefois, c'est encore une voie
nouvelle dans laquelle nous allons nous engager
pour savoir comment l'encéphale étant compri-
mé, le sang se modifie. Cette question, Messieurs, a une immense portée si nous avons
égard aux phénomèmes morbides dont elle donnerait la clef.

Nous vous avons parlé l'année dernière du sang
des scorbutiques, et nous avons dit que le défaut
de coagulation de ce liquide amenait chez les individus attaqués de cette affection, le gonflement
des gencives, les larges taches pétéchiales et les

infiltration œdémateuses jaunes et noires qu'on rencontre plus ou moins constamment sur les membres et le tronc. J'ai fait demander ces jours-ci dans divers hôpitaux de Paris, du sang de cette nature, afin de vérifier de nouveau ses caractères pathologiques. Il est probable que d'ici à la fin de ce semestre nous aurons découvert quelque chose de nouveau sur l'ensemble des symptômes que présente cette maladie. Il y a peu de temps, M. James, interne des hôpitaux, a fait insérer dans la Gazette médicale un mémoire très bien circonstancié sur ce sujet ; il y a développé et commenté avec talent les idées que nous avions émises l'année dernière sur cette matière, et décrit surtout l'alcalicité du sang comme pouvant être la cause des phénomènes scorbutiques, et du défaut de la coagulabilité de leur sang ; ce travail, quel que soit son mérite, est une preuve qu'il ne faut conclure qu'avec une sage lenteur. Je vous engage cependant à le consulter.

Voici du sang d'un individu scorbutique qui m'a été envoyé par M. Leuret, médecin de l'hôpital de Bicêtre. Le malade a les gencives considérablement tuméfiées, ses dents vacillent et sont incessamment chassées de leurs alvéoles ; il présente de larges pétéchies et des régions entièrement infiltrées : cependant un caillot ferme et résistant est sous nos yeux ; la matière colorante seule offre une altération appréciable à la vue, elle est d'un rouge-brunâtre ; mais il n'y a pas défaut de coagulabilité du sang. Ainsi, Messieurs, la question n'est pas encore vidée, il faut se garder d'aller trop vite dans de pareilles matières quand on veut éviter les mécomptes.

Quelques personnes qui ont lu le dernier volume de mes leçons sur les *phénomènes physiques de la vie* que j'ai publiées l'année dernière, et qui ont bien voulu en rendre compte dans les journaux, m'ont reproché de m'être renfermé dans des spécialités de faits et de laisser mon auditoire dans l'incertitude, de ne jamais donner de conclusions définitives. Il est aisé, Messieurs, à ceux qui n'ont d'autre tâche à remplir pour professer, que de rassembler des matériaux élaborés, ressassés, pour ainsi dire, il leur est aisé, dis-je, de généraliser les faits que d'autres ont découverts, d'en tirer des conséquences, et de les montrer sous toutes leurs faces; mais, comme je vous l'ai déjà dit, les chaires du collége de France ne sont pas des chaires d'enseignement élémentaire; placé ici, comme à l'avant-garde de la science, nous ne pouvons arriver que lentement à la découverte de faits généraux, et ce n'est point notre faute si les faits isolés ne sont pas susceptibles de se généraliser; nous ne demanderions certes pas mieux d'en trouver qui ne souffrissent point d'exception et qui permissent d'en déduire des conséquences définitives. Que s'il s'agit de leur donner de notre propre mouvement une extension qu'ils ne comportent pas, de les enjoliver, de les orner de manière à en faire un tableau plus ou moins gracieux, oh! alors, je reconnais, je ne dirai pas mon impuissance, mais bien ma mauvaise volonté; car je pourrais, comme tant d'autres, en suivant la pente si naturelle à l'esprit

humain, dire ce qui n'existe que dans mon imagination, faire des phrases sonores , des périodes
ronflantes sur des mots en l'air, sur des idées
creuses et même me complaire dans ces rêveries.
C'est alors, Messieurs, que j'engagerais mon auditoire dans le vague , que je le perdrais dans
un labyrinthe sans issue. Mais aussi, Messieurs,
si j'étais assez faible pour céder à cette tendance ,
je me croirais indigne de l'honorable chaire que
j'occupe.

Revenons à l'étude de l'influence de certains
corps sur la coagulation du sang. Nous avons à
vous présenter aujourd'hui sur ce point des faits
qui, bien qu'isolés, ont cependant une certaine importance. Parmi les boissons médicamenteuses
qu'on emploie dans les fièvres graves, l'eau sulfurique est fréquemment choisie; il nous est venu à
l'idée d'essayer son action directe sur le sang. A cet
effet nous avons mélangé quelques gouttes d'acide
sulfurique avec une quantité d'eau plus grande que
celle qui entre ordinairement dans la limonade de
nos hôpitaux, et nous avons injecté quelques centilitres de cette liqueur dans la jugulaire d'un
chien. La mort a été presque immédiate, et le sang
est devenu incoagulable. Aujourd'hui, on ne
donne guère attention à cet état du sang qui ac-
compagne quelquefois, dans les autopsies les altérations profondes de l'organisme ; mais les médecins du siècle dernier, qui n'étaient pas moins bons
observateurs que ceux de notre époque, sans y
avoir peut-être autant de prétention, avaient remarqué la propriété qu'ont certains sels alcalins,

comme ils les appelaient, d'empêcher le sang de se
coaguler dans les vases , et que dans les maladies
épidémiques graves, ce liquide était incapable de
se prendre en masse.

Pendant l'indisposition qui m'a privé la semaine
dernière du plaisir de me trouver avec vous, je me
suis occupé à feuilleter quelques-uns de ces auteurs. L'un d'eux, qui m'était tombé sous la main,
a particulièrement fixé mon attention. C'était l'essai sur les fièvres , par Huxam, célèbre praticien
anglais. Dans un de ses chapitres, ce médecin, après
avoir établi une différence entre le sang épais et visqueux de certains pléthoriques, et celui des individus d'un tempérament opposé où la sérosité est
abondante et les globules moins nombreux, note diverses substances propres à produire ces dernières
altérations du sang, entr'autres les préparations
aloétiques, l'alcali volatil, l'esprit de corne de cerf
et l'eau de laurier cerise, « qui, dit-il , rendent le
coagulum beaucoup moins dense, plus mou , et
donnent à la sérosité une couleur rouge appro-
chant de celle du vin de Bourgogne; » puis il
s'exprime en ces termes :

« Outre les deux états du sang que nous venons
de décrire , il y en a un troisième beaucoup plus
dangereux; je veux parler de celui qui tend le
plus immédiatement à la dissolution et à la putréfaction. Tel est l'état de quelques scorbutiques,
qui, sans presque aucun dérangement précédent,
si on en excepte une espèce de lassitude et de lan-
gueur, sont tout-à-coup couverts de taches vio-
lettes, livides, ou même noires et bleues , et

éprouvent des hémorrhagies abondantes , dange-
reuses et souvent funestes dans un temps où ils
croient à peine être malades. J'en ai vu un très
grand nombre d'exemples , tant parmi les enfants
que parmi les adultes , et j'ai souvent prédit les
hémorrhagies dont ils étaient menacés. Le sang
qu'on tire de ces personnes pour arrêter l'hémorrhagie (méthode qui, pour le dire en passant ,
est très dangereuse, à moins qu'il n'y ait des signes
manifestes de pléthore), paraît toujours comme
une espèce de sanie qui ne se partage pas en
caillot et en sérosité , mais reste en une masse
uniforme, à demi figée , d'une couleur livide ou
plus foncée qu'à l'ordinaire ; et quoique dans certains cas il conserve sa couleur vive et brillante
pendant long-temps , il se putréfie toujours très
promptement. »

Et un peu plus loin , il ajoute :

« Les miasmes pestilentiels détruisent également
la contexture du sang et communiquent aux humeurs une disposition générale à la gangrène.
Cela est démontré par les hémorrhagies totales et
fréquentes, par les sueurs , les vomissements et les
déjections extrêmement fétides, et qui sont suivis
d'une mortification universelle ; toutes choses qui
ont été observées par les meilleurs auteurs dans
la peste, les fièvres pestilentielles et pétéchiales.
*Le sang , dans ces différents cas , ne se coagule
pas.* »

Et puis encore : « Il m'est arrivé plusieurs fois
de voir des personnes dont le sang était âcre et
dissous, attaquées de fièvres pulmonique et pleuro-

peripneumonique. **Cela arrive fréquemment aux gens de mer attaqués de scorbut.** »

Il parle aussi d'une épidémie survenue en 1737, qui était très souvent compliquée de pneumonie, et où le sang était tellement liquide, qu'on avait de la peine à arrêter celui qui s'écoulait des piqûres faites par les sangsues ou la lancette.

Ainsi, Messieurs, puisque des médecins peu avancés en physiologie, en chimie et en physique, ont fait, il y a cent ans, des remarques de cette importance, quel parti ne devons-nous pas espérer de retirer de nos recherches aujourd'hui que nos moyens d'investigation sont plus nombreux et plus sûrs.

Dans une série d'expériences, nous nous sommes proposé d'examiner l'effet des acides minéraux et végétaux sur le sang : nous avons commencé, par l'acide sulfurique pour tâcher de déterminer à quelle dose il devient poison, et voici ce que nous avons fait. On a pris huit éprouvettes, chacune d'elles a reçu cinq centilitres de sang, plus dans la 1re une goutte d'acide sulfurique concentré; dans la 2e deux gouttes, et ainsi de suite : le premier mélange est déjà presque entièrement liquide, si ce n'est une espèce de dépôt qu'on aperçoit au fond du vase et qui n'est nullement un coagulum; la matière colorante surtout est évidemment altérée.

Voilà, je pense, un résultat peu attendu; une seule goutte de cet acide a suffi pour rendre incoagulables cinq centilitres de sang.

Dans la seconde éprouvette, il y a une altération

beaucoup plus prononcée; le sang est devenu d'un noir foncé, et on y voit un petit dépôt de globules décolorés.

Dans la 3e, la couleur noire est encore plus tranchée; le liquide est aussi plus visqueux : il y a probablement une réaction chimique de l'acide sur la fibrine, et je suis persuadé qu'avec un pareil fluide dans ses vaisseaux, un animal serait frappé de mort subite.

Il en est à peu près de même des autres mélanges; et il semblerait résulter de là qu'il n'y a pas une grande différence entre l'action de deux gouttes d'acide et celle de huit sur une quantité donnée de sang; il faudrait aller au-dessous d'une goutte, la partager et étudier l'effet de ces fractions. Toutefois, vous noterez, Messieurs, qu'il ne peut y avoir ici qu'une action chimique, la combinaison de l'acide sulfurique avec la fibrine. J'ai cherché à m'éclairer plus particulièrement sur ce mode de combinaison; j'ai consulté les notabilités de la science. Mais je n'ai rien appris qui éclaire beaucoup la question, et cela ne doit point vous surprendre; car la chimie organique est loin encore d'être arrivé à un haut degré de perfection; je n'ai pas pour cela abandonné mon enquête, je m'en occupe au contraire avec activité, et je vous communiquerai les renseignements que j'aurai recueillis.

Nous avons fait d'autres recherches, et toutes nous ont donné des résultats contraires aux opinions admises sur l'effet de certains médicaments. Vous savez, par exemple, avec quelle promptitude l'acide nitrique coagule l'albumine et forme avec elle un véritable nitrate; eh bien! nous avons mis dix gouttes de cet acide avec 5 centilitres d'eau que nous avons versée dans deux ou trois millilitres de sang, et il ne s'est fait aucune coagulation. On remarque seulement au fond du vase un léger précipité : est-ce de la fibrine? est-ce de l'albumine? je l'ignore.

Il y a un fait qui paraît se généraliser, c'est que dans tous les essais que nous avons tentés jusqu'ici, les acides ont paru se comporter avec le sang à peu près de la même manière. L'acide phosphorique, par exemple, qui coagule si facilement l'albumine, a complètement liquéfié le sang : la matière colorante a tout-à-fait disparu sous l'action d'une seule goutte de cet acide. Il y a une apparence de précipité que nous examinerons au microscope.

1re Expérience. Acide citrique.

L'acide citrique, dont on fait un usage si général dans les boissons médicamenteuses et autres, a amené, aux mêmes proportions que ci-dessus, la liquéfaction du sang, avec un léger précipité de matière colorante. Cette expérience faite sur un animal vivant a causé promptement sa mort; nous pratiquerons l'autopsie à la fin de la séance.

2e et 3e Exp. Acides borique et arsénieux.

Les acides borique et arsénieux ont également liquéfié le sang, sans présenter autre chose de remarquable.

4ᵉ Exp. *Tanin pur*.

Parmi les substances qui ont particulièrement attiré notre attention, nous vous parlerons du tanin pur, découvert récemment par M. Pelouze, que l'on emploie maintenant à la place du ratanhia et du cachou, *astringents* trop souvent infidèles : moi-même en ai conseillé l'usage pour diminuer les sécrétions, les hémorrhagies, les écoulements morbides. On pensait qu'agissant localement sur les membranes muqueuses, en les tannant pour ainsi dire, il pouvait remédier à certaines diarrhées et à certains flux anormaux. Cependant, Messieurs, un cinquantième de gramme de cette substance, qui n'est autre que l'acide tannique, a suffi pour liquéfier 5 centilitres de sang. Du reste, il ne paraît pas agir sur la matière colorante que vous voyez ici séparée sur un filtre : elle ne nous semble pas altérée. D'après les travaux de M. Pelouze, le tanin serait un véritable acide qui formerait des tannates de fibrine lorsqu'on le met en contact avec ce dernier corps.

5ᵉ Exp. *Crème de tartre soluble*.

La crème de tartre, que l'on administre à de très hautes doses aux personnes de tout âge et de tout sexe, mélangée dans les proportions suivantes :

Crème de tartre soluble	5 grammes.
Eau commune	50 id.
Sang	2 centilitres.

nous a donné une couleur olive foncé, avec un faible précipité d'albumine.

Je ne prétends pas que cette substance agisse de même lorsqu'elle est ingérée directement dans l'estomac ; il est rigoureusement indispensable de rechercher si l'absorption par le canal intestinal ne modifie pas les propriétés chimiques des corps et comment elle les modifie. Quant à l'action de l'acide sulfurique, on pourrait conjecturer, comme le dit M. Dutrochet dans son langage figuré, qu'il est ennemi de l'endosmose, c'est-à-dire qu'il ne s'imbibe pas dans les tissus comme l'eau pure, ce qui est un fait démontré. Nous reviendrons plus tard sur ces différents points.

6e Exp. Acide carbonique.

Il importe surtout d'établir d'une manière positive l'action des différentes substances que nous étudions. Voici du sang d'un animal que nous avons asphyxié par le gaz acide carbonique ; il présente une coagulation évidente, et vous devez vous rappeler cependant que nous avons jusqu'ici toujours vu cet acide liquéfier le sang, notamment chez cette femme asphyxiée par la vapeur du charbon, et dont l'observation nous avait été communiquée par M. James.

7e Exp. Émétique.

L'émétique, médicament fort employé, a, dans cette éprouvette, laissé coaguler le sang ; par conséquent, il semblerait propre à favoriser la circulation pulmonaire, et à dissoudre les hépatisations rouges du poumon. Cependant il cause lui-même ces hépatisations ; je l'ai noté il y a long-temps dans un travail que j'ai publié sur le mode d'action de cette substance.

8ᵉ Exp. *Iodure de potassium.*

L'iode est également un corps qui paraît augmenter la coagulation du sang. Voici le mélange entièrement solidifié d'un gramme d'iodure de potassium et d'un centilitre de sang.

9ᵉ Exp. *Hydrochlorate de baryte.*

L'hydrochlorate de baryte, qu'on emploie dans les engorgements, les tumeurs blanches, et a eu ici une action toute spéciale sur la coloration du liquide qui est d'un rouge artériel, et présente un caillot assez résistant.

10ᵉ Exp. *Borate de soude.*

Le borate de soude nous donne un caillot qui a la consistance de la gelée de groseilles.

Voilà donc plusieurs substances qui sont loin de s'opposer à la coagulation du sang et qui paraissent au contraire la favoriser : ce sont principalement le sel de cuisine, l'hydrochlorate de baryte, l'émétique et l'iodure de potassium.

Nous allons procéder à l'autopsie de l'animal qui a succombé à une injection d'acide citrique. Dès le premier coup de scalpel, vous le voyez, Messieurs, le sang est liquide, sa couleur est à peu près la la même que dans l'éprouvette où la proportion d'a-

cide était plus forte. D'après notre théorie, nous
devons trouver une altération de l'organe pulmonaire. En effet, ce poumon n'est pas dans un état
normal; le sang et surtout la sérosité y sont épanchés
il n'y a pas d'engouement, il est vrai, mais cela provient de ce que l'injection n'était pas assez concentrée pour arrêter subitement la circulation.

Voilà encore un résultat qui coïncide parfaitement avec ceux que nous avons précédemment
obtenus, et qui auront, j'espère, une heureuse influence sur les progrès ultérieurs de la médecine.

DIX-SEPTIÈME LEÇON.

2 Mars 1838.

Messieurs,

D'après la nature des études que nous avions entreprises pour ce semestre, vous avez dû voir qu'il nous était impossible d'arrêter à l'avance une marche déterminée dont nous ne dussions point nous écarter : il nous fallait faire des expériences, voir où elles nous conduiraient, et nous avancer à tout hasard, guidé par des faits matériels que nous ne pouvons ni commander ni prévoir ; c'est ainsi du moins que je conçois la méthode expérimentale dont on ne doit jamais forcer les conséquences pour les rattacher à ses propres théories. Nous nous sommes donc bornés à constater des résultats ; de sorte que nous nous trouvons placés au milieu d'un grand nombre de faits qui, je l'espère, nous conduiront vers d'autres plus importants encore : et probablement que cet ensemble imposant d'observations jettera quelque lumière sur la science que nous sommes glorieux de cultiver.

Nous sommes restés comme absorbés par l'étude de la coagulation du sang, question neuve et du plus haut intérêt sous tous les rapports. Personne, que je sache, n'avait encore considéré ce liquide sous l'aspect sous lequel nous vous l'avons présenté; nous l'avons placé dans des conditions auxquelles nul avant nous n'avait songé, et nous avons recueilli des faits qui, j'ose le dire, étaient restés inconnus jusqu'ici. Nous allons poursuivre ces études avec plus d'activité que jamais, maintenant que nous pouvons espérer de n'être plus arrêtés par les rigueurs de la saison qui s'achève; et nous terminerons en peu de temps ce qui a rapport à cette question de la coagulation. En attendant, nous aurons encore à vous présenter un grand nombre de faits qui s'y rattachent plus ou moins directement et qui en seront comme le complément : si après cela, il restait encore quelque point douteux, la route étant connue et largement frayée, on arriverait bientôt à l'éclaircir.

Dimanche dernier, à ma campagne, j'ai fait tuer un porc d'espèce anglaise et que j'avais soumis à l'engrais : il n'y a là certes rien de remarquable pour un propriétaire ; mais quand, en outre de la qualité de propriétaire, on a celle de physiologiste, on doit chercher un sujet d'étude dans les moindres circonstances, qui se présentent, et c'est ce que j'ai fait. Cet animal était devenu énorme tant par sa taille que par son embonpoint excessif: certaines races de porcs anglais sont particulièrement suscep-

tibles d'un accroissement extraordinaire. J'ai fait
recueillir son sang au moment où il s'échappait de
l'artère ouverte, mais quelque précaution que j'aie
prise pour faciliter sa coagulation, il est resté liquide
tel que vous le voyez dans ce vase. Il semble à la vérité plus visqueux que celui des animaux que nous
défibrinons dans nos expériences ; c'est la seule
différence ; car il n'offre aucune trace de cette séparation en sérum et en caillot que nous remarquons toujours dans le sang normal. Ce fait, je
l'avoue, semble être entièrement opposé à ceux
que nous avons jusqu'ici observés sur ce sujet, si
tant est qu'un fait puisse en renverser un autre.
Vous savez que là-dessus nous sommes ordinairement très sobres de suppositions ; aussi n'essaie-
rons-nous point d'en faire ni de donner aucune
explication ; des expériences ultérieures nous ap-
prendront sans doute ce que nous devons en penser. Malheureusement, telle n'est point la méthode
généralement admise. Chacun veut accoutrer la
nature à sa guise, et lorsqu'un fait vient contrarier les hypothèses qu'on a créées, on le passe entièrement sous le silence, comme on nous a conseillé
de le faire pour celui-ci ; ou bien on le dissimule
adroitement, de sorte qu'on paraît toujours voguer
à pleines voiles là où d'autres trouvent à chaque
instant des obstacles et des écueils. Ce sont de ces
finesses indignes de la science et qui nuisent beaucoup à ses progrès.

Quoi qu'il en soit, j'ai été vivement frappé de ce
phénomène négatif dont je vous parlais tout-à-
l'heure ; nous avions un animal bien portant, et

même d'une santé exubérante, il faut dire le mot,
il succombe à une hémorrhagie aortique, et son
sang, placé dans les conditions les plus favorables,
ne se solidifie pas. Il y a là quelque chose d'extraordinaire; je sais bien qu'à la rigueur on pourrait dire
que ce sang n'était pas dans des conditions normales; car les animaux que l'on engraisse pour nos tables se nourrissent outre mesure : on a soin de leur
laisser à discrétion une grande quantité des matières
végétales qui leur servent d'aliments, et le peu de
temps pendant lequel ils ne mangent pas, ils le passent à dormir. Celui dont il s'agit ici était devenu
tellement gras, qu'il avait quatre ou cinq pouces de
lard sur le corps, et que sa chair musculaire était
presque entièrement transformée en cette substance; ainsi, quoiqu'il soit de la nature du porc d'être
gras, on ne peut pas affirmer que ce soit là un état
sain. Il est probable que chez cet animal le sang
était modifié, que certains principes y manquaient
ou y étaient en excès; car celui des autres animaux
de son espèce également engraissée a ordinairement
une telle tendance à se coaguler, qu'on est obligé de
l'agiter vivement pendant qu'il s'écoule du vaisseau
ouvert pour qu'il reste liquide et qu'on puisse ensuite l'apprêter de différentes manières.

Il est vrai que nous ne devons pas juger d'après
un seul fait : contentons-nous pour l'instant d'en
prendre note, sauf à le vérifier de nouveau lorsque
l'occasion s'en présentera.

J'avais pensé que ce sang contenait plus de matières grasses que d'autres; mais le papier qu'on
y plonge ne donne aucun indice confirmatif de cette

présomption; j'ai remarqué seulement qu'il n'alté-
rait pas la couleur végétale du curcuma , et vous
savez que la sérosité du sang est ordinairement
alcaline. Examiné au microscope, il présente des
globules irréguliers , circulaires à la vérité, mais
hérissés à leur circonférence de petites pointes qui
leur donnent un aspect étoilé; on y voit aussi des
globules blancs que l'on peut présumer être de la
matière grasse ou de la fibrine coagulée. Pour
nous en éclaircir, nous en ferons évaporer une
certaine quantité que nous traiterons ensuite par
l'alcool ou l'éther , et ce moyen nous apprendra
immanquablement si ce sang est réellement combiné avec la matière de la graisse.

Nous avons été curieux de voir si nous pourrions produire par des moyens artificiels une semblable modification du sang, et voici ce que nous
avons fait : nous avons pris de l'huile d'olives ordinaire, qui contient une notable proportion de
stéarine, l'un des principes gras, et nous l'avons mêlée à du sang artériel, sortant d'un vaisseau vivant:
le tout s'est solidifié, comme vous pouvez l'apercevoir dans ce vase, mais d'une façon particulière. Si
on en juge par le degré de consistance et l'aspect
tremblottant, c'est plutôt une gélée qu'un caillot;
vous voyez que le poids seul de cette baguette de
verre suffit pour diviser entièrement la masse et
pénétrer jusqu'au fond du vase.

Le microscope nous a fourni sur ce mélange les
documents suivants : on n'aperçoit plus de globules,
mais seulement des particules, des petites masses
transparentes , qui sont sans doute de la matière

grasse mélangée avec de la fibrine ou de l'albu -
mine; du reste, nulle apparence étoilée comme dans
le sang du porc.

Voilà donc encore un fait qui va nous ouvrir la
voie de nouvelles expériences; car si nous nous en
tenions aux conjectures, nous tomberions souvent
dans les erreurs les plus graves. Vous m'entendez
souvent insister sur ce point et appeler à mon aide
la preuve matérielle ; c'est, qu'en effet, l'expérience est le flambeau de la physiologie , tandis que
les hypothèses les plus séduisantes, les mieux combinées et qui paraissent quelquefois s'adapter mer-
veilleusement au sujet, ont été de tout temps l'obstacle insurmontable aux progrès de notre art.

Voici un autre fait qui ne sera pas non plus
déplacé dans cette série de remarques : un agricul-
teur distingué, professeur à l'école modèle de Gri-
gnon, M. Briaune, qui n'est pas moins zélé pour
la physiologie que pour l'agriculture, m'avait proposé de me donner des échantillons du sang des
animaux qu'il fait engraisser. Ce matin même, il
m'a envoyé de celui de plusieurs bœufs soumis à l'engrais. Quoique provenant d'animaux placés à peu
près dans les mêmes conditions que mon porc, ce
sang ne ressemble en rien à celui que nous venons
d'examiner; il s'est promptement séparé en deux
parties dont on a extrait le caillot ferme et re-
bondissant que vous voyez sur cette soucoupe. Le
sérum, qui n'est pas en trop grande quantité, retient en suspension beaucoup de globules qui nous
ont paru régulièrement conformés : la fibrine est
abondante, élastique, résistante et de la meil-

leure nature. Les bœufs qui ont fourni ce sang,
sont entièrement nourris avec le résidu des bet-
teraves qui ont servi à faire du sucre ; tandis que l'on donne aux porcs pour les engraisser
des matières végétales qui contiennent beaucoup
de fécule. Est-ce dans le mode d'engrais que nous
trouverons la cause des différences que nous ont
présentées ces deux liquides ? je l'ignore ; mais
toujours est-il que la question qui semble très simple au premier abord , est des plus complexes ,
quand on l'examine sérieusement. En effet , rien
n'est plus incohérent que ce que nous savons sur
le sang des divers animaux , et il y a sous ce rapport de très grandes différences à établir entre eux.
Prenons-nous , par exemple , du sang de cheval ,
tel que celui qui est dans cette éprouvette, il ne nous
présente presque pas de sérum ; mais en revanche,
on y trouve une masse considérable de ce qu'on
nomme couenne qui égale le volume du caillot rouge.
Je me sers à dessein de cette expression caillot rouge,
parce que les vétérinaires qui ont constamment
remarqué cette solidification de fibrine à la partie
supérieure du vase, lui ont donné le nom de caillot
blanc, sans y attacher, toutefois, la même importance que les médecins; car, Messieurs, si on extrayait des vaisseaux de quelqu'un d'entre nous un
sang qui présentât cette particularité, on affirmerait
qu'il est dans des *conditions inflammatoires* ef-
frayantes ; qu'il va se *déclarer* chez lui une pleurésie ou qu'il *couve* une pneumonie des plus intenses. Cependant, rien de tout cela n'existe chez l'animal qui a fourni ce sang; il se porte à merveille.

Que penser, que conclure en présence de faits qui semblent si contradictoires? Pour mon compte, je m'abstiens, quant à présent, mais l'ambiguité de ces phénomènes ne saurait me décourager, et je n'en continuerai mes recherches qu'avec plus d'ardeur.

J'ai eu, ces jours derniers, dans mon service à l'Hôtel-Dieu, l'occasion de constater un fait qui se rattache et à nos études sur les bruits du cœur et à celles des propriétés du sang. Cette observation, vraiment curieuse sous ces deux rapports, a été recueillie avec beaucoup de soin par M. Fauvel, mon interne de l'année dernière, et je compte la publier avec le complément des circonstances que nous révélera l'autopsie. Voici pour le moment ce que je peux vous en dire : j'avais depuis long-temps dans mes salles une jeune fille atteinte d'une affection organique du cœur ; outre l'énorme hypertrophie des deux corps de pompe, il y avait probablement altération des valvules auriculo-ventriculaires. L'oreille, appliquée sur la région précordiale, percevait un bruit très fort d'expulsion ; mais quant aux deux bruits normaux de systole et de diastole, ils étaient complétement disparus ; on voyait seulement le thorax soulevé par un mouvement de totalité, correspondant aux contractions du cœur contre lequel il était appliqué. Depuis deux ou trois jours cette fille était devenue moribonde : l'emphysème du poumon avait augmenté la dyspnée qu'elle éprouvait ordinairement, et une ascite volumineuse, refoulant en haut le diaphragme, avait réduit de beaucoup les proportions

de la cavité thoracique. Elle n'avait, pour ainsi
dire, plus de place pour respirer. Les choses étaient
à ce point, lorsqu'avant-hier un de mes confrères,
qui remplissait ce jour-là mon service, lui fit pratiquer une légère saignée, je dis légère, parce qu'en
effet six onces de sang sont peu de chose pour
ceux qui, d'habitude, en retirent douze ou seize
onces à la fois, croyant ainsi diminuer la gêne de
la respiration. Ce n'est pas le moment de combattre
cette théorie si nuisible dans les cas semblables à
celui que je vous rapporte, je n'y insiste pas et
j'arrive au fait important pour nous. Le sang de
cette pauvre fille s'est presqu'aussitôt coagulé, le
sérum était abondant, mais le caillot s'est rétracté
comme un caillot normal. Elle est morte hier matin
sous nos yeux, à l'instant de la visite, et voilà que le
sang recueilli tout-à-l'heure à son autopsie est entièrement liquide; c'est à peine s'il présente quelques
traces de ce qu'on nomme gelée de groseilles. Ici
donc encore la circonstance de l'asphyxie a liquéfié le
sang qui la veille était coagulable. Y aurait-il une
ligne de démarcation à établir entre le liquide sanguin d'un individu vivant et celui d'un individu
qui vient d'expirer? ce fait nous porterait à le croire.
C'est une question de haute importance à examiner et qui rentre dans le vaste cadre que nous
nous sommes tracé.

Poursuivons maintenant l'examen des différents
réactifs sur le sang que nous avions commencé
dans la dernière séance. Voici sur la planche noire
le tableau des substances que nous avons essayées
jusqu'à présent et de quelques autres sur lesquelles

j'ai expérimenté en votre absence ou que vous allez avoir sous les yeux; elles sont divisées en celles qui rendent le sang liquide et en celles qui le coagulent. Vous concevez, toutefois, que ce tableau n'est pas définitif, et qu'il devra subir quelques modifications.

SUBSTANCES qui favorisent LA COAGULATION DU SANG.	**SUBSTANCES** qui s'opposent A LA COAGULATION DU SANG.
Eau.	Acide sulfurique.
Eau sucrée.	*Id.* hydrochlorique.
Bicarbonate de soude.	*Id.* nitrique.
Hydrochlorate de soude.	*Id.* tartrique.
Id. de potasse.	*Id.* oxalique.
Id. d'ammoniaque.	*Id.* citrique.
Id. de baryte.	*Id.* lactique.
Sérum d'une ascite.	*Id.* acétique.
Acide borique.	*Id.* tannique.
Borax.	Soude.
Nitrate d'argent.	Potasse.
Hydro-sulfate de potasse et d'ammoniaque.	Chaux.
	Ammoniaque.
Eau de Seltz.	Carbonates de soude.
Eau de Vichy.	*Id.* de potasse.
Eau de Sedlitz.	*Id.* d'ammoniaque.
Iodure de potassium.	Nitrate de potasse.
Emétique.	*Id.* de chaux.
Sulfate de magnésie.	Acide hydrocyanique.
Alcool.	Nitrate de strychnine.
Ether.	Sulfate de morphine.
Cyanure d'or.	Nicotine.
Id. de mercure.	
Acétate Hydrochlorate } de morphine.	
Mannitte.	

Parmi les substances qui n'empêchent pas la coagulation du sang, vous remarquez l'eau liquide qui entre en si grande quantité dans l'économie par les boissons. Ceci nous donne l'explication d'un fait qui nous avait embarrassé, il y a quelques se-

maines : je veux parler de l'animal à qui l'on injectait dans les veines une quantité d'eau égale au
sang qu'on lui retirait, et qui, malgré cela, ne
présentait que très peu de sérum ; nous pensions
qu'il pouvait être retenu dans la trame spongieuse
du caillot; nous en voyons aujourd'hui la raison :
c'est que l'eau aide la coagulation du sang.

Sur la même ligne viennent l'alcool, l'eau sucrée, qui, n'attaquant pas les globules, permettent
d'étudier le parenchyme fibrineux du caillot; c'est
même le moyen que nous avons employé dans nos
recherches.

Vous trouvez ensuite les hydrochlorates de soude
et d'ammoniaque, la sérosité de l'ascite, l'iodure
de potassium , le sulfate de magnésie et le nitrate
d'argent; ce dernier, tout en permettant la coagulation du sang, altère singulièrement sa couleur qu'il
change en vert olive.

Pour les acides, presque tous liquéfient le sang.

Nous avons aujourd'hui fait divers mélanges des
mêmes substances, mais avec des proportions différentes ; ainsi, nous connaissons l'action d'une
goutte d'acide sulfurique sur une quantité donnée
de sang; pour trouver à quelle dose il avait encore
de l'action, nous en avons mis quinze gouttes dans
trente centilitres d'eau et nous avons versé quatre
gouttes de cette dernière solution dans vingt centilitres d'eau. Ce liquide, fractionné presque ho-
méopathiquement, a cependant encore liquéfié le
sang et altéré les globules, quoiqu'il ne coagulât
pas l'albumine du sérum.

L'acide hydrocyanique est un des poisons les

plus violents; il tue instantanément, et pour ainsi dire comme un coup de fusil. Ce liquide que vous voyez dans l'éprouvette que je tiens est le résultat du mélange de six gouttes de cet acide, de cinq centilitres d'eau et d'un centilitre de sang. Les globules et la fibrine ont disparu ; il y a là une altération telle que je ne suis plus étonné que ce poison fasse cesser si promptement la vie.

Nous avons pensé qu'il ne serait pas sans intérêt de faire quelques expériences sur les eaux minérales dont on use en si grande quantité. Voici quelques-uns de nos résultats.

L'eau de Seltz, qui est d'un usage si général qu'on l'emploie même sur nos tables, mélangée d'après les proportions ordinaires, nous a donné un caillot trameux très visible ; les globules ne sont point dissous. Il est bon de constater ainsi les qualités de certains médicaments, puisque des substances qu'on regardait comme inertes à dose médicamenteuse, la crème de tartre, par exemple, et l'acide sulfurique, sont devenues des substances vénéneuses. Au reste, nous ne nous en tiendrons pas à ces données, nous ferons d'autres expériences.

L'eau d'Enghien, près Paris, qui contient des hydrosulfates, a agi sur le sang comme ces substances elles-mêmes ; remarquez qu'on ne boit pas de cette eau comme des autres ; on ne peut guère en prendre au-delà de cinq ou six verres chaque jour pendant à peu près un mois.

L'eau de Sedlitz n'a pas empêché la coagulation. Il s'est formé un caillot nuageux à la partie supérieure du vase, et dans le bas un caillot trameux.

De plus, la coloration écarlate du liquide a persisté :
nouvelle preuve démonstrative que ce n'est pas
l'oxygène de l'air seul qui peut donner au sang
cette couleur.

Voici une autre eau minérale que l'on emploie
pour les affections calculeuses, la goutte, etc.,
c'est l'eau de Vichy ; elle est alcaline et contient
beaucoup de bicarbonate de soude ; on en retire
même ce sel par l'analyse et on le livre au commerce sous le nom de pastilles de Vichy. On en
prend ordinairement six à sept verres dans l'espace de vingt-quatre heures. D'après nos premières expériences, on aurait pu penser que cette
eau devait liquéfier le sang et favoriser la production des pneumonies. Cette opinion me paraît
devoir être modifiée. Nous avons ici :

Eau de Vichy 5 centilitres,

sang 1,

qui nous ont donné un caillot dont les ondulations
simulent les mouvements d'un liquide renfermé
dans un parenchyme ou bien encore les oscillations de certains zoophytes.

L'eau de Barréges naturelle a formé plutôt une
gelée qu'un coagulum ; les globules et la fibrine
sont entièrement dissous, à la différence de l'eau
d'Enghien, qui a liquéfié seulement la fibrine.

L'éther mêlé à de l'eau pure dissout les globules,
mais n'empêche pas la formation du caillot.

Le cyanure de mercure, que l'on emploie maintenant de préférence au sublimé, dans le traite-

ment de certaines affections, n'a pas sensiblement modifié la formation du coagulum.

Le cyanure d'or, dont on se sert aussi comme médicament, a permis la formation d'un caillot nuageux très léger.

Le chlorure d'or, usité dans la pharmacopée de Montpellier pour le traitement des syphilis anciennes, a exercé une action très énergique; les globules sont altérés, il n'y a pas de coagulation.

L'émétine, principe immédiat de l'ipécacuanha et de quelques autres végétaux, sur laquelle j'ai fait autrefois un mémoire en commun avec M. Pelletier, nous a donné un précipité qu'il faudra examiner au microscope pour constater si les globules sont altérés.

Le nitrate de strychnine, qui est un poison excessivement violent, a produit une liquéfaction des plus complètes.

La nicotine, principe immédiat retiré du tabac, a produit une coagulation, mais avec altération des globules.

La mannite a également formé un caillot.

Le nitrate de bismuth a agi à peu près comme le nitrate d'argent.

L'iodure de fer a entièrement solidifié le mélange d'eau et de sang auquel on l'avait ajouté.

Vous voyez, Messieurs, que c'est pour ainsi dire une science toute entière à faire; que c'est surtout en analysant les produits que donnent ces réactifs qu'on en tirerait un grand parti. D'ici à quelque temps, nous étudierons l'action des gaz sur le sang, question non moins importante et qui joue un rôle si curieux dans la production des phénomènes physiques de la vie.

Je reviens à l'action singulière de la crème de tartre qu'on prend jusqu'à la dose de deux onces. Cette substance est un tartrate de potasse rendu soluble par le borax dont il retient une certaine quantité. On en a introduit un gros dissout dans vingt centilitres d'eau dans les veines d'un animal qui est mort sur-le-champ. Le résultat a été le même que dans l'éprouvette. Ce qu'il y a d'incompréhensible, c'est que cette crème de tartre soit si nuisible dans les veines, tandis que, ingérée dans le tube digestif, à peine si l'on s'en aperçoit. On ne peut pas penser que l'estomac agit chimiquement sur elle, puisqu'il ne décompose ni l'acide prussique, ni l'éther, ni une infinité d'autres substances qui sont absorbées telles qu'on les a prises, à moins que ce ne soit une matière animale ou végétale, susceptible d'être décomposée dans l'estomac. L'émétique mis en contact avec une plaie ou avec le canal intestinal, détermine des vomissements ; si on l'introduit dans une veine, il donne la mort. Il faut chercher la cause de ces différents modes d'action d'une même substance. Nous allons tout-à-l'heure procéder à une nouvelle injection de tartrate borico-potassié sur un autre animal, pour voir si le même effet sera produit. Nous devons, pour l'instant, procéder par conjecture, sauf à nous rétracter si l'expérience nous dément ; nous dirons donc que les substances ingérées dans l'estomac ne produisent pas un effet aussi marqué que lancées dans la circulation, probablement à cause de la lenteur avec laquelle elles sont absorbées dans le premier cas.

Procédons maintenant à l'autopsie de l'animal qui a succombé à une injection de cinq grammes de crême de tartre mélangés à vingt centilitres d'eau.

Dès le premier coup de scalpel, vous pouvez voir que la chair musculaire est tout à fait décolorée; je découvre le poumon et je le trouve en partie engoué et en plus grande partie hépatisé; dans le premier cas, le sang est imbibé dans l'organe, dans le second, il s'y est solidifié. C'est donc la coagulation instantanée du liquide qui a amené si subitement la mort.

Nous ne devons pas trouver de lésions abdominal, car l'animal a succombé trop promptement; en effet, les intestins sont dans l'état le plus sain.

Le professeur termine la séance en injectant cinq centilitres d'eau, tenant en dissolution deux grammes de crême de tartre dans la veine jugulaire d'un chien. L'animal ne parait pas en ressentir de fàcheux effets.

DIX-HUITIÈME LEÇON.

7 Mars 1838.

MESSIEURS,

Nos études sont depuis quelque temps consacrées à la recherche des causes qui peuvent modifier la propriété qu'a le sang de se prendre en masse, et qu'il conserve dans ses vaisseaux naturels aussi bien que dans nos vases. Nous avons été conduits à considérer ces deux cas sous un même point de vue par les résultats analogues de nos expériences, bien qu'au premier abord, il semble que l'une de ces circonstances doive beaucoup différer de l'autre. Or, voici un fait connu depuis long-temps, mais que, faute d'un point de départ certain, on n'avait su où classer, qui est venu comme de lui-même se rattacher à notre sujet. Il y a trois ans à peu près, je reçus dans mon service une femme affectée d'une espèce de faiblesse à la jambe gauche; elle la traînait bien plus qu'elle ne s'en servait pour marcher et faisait de fréquentes chutes : bientôt le bras gauche fut atteint de la même faiblesse et de mouvements convulsifs. C'était la chorée, connue vulgairement sous le nom de danse de Saint-Guy. Cette affection fit des progrès si rapides, que la malheureuse ne put plus se tenir debout ni dormir, à cause des agitations continuelles qu'elle ressentait. Les antispasmodiques associés aux toniques, aux purgatifs, et tout ce que la thérapeutique commande en pareil cas, rien ne put la calmer. En vain quitta-t-elle plusieurs fois l'Hôtel-Dieu pour aller consulter les célébrités médicales de Paris, elle est toujours rentrée dans mon service sans avoir été soulagée. Enfin, après une dernière et assez longue absence, elle est revenue hier, nous présentant le phénomène suivant.

La cuisse affectée, à partir de son tiers supérieur jusqu'à la rotule, offre un gonflement considérable qui a la couleur jaune, brunâtre et violacée des ecchymoses. Une fluctuation manifeste s'y fait sentir. En outre, chose extraordinaire, l'articulation tibio-fémorale est entièrement disloquée, les ligaments sont relâchés ou déchirés, et les os ont cessé d'être en contact : aussi fait-on exécuter à la jambe des mouvements dans tous les sens ; la malade n'en accuse aucune douleur. Il ne paraît plus y avoir d'autre moyen d'union que les parties molles extérieures. Nous avions pensé qu'il devait s'être formé dans cet endroit un amas de sérosité, mais la ponction que nous y avons pratiquée n'a laissé échapper que du sang ; on l'a recueilli dans cette éprouvette. Il n'offre aucune trace de coagulation, mais au microscope, j'y ai aperçu, outre des globules réguliers, une si grande quantité de globules blancs, que jamais je n'en avais trouvé autant. Du reste, je ne connais pas de cas de ce genre qui ait eu une terminaison si fâcheuse : la mort est imminente, et une opération ne ferait peut-être que la hâter. Ainsi nous laisserons cette pauvre femme tranquille.

Le fait qui va suivre m'a été communiqué par M. James, interne à l'Hôtel-Dieu, qui s'occupe avec nous des études sur le sang. Le malade qui en fait le sujet entra à l'hôpital pour une tumeur blanche du genou gauche. Le mal fit des progrès tels que l'amputation de la cuisse fut jugée nécessaire ; elle fut pratiquée par M. Breschet. L'examen des os malades montra une carie occupant les surfaces articulaires de la rotule, du tibia et du fémur, et de plus le développement de tubercules dans la substance spongieuse de ces os. Les parties molles étaient entièrement dégénérées en un parenchyme lardacé, ayant perdu toute trace d'organisation normale. Bien que tous les vaisseaux du moignon parussent avoir été liés, il survint cependant une hémorrhagie trois heures après l'opération, ce qui mit dans la nécessité de lever l'appareil et de faire la ligature d'une petite artère qui donnait du sang.

Pendant les premiers jours qui suivirent l'amputation, l'état du malade fut satisfaisant ; seulement la plaie ne tendait point vers la cicatrisation. Un suintement sanguinolent existait à sa surface et colorait le linge de l'appareil. Quant à l'apparition de véritable pus, il n'y en avait aucune trace.

Vers le huitième jour, l'œil gauche devint gon-
flé, rouge, larmoyant, quoique le malade n'y ac-
cusât pas de douleur. La conjonctive s'injecta de
plus en plus, et bientôt elle vint former saillie
sous forme de bourrelet au-devant de la cornée.
En même temps, l'articulation du genou droit se
gonfla et devint le siége de douleurs assez vives ; la
fluctuation y était manifeste. Enfin, dans les derniers jours de la maladie, l'articulation du coude
droit se prit également, sans cependant qu'on pût
y reconnaître de la fluctuation ; l'œil s'altéra de
plus en plus, et la vision fut complétement perdue
de ce côté.

Le malade mourut quinze jours après l'opération.

A l'autopsie, bien que l'amputation eût été faite
selon toutes les régles de l'art, le moignon présentait un cône en sens inverse de ce qu'il devait être ;
nulle adhérence entre les surfaces ; chairs noires,
ramollies, imprégnées de sang ; odeur nauséabonde
du liquide qui suinte à leur surface.

L'artére crurale contenait à son extrémité liée
un petit caillot peu résistant, non adhérent à ses
parois, mais simplement juxta-posé. La face interne du vaisseau n'était pas plus colorée qu'à
l'état naturel.

La veine correspondante était remplie de pus
jusqu'à sa réunion avec la veine hypo-gastrique ;
là s'est trouvé un caillot sanguin qui paraît avoir
empêché le pus d'aller plus loin. On trouva une
collection purulente dans l'articulation tibio-fémorale droite ; mais ni la veine ni l'artére de ce

côté n'en contenaient. Le coude droit en présentait quelques traces.

Le sang du cœur était liquide à l'exception d'un petit caillot mal conformé.

Maintenant, Messieurs, que nous vous avons exposé les précédents de la maladie, ses suites, et les renseignements fournis par l'autopsie, récapitulons-en les principales circonstances, et voyons si ce fait pris au hasard, puisque le malade n'était point dans mon service et que je ne l'ai même pas vu, confirmera nos théories.

Un homme entre à l'hôpital avec une tumeur blanche au genou, l'amputation du membre a lieu ; on trouve les parties molles dégénérées en une substance lardacée, et des tubercules développés dans le tissu spongieux de l'os. Voilà déjà un signe fâcheux de la mauvaise constitution de l'individu. Dès les premiers jours, pas de tendance à l'adhésion des parties divisées, pas d'exhalation de cette lymphe *plastique* qui n'est autre chose que de la fibrine, écoulement sanguinolent qui indique que le travail de la cicatrisation n'avance pas. Déjà, Messieurs, on peut plus que présumer, on peut être certain que le sang est altéré, mais voici qui va bien mieux confirmer cette opinion. Au bout de quelques jours, la conjonctive s'injecte, se boursouffle, forme saillie au-devant de la cornée, et la vision est abolie.

M. James nous a apporté ici l'œil, siége de cette affection ; cet organe a conservé l'aspect qu'il avait pendant la vie : examinez-le et dites- moi si, aux formes près, cet œil n'est pas semblable à ceux des animaux que nous défibrinons et chez lesquels nous développons constamment des ophthalmies. Si on n'eût pas eu l'esprit éveillé par les recherches de la physiologie sur les altérations pathologiques, on n'aurait pas rattaché cette affection à l'état du sang ; mais les théories basées sur des expériences scrupuleuses commencent à se propager et à porter leurs fruits.

Chez notre amputé, il est survenu des épanchements de matière purulente dans les articulations: nous avons constaté le même phénomène chez un hydrophobe dans la circulation duquel nous avions introduit une grande quantité de liquide, et chez les animaux quand nous leur injections du sérum dans les veines. A quoi donc rattacherez-vous cette série de circonstances pathologiques? Est-ce à l'inflammation, à l'irritation? non! j'ai trop bonne opinion de votre jugement pour le penser. Voilà un fait que l'on ne peut expliquer par aucune théorie, quelque ingénieuse quelle soit ; nos expériences seules en donnent la clef, et cela suffirait pour démontrer irrévocablement la supériorité de la méthode expérimentale sur toutes les autres, si l'on pouvait en douter.

De plus nous trouvons ce que l'on appelle une phlébite intense développée dans toute l'étendue de la veine fémorale; sans doute qu'ici l'inflammation va triompher de ses détracteurs ! La phlébite n'est-elle pas le fleuron le plus solide de sa couronne pathologique ! la phlébite par qui le tissu des veines devenu un agent docile de conductibilité, étend et propage l'incendie dans tous nos or-

ganes, comme font les traînées de poudre que le
mineur intelligent dispose derrière lui pour porter
au loin le ravage et la mort. Il n'en est pourtant
rien, Messieurs : la phlébite, comme toutes les
rêveries inflammatoires, s'évanouit devant le
simple examen des faits. Ici, cette affection qui,
suivant les auteurs, envahit l'économie entière en
enflammant tous les obstacles qu'elle rencontre,
s'est arrêtée devant un léger coagulum qui s'était
formé à l'entrée de la veine hypogastrique. D'ailleurs, la présence du pus dans le sang suffit seule
pour établir que la phlébite provient plutôt
d'une altération de ce liquide que de l'inflammation du tissu vasculaire lui-même. Par suite
d'un contact prolongé avec la matière putrescente,
ce tissu peut, il est vrai, être modifié, rendu mé-
connaissable, et même détruit; mais ce n'est plus
là le rôle qu'on prétend lui faire jouer : au lieu
d'actif, il est entièrement passif.

L'examen microscopique établit une grande
différence entre le pus du sang de la veine fémorale
et celui trouvé dans les articulations. Dans ce dernier, on aperçoit des agglomérations de globulins
noirâtres terminés irrégulièrement et formant des
masses tantôt grandes, tantôt petites; il présente
aussi une infinité de petits points qui par leur
réunion constituent les globulins. En soumettant
cette matière au lavage, les masses disparaissent,
puis les globulins, et il ne reste plus que les petits
points dont je vous parlais tout à l'heure.

La matière purulente de la veine est un peu colorée en rouge, parce qu'elle retient quelques glo-

bules sanguins. On y voit des globules plus volumineux traversés par des lignes formant une espèce de parenchyme dans leur épaisseur. Ces différences des deux pus établissent solidement, ce me semble, qu'ils ne sont pas identiques, et que celui de la veine n'a pu être absorbé pour aller former les épanchements que nous avons trouvés dans les articulations.

Le sang contenu dans le cœur n'offrait qu'un léger caillot sans consistance aucune; celui des veines était entièrement liquide. Le coagulum des artères du moignon qui devient le moyen d'union des parties divisées n'adhérait nullement aux parois des vaisseaux, était mou et n'avait pas les conditions nécessaires pour arrêter l'hémorrhagie qui eût suivi la chute des ligatures; car, attendu l'état du sang, je ne doute nullement que cet accident ne fût survenu à cette époque et que le malade ne fût mort d'hémorrhagie, comme les opérations chirurgicales ne nous en fournissent que trop d'exemples. Voilà un fait examiné sous un nouveau point de vue, dont toutes les circonstances concordent avec ce que nous ont appris nos expériences antérieures. Quelles sont, je vous prie, les théories que l'on voit ainsi confirmées de point en point par le premier cas venu ? ce sont celles que l'on a puisées dans la nature même, abstraction faite de toute idée préconçue, de tout esprit de parti, et que par conséquent les phénomènes naturels ne peuvent jamais renverser. L'anatomie pathologique étudiée d'après ces principes, ne tarderait pas à s'enrichir de découvertes

précieuses et à devenir une science vraiment utile:
mais au lieu de raisonner ainsi, on se contente de
faire une incision cruciale sur les principaux organes que l'on a mis à découvert; on note à la hâte
que telle partie est le siége de telle altération , et
tout est fini. C'est ce qu'on appelle faire lestement
une autopsie ; car MM. les internes sont en général très forts sur les procédés expéditifs.

Maintenant, Messieurs, avant de vous exposer
le résultat de nos expériences sur les gaz, il est bon
de vous dire quelques mots des tentatives faites
jusqu'ici à ce sujet. Sur la fin du XVIIIe siècle,
lorsque l'on fut parvenu à isoler les principes cons-
tituans de l'air, on crut un instant avoir trouvé
le moyen de prolonger pour ainsi dire indéfiniment
l'existence. Puisque l'oxygène, disaient les chimistes, est la partie vivifiante du fluide que nous
respirons, et qu'il n'entre que pour $\frac{1}{5}$ dans la
masse atmosphérique, son action sera d'autant
plus salutaire, qu'il arrivera en plus forte proportion dans nos poumons ; et là-dessus, phthisiques,
scrophuleux, cachectiques, etc., de respirer de l'oxygène pur. Mais bientôt les résultats ne répondant
pas aux espérances qu'avaient données ces conjectures ambitieuses, on fut obligé de beaucoup ra-
battre de ces prétentions fondées sur un syllogisme
fort logique en apparence, mais qui n'en était pas
moins faux pour cela. Toutefois, à cette époque
on n'avait étudié les gaz que sous le rapport de la
coloration du sang et de la respiration. On s'était
facilement aperçu qu'un animal ne respirait pas
mieux dans un mélange où l'oxygène entrait pour

moitié, que dans l'air atmosphérique, et l'on avait aussi remarqué que d'autres fluides que l'oxygène donnaient également au sang la couleur écarlate qui le caractérise dans les artères ; mais on n'avait jamais recherché, je pense, quelle pouvait être l'influence des différents fluides aériformes sur la coagulation de ce liquide. L'utilité d'un pareil examen me paraît tellement démontrée, que je n'insisterai pas davantage sur les raisons qui peuvent prouver son importance. Il était d'ailleurs le complément obligé de nos précédents travaux.

Nous n'avons point eu la prétention d'étudier le sang comme le font les chimistes ; nous avons seulement voulu constater l'effet des divers gaz sur sa coagulation. Voici les résultats de quelques-unes de ces expériences.

Expériences relatives à l'influence des gaz sur la coagulation du sang.

1re Expérience. *Oxygène.*

Cette éprouvette contient de l'oxygène pur et du sang. Le gaz y a été mis avant le liquide ; à mesure que je laisse échapper le mercure qui remplit la partie inférieure du vase, j'aperçois une certaine quantité de sérum qui s'écoule avec lui. Il paraîtrait qu'ici la portion séreuse du sang était sous-posée au caillot qui est rouge écarlate, ferme et parfaitement coagulé. Comme on devait s'y attendre, l'oxygène a été absorbé en partie et s'est comporté par conséquent comme dans nos organes respiratoires. Le sérum que nous avons séparé du mercure, est légèrement coloré à cause des globules qu'il a dissous. Nous examinerons ce liquide au microscope.

2ᵉ Exp. *Oxygène.*

Dans cette seconde éprouvette, le sang a d'abord été introduit, puis l'oxygène. Il y a à peu près deux lignes de sérosité sous-posée au caillot, qui du reste nous présente les mêmes apparences que celui que nous venons d'examiner.

Il semblerait résulter de ceci que l'oxygène facilite la coagulation du sang, puisque la partie de ce liquide qui était en contact avec lui s'est plus tôt et plus fortement prise en masse, que ce qui en était à distance. Les deux caillots sont surtout remarquables par leur solidité.

3ᵉ Exp. *Azote.*

Voici un autre élément de l'air, c'est l'azote. Il n'y a pas eu absorption du gaz; le sérum est moitié au-dessus, moitié au-dessous du caillot; celui-ci n'est pas vermeil aux points de contact avec le gaz. Je dis qu'il n'est pas vermeil, parce qu'en effet c'est du sang artériel qu'on a mis sous toutes ces cloches. Du reste, il adhère également aux parois du vase. Il faudra que nous étudiions ce caillot de plus près. D'après cette expérience le gaz azote ne paraît pas non plus empêcher la solidification du sang.

4.ᵉ **Exp.** *Acide carbonique.*

Le gaz acide carbonique nous présente une coagulation rouge brunâtre, se rapprochant du noir, et une séparation de sérum du tiers en volume ; ce sérum est rougeâtre et superposé au caillot, qui du reste est assez ferme. Ainsi donc ce gaz ne s'oppose pas, comme on l'a dit jusqu'ici, à la coagulation du sang, qui seulement est un peu moindre que par l'oxygène ou l'azote.

5ᵉ **Exp.** *Oxyde de carbone.*

L'oxyde de carbone, que l'on considère comme très délétère, n'a pas été absorbé; le caillot est assez résistant et présente une surface supérieure brillante et baignée par un sérum fortement rougeâtre. Nous répéterons ces expériences sur des animaux vivants, afin de voir si elles nous donneront des résultats analogues.

6ᵉ **Exp.** *Carbure tétra-hydrique.*

Le carbure tétra-hydrique, ou gaz de l'éclairage, cause de fréquents accidents lorsqu'on ne veille pas avec soin au bon état des tuyaux qui le contiennent. Ici la sérosité est tout-à-fait limpide et distincte du caillot. Celui-ci est assez consistant, et présente un phénomène que nous n'avions pas encore remarqué, c'est sa coloration en violet.

7ᵉ **Exp.** *Cyanogène.*

Le cyanogène, gaz découvert par M. Gay-Lussac, et que l'on emploie en médecine, combiné de différentes manières , est celui qui a été le plus absorbé. Il est probable que cela tient à l'alcalinité du sang ; car vous savez que ce gaz a beaucoup de tendance à se combiner avec les alcalis. Le caillot est noir, solide, très ferme , rétracté par son centre et suspendu au milieu du vase ; cette rétraction particulière explique pourquoi le sérum se trouve ici sous-posé.

8e Exp. *Chlore.*

Le chlore a exercé une action si énergique, que la décomposition est totale ; ces plaques noires que vous voyez fortement adhérer aux parois du vase ne sont certes plus du sang : il s'est fait une combinaison chimique que je ne saurais qualifier. Cette expérience doit mettre en garde contre les tentatives qu'on a faites en donnant ce gaz à respirer pour combattre la phthisie pulmonaire , les vieux catarrhes, etc. En somme il n'y a point de résultat ; c'est une expérience à recommencer.

Parmi les sels de morphine , nous avons choisi ceux qui sont le plus employés. L'hydrochlorate a donné au sang une couleur écarlate ; le sulfate a produit le même effet ; quant à l'acétate, il a coloré le liquide en brun foncé, et paraît avoir exercé une action particulière sur l'albumine.

Nous avons en outre fait des essais sur les liquides qui entrent dans l'économie comme boissons.

*Expériences relatives à l'influence des boissons
sur la coagulation du sang.*

1re Exp. *Vin de Bordeaux.*

Le vin de Bordeaux mélangé à une petite proportion de sang, n'a pas coagulé ce liquide, mais a
laissé transsuder une faible quantité de sérum.

2e Exp. *Vin ordinaire.*

Le vin ordinaire a produit une altération très
prononcée; l'albumine s'est agglomérée à la partie
supérieure, tandis qu'à l'inférieure il y a un petit
caillot.

3e Exp. *Vin de Bordeaux et eau.*

Le vin de Bordeaux étendu d'eau, donne à peu
près le même résultat.

4e et 5e Exp. *Bière et cidre.*

La bière et le cidre ont précipité l'albumine, et
il ne s'est point formé de coagulum.

L'action sur le sang des différents corps que nous
venons de passer en revue, ne doit pas être considérée comme irrévocablement fixée; presque toutes ces expériences demandent à être répétées plusieurs fois et de différentes manières; c'est ce que
nous comptons faire plus tard si le temps nous le
permet.

DIX-NEUVIÈME LEÇON.

9 Mars 1838.

MESSIEURS,

Notre dernière réunion a eu pour objet l'étude
de l'influence des gaz sur la coagulation du liquide
qui se meut incessamment dans les tubes organiques de l'économie animale. Je ne vous rappellerai
pas les différents résultats que nous avons obtenus ; vous les avez, aussi bien que moi, présents
à la mémoire ; je veux aujourd'hui vous entretenir, avant de pénétrer plus loin dans notre matière, de ce que l'examen microscopique m'a
montré dans les diverses mélanges de gaz et
de sang que j'ai eu l'honneur de vous présenter
dans la précédente séance. J'aurais désiré que chacun de vous fût à même de vérifier dans cette enceinte les phénomènes que j'ai observés; mais outre l'espèce d'apprentissage visuel qu'exige le microscope, la difficulté principale est que je n'ai pu

me procurer dans cet établissement le nombre d'instruments qui nous aurait été nécessaire. Pour le moment donc, vous serez obligés de me croire sur parole, de voir, pour ainsi dire, par mes yeux, sauf à répéter l'expérience à votre particulier, et à contredire, s'il y a lieu, mes résultats. Du reste, je me ferai, comme par le passé, un véritable plaisir d'accueillir et de discuter les observations que l'on voudra bien me présenter, et de donner toutes les explications qui vous paraîtraient utiles.

Le sang mis en contact avec le gaz oxygène m'a laissé apercevoir une masse de globules de forme ordinaire, mais dont le point central était très vague; de plus une grande quantité d'autres globules résultant de la réunion, je dirai presque de l'aglutination de globules plus petits et ressemblant assez à du pus; puis quelques-uns de ces mêmes petits globules séparés et flottant dans la sérosité. Afin de les voir plus nettement, de mieux déterminer leur forme, nous les avons étendus avec de la sérosité d'un autre sang; mais, à notre grand étonnement, ils s'y sont dissous et ont disparu à nos yeux. Ces lenticules particuliers, dont la présence n'avait pas encore été signalée, et que pour ma part je n'avais jamais rencontrés, m'ont paru s'être développés sous l'influence du gaz oxygène. Toutefois, n'affirmons rien à ce sujet; et conséquent avec nous-même, tâchons de suivre la méthode que nous recommandons aux autres : or, bien que jusqu'ici l'expérience nous ait appris que, relativement à nos études présentes, les phénomènes qui se passent dans l'éprouvette, ont lieu

de la même manière dans l'économie, pour nous
en assurer davantage en cette circonstance, voici
ce que nous ferons. Un animal bien portant sera
saigné, son sang examiné au microscope et la forme
de ses globules constatée; puis on lui fera respirer
de l'oxygène pur et on lui extraira de nouveau et
le plus immédiatement possible, du sang qui viendra d'être en contact avec le gaz , et nous verrons
alors s'il se produira des globules tels que je viens
de vous les signaler.

Le sang mêlé à l'hydrogène sulfuré nous a présenté
quelques globules sans altération et une quantité innombrable de points globuleux, moitié blancs, moitié noirs, comme si une ligne d'intersection venait à
séparer en deux un globule ordinaire. Mais une
chose remarquable , c'est que ces globules paraissent doués de mouvements ; ils s'agitent en divers
sens avec une extrême rapidité et décrivent des lignes courbes, droites ou brisées, telles que peuvent
le faire les animaux microscopiques désignés par
les observateurs sous le nom de *Monades*. Ce résultat de l'action du gaz hydrogène sulfureux sur
le sang est vraiment curieux et mérite d'être l'objet de nouvelles expériences, pourvu toutefois qu'on
nous fasse grâce des ingénieux aperçus et des contes de physiologie amusante, auxquels il pourrait
ouvrir une vaste carrière.

Le gaz azote n'altère en rien la conformation
des globules et les agglomérations de globulins que
je vous ai mentionnés pour l'oxygène. Il semble
donc y avoir une grande analogie entre l'action de
ces deux gaz qui constituent l'air atmosphérique;

car l'hydrogène et l'acide carbonique ne s'y trouvent qu'accidentellement.

Dans le mélange avec le cyanogène, nous n'avons aperçu qu'une masse de globules, parmi lesquels nous en avons remarqué plusieurs d'altérés et d'autres normaux.

Tel sont à peu près, Messieurs, les faits les plus remarquables que nous ont présentés ces essais de l'action des gaz sur le sang. Si pour le moment, ils n'offrent pas des résultats bien tranchés et immédiatement applicables à la pratique, ils ne sont pas pour cela à dédaigner. Ils nous serviront comme de jalons dans nos recherches ultérieures, dont l'ensemble, j'en ai la certitude, sera de quelque utilité pour la science médicale.

Maintenant revenons un peu sur nos pas pour examiner de nouveau une question d'une très haute importance et qui n'est pas encore entièrement décidée. Vous vous rappelez les faits fort remarquables que nous avons observés dans la séance précédente, à savoir qu'une substance innocente quand elle est ingérée dans l'estomac, peut devenir nuisible et même causer la mort en peu d'instants, si on l'injecte dans les veines. Ce problème vital nous a vivement préoccupé, et pour arriver à le résoudre nous avons fait plusieurs nouvelles expériences. Je vais vous en dire quelques mots : une petite quantité de vin de Bordeaux injectée dans les veines d'un animal a donné presqu'instantanément la mort : une demi-bouteille de ce même vin ingérée dans l'estomac d'un autre animal, n'a déterminé d'autre accident qu'une ivresse complète. C'est ce fait

qu'il faut tâcher d'expliquer ; il a des conséquences immenses en thérapeutique , et sous ce rapport il mérite toute notre attention. Nous croyons
avoir dit juste , sauf toutefois la preuve contraire,
en attribuant le moindre effet des substances sou-
mises à l'action de l'estomac , à la lenteur de
l'absorption. D'autres essais paraissent encore
confirmer cette hypothèse. Nous avons injecté
une petite dose de crême de tartre soluble dans
le système vasculaire d'un animal ; il a succombé
peu de temps après. D'un autre côté nous avons
fait prendre à un chien jusqu'à deux onces de
la même substance , et il n'en a été nullement
incommodé. Vous vous rendez facilement compte
de la différence qui existe entre ces deux expériences. Dans l'une vous ne trouvez pas comme
dans l'autre une action brusque et instantanée
sur la masse du sang. Prenons encore un exemple,
et certes nous n'en manquons pas. Un animal avale
de l'éther; ce liquide, après le trajet plus ou moins
long que présente l'œsophage, arrive dans l'estomac;
là, comme toutes les substances volatiles, il s'imbibe en d'autres mots il est absorbé. Il rencontre
là une espèce de crible ou plutôt de filtre qui ne
lui livre passage que molécule à molécule ; de là il
passe immédiatement dans la circulation; mais par la
raison que je viens de vous exposer, il n'y passe que
peu à peu et en très minimes proportions, et à peine
est-il en contact avec le sang, qu'il est emporté vers les
poumons. J'omets à dessein de mentionner ici les
vaisseaux lymphatiques ; car il faudrait être bien
arriéré pour faire jouer maintenant le principal rôle

de l'absorption à cet ordre de tuyaux. Cette question a été assez clairement résolue par nos expériences, pour que vous ne soyez pas surpris de mes paroles. Mais revenons à l'éther. A mesure qu'il pénètre dans l'organe respiratoire, il est en partie rejeté au dehors par la voie de l'exhalation pulmonaire. Dans ce cas, vous voyez pourquoi son action est si peu prononcée sur le sang, c'est qu'il ne s'y trouve jamais qu'en faible quantité; encore ne fait-il qu'y passer et n'a-t-il pas, pour ainsi dire, le temps d'agir. Il en est de même de toutes les autres substances volatiles ou odorantes, telles que le camphre, le phosphore, etc.

Il est d'autres substances qui, ne s'échappant pas au moyen de l'exhalation pulmonaire, sortent de l'économie par des émonctoires particuliers : le rein paraît surtout destiné à remplir cet office. Ne retrouve-t-on pas en effet dans l'urine, le sulfate de quinine, l'hydrocyanate de fer, le nitrate de potasse, etc. Ces sels absorbés dans le canal intestinal, se rendent lentement aux reins, et de là à la vessie qui les rejette au dehors. Nous vérifierons si l'acide tartrique absorbé par l'estomac se retrouve dans l'urine. Toutefois, nous avons un animal soumis au régime de la limonade sulfurique, nous examinerons son urine afin de savoir aussi si elle contient de l'acide qui forme cette boisson ; car il est très important de constater comment cette substance tue quand on la porte immédiatement dans le système circulatoire, tandis que par l'estomac elle ne détermine qu'à la longue et par un usage immodéré de fâcheux symptômes.

Voici encore quelques faits curieux à noter et sur lesquels je vais vous dire un mot. Ces différentes éprouvettes sont remplies d'un mélange de sang avec des tartrates neutres. Ces sels ne paraissent pas empêcher la coagulation ; car, au contraire, plus leur proportion est forte, plus le coagulum qui s'est formé est solide.

Le fait que je vais maintenant vous soumettre est de la plus haute gravité par les débats qu'il a fait naître et qui sont loin d'être terminés : c'est l'influence du pus sur le sang. Vous savez quel rôle important on fait remplir à ce produit organique. Or voici ce qui est résulté de différentes épreuves : cette éprouvette contient du sang mélangé avec un égal volume de pus normal. Vous voyez, Messieurs, que la couleur seule est altérée, car le caillot est parfaitement formé. Mais, par contre, voici du pus séreux artificiel auquel on a ajouté de l'eau et du sang. La différence entre ces deux mélanges est frappante ; ici la matière colorante a surnagé et s'est dissoute en partie dans la sérosité ; les globules sont en petit nombre ; absence totale de caillot.

Remarquez que le pus normal n'a pas empêché la coagulation du sang, tandis que c'est le contraire pour le pus séreux ; et notez aussi que ce n'est que dans ce dernier cas, c'est-à-dire lorsque le pus est séreux, que l'on voit se développer des accidents formidables attribués à la résorption ; accidents auxquels ne donne jamais lieu, dit-on, la résorption de celui que les médecins appellent si à propos *pus louable*.

Dans cette 3e éprouvette, on a mis avec le pus une plus grande quantité d'eau ; il n'y a pas de coagulation, mais on y remarque un plus grand nombre de globules.

Dans celle-ci, il y a séparation de la partie globuleuse, puis un mélange non coagulé de sang et de pus.

Ces diverses expériences, comme vous le voyez, tendent à maintenir le fait tel qu'il s'est d'abord montré à nous ; nous les répéterons sur l'animal vivant.

Voici qui se rapporte encore au passage des liqueurs dans le sang : nous avions injecté de l'eau naturelle de Barège dans les veines d'un animal : il est mort, mais il nous a présenté un phénomène qui concorde parfaitement avec ce que nous vous disions tout-à-l'heure ; c'est qu'un papier préalablement trempé dans une solution de sel de plomb noircissait son haleine. Ce qui prouverait que, quand on boit de ces eaux hydro-sulfureuses, il s'en échappe une partie par la transpiration pulmonaire.

Le sang que vous apercevez ici est celui d'une femme atteinte de chorée et dont je vous ai déjà dit quelques mots. Ce sang est très bien coagulé ; on en a de plus mélangé une partie à neuf parties d'eau sucrée, et voici la trame fibrineuse et normale qui en est résultée. L'affection de cette malheureuse est vraiment déplorable : on dirait que son membre pelvien gauche a été rompu par le supplice infâme et révoltant de la torture.

Nous allons maintenant procéder à l'autopsie

de deux animaux morts en expériences. Le premier, celui dont j'ouvre le thorax, a reçu une injection de 6 centilitres de vin Bordeaux et est mort immédiatement. Le poumon contient des épanchements de sang et paraît indiquer une altération de ce liquide ; nous allons voir si le diagnostic est valable. J'ouvre l'artère pulmonaire, il s'en écoule un sang non coagulé qui ressemble à ces agglomérations de globules que l'on appelle gelée de groseilles. L'animal est mort subitement ; par conséquent, les symptômes auxquels il a succombé se sont seulement manifestés dans l'appareil respiratoire et n'ont pas eu le temps de se développer sur l'appareil digestif.

Cet autre animal a péri sous l'influence de 5 à 6 centilitres d'eau de Barège injectés en 2 fois ; il est présumable que le sang sera également fluide. Déjà l'état du poumon me fait penser que je ne me suis pas trompé ; en effet, l'organe et le sang sont encore plus altérés que chez le précédent.

Voici en outre un petit cochon d'Inde qui est resté une heure dans du gaz hydrogène : ce laps de temps me paraît considérable. Cependant, d'après nos précédentes expériences, nous ne devons pas trouver d'altération bien appréciable du sang. Le poumon est peu altéré ; les vaisseaux contiennent des caillots noirs, mais bien coagulés.

Un fait important m'avait échappé tout à l'heure ; le voici : un des animaux auxquels on avait injecté de l'eau de Barège a survécu à cette expérience : c'est son sang que l'on a pris pour mettre en contact avec les gaz. Ce sang était altéré, visqueux, noirâtre, et, sous l'influence de l'oxygène et de l'azote, vous avez vu qu'il avait repris sa couleur écarlate. Ceci me conduit à penser que dans les cas d'altération du sang, dans les fièvres graves, on pourrait tirer un parti utile de ces deux gaz que l'on ferait respirer. Je tenterai même cet essai dans mon service à l'Hôtel-Dieu sur un individu affecté de fièvre typhoïde : c'est du reste un fait connu depuis long-temps, que dans le typhus, la fièvre jaune, il faut isoler les malades le plus possible, leur faire respirer un air très pur, celui des montagnes par exemple, afin que le sang se trouvant en contact avec les principes qui le vivifient, porte à son tour la chaleur et la vie dans tous les organes.

Enfin, Messieurs, nous sommes arrivés à clore ces études minutieuses sur la coagulation du sang. Pour terminer convenablement le sujet, nous allons consacrer le reste de cette séance à vous parler du phénomène de la formation de la *couenne*. Cette expression ridicule vous montre l'état de barbarie dans lequel la science est encore plongée. Que peut-elle signifier ? à mes yeux, elle n'a d'autre valeur que d'être par sa grossièreté à la portée des esprits les plus vulgaires. Je ne prétends point me constituer le réformateur du langage médical, mais je désirerais que chaque mot eût une acception déterminée et identique pour chacun. Qu'est-ce donc que la couenne ? La couenne n'est autre chose que la matière coagulable du sang qui se solidifie d'une manière distincte en abandonnant la matière colorante. C'est un coagulum pur et simple; la preuve en est que nous la produisons à volonté, comme vous l'avez pu voir par ces nombreux caillots trameux et nuageux que nous vous avons présentés dans le courant de ces leçons; vous en avez même en ce moment un assez bel exemple dans le sang de cette femme choréique.

On a fait, il est vrai, quelques observations à ce sujet; on a même avancé que cette couenne avait une certaine analogie avec la pie-mère qui est une membrane essentiellement vasculaire. Ainsi dans la couenne que présente le sang du cheval, on aperçoit des trames, des filaments qui ne demandent pour ainsi dire pas mieux que de s'organiser. Toutefois, il est certain que la fibrine s'isole de la matière colorante; mais est-ce bien de la fibrine seule? Oui, dans certains cas; mais dans d'autres, il y a aussi de la matière colorante. Si on vient à traiter ce coagulum blanc par la chaleur, on voit facilement qu'il est composé de deux parties; la fibrine et l'albumine. La première de ces substances est formée de filaments qui interceptent des espaces où se dépose l'albumine qui, elle, ne s'organise pas.

Maintenant qu'il est bien certain que, chimiquement et physiologiquement parlant, la couenne est de la fibrine contenant la sérosité albumineuse, peut-on se rendre compte de sa formation? quelquefois! Ici, par exemple, dans cette éprouvette, on a mis 4 centilitres d'eau sucrée et 1 de sang; on a ensuite agité le vase, puis on l'a laissé en repos, et au bout d'un petit laps de temps,

il s'est formé un caillot blanc que vous apercevez
à la partie supérieure.

Mais qui peut ainsi séparer la fibrine de la matière
colorante? Messieurs, ce phénomène est produit
simplement par la différence de pesanteur spécifique des corps en contact.

Si on venait à modifier la densité du sérum, il
irait au fond du vase et les globules viendraient
à la partie supérieure, ainsi que l'on voit la crème
s'élever à la surface du lait.

Maintenant, dira-t-on, pourquoi certains sangs
sont-ils couenneux, tandis que d'autres ne le
sont pas? il me paraît impossible aujourd'hui de
rendre raison de ce fait. Voilà par exemple deux
mois entiers que dans toutes les saignées que j'ai
fait faire à l'hôpital, jamais ce que l'on appelle la
couenne ne s'est offert à mes yeux, mais dans les
cas où le phénomène se présente, cela tient, on
ne saurait en douter, à la différence de pesanteur
spécifique qui existe entre l'élément du sang.

Cette coagulation de la fibrine se présente sous
bien des aspects : tantôt c'est un léger nuage,
tantôt un caillot, tantôt enfin un parenchyme. On
a été porté à attacher quelque importance à la production de ces phénomènes, parce qu'on a cru remarquer des rapports entr'eux et certaines maladies: je reviendrai dans la prochaine séance sur
la réalité de ces rapports ; ce que je veux établir
pour le moment, c'est une différence notable dans
la densité des globules et de la fibrine ; ce qui n'est
pas difficile à concevoir, puisqu'il est certain que

les globules calcinés et réduits en cendre contiennent du fer en proportion à peu près de 5 à 7 pour
cent. Mais, Messieurs, l'heure avancée me presse,
et e remets à regret à la prochaine séance la fin
de la discussion sur la couenne.

VINGTIÈME LEÇON.

14 Mars 1838.

MESSIEURS,

Dans l'avant-dernière séance, nous vous avons
montré un cas remarquable d'ophtalmie purulente
chez un sujet dont le sang était évidemment altéré;
M. James, qui nous l'avait communiqué, avait
cru remarquer un fait semblable sur un vieillard
placé dans le service de M. Breschet. Cet homme
entré à l'hôpital pour une contusion considérable
de la jambe, avec dénudation du tibia, est tombé
au bout de quelques jours dans un état d'affaiblis-
sement complet; par suite du décubitus en supination, il s'est formé une large escharre au sa-
crum, et il est probable que d'ici à peu de temps
il aura cessé de vivre. Quoi qu'il en soit, nous
avons été nous-même le visiter, et nous avons reconnu un ramollissement de la cornée, ramollissement qui sera bientôt suivi de la perforation de
cette membrane. Toutefois, nous devons vous dire

que l'état du sang n'est nullement en rapport avec les désordres qui se sont déclarés chez lui. Il est au contraire très coagulable, et a donné le caillot dur et résistant que vous apercevez dans cette éprouvette. Pour le moment, nous nous contenterons d'enregistrer ce fait singulier, sauf à y revenir en temps et lieu, et nous allons de suite continuer le sujet que nous avons commencé dans la leçon précédente.

Après vous avoir exposé que le sang présentait à étudier un liquide appelé sérum, une partie solide désignée sous le nom de caillot, et vous avoir fait part de ce que nous ont appris là-dessus nos travaux, nous sommes enfin arrivé à vous parler du phénomène particulier, que certains pathologistes ont appelé la *couenne*, expression grossière s'il en fut jamais, et qui pour cela seul devrait être rayée de notre vocabulaire, lors même qu'il n'y aurait pas de motif plus valable pour l'en exclure. Vous avez vu, Messieurs, que cette couche jaunâtre, qui vient par hasard se solidifier à la partie supérieure du sang coagulé, n'était autre chose que de la fibrine séparée des globules, et qu'une action physique, tout-à-fait indépendante de l'*inflammation*, la pesanteur spécifique, était la cause de cette superposition anormale de la fibrine. Vous avez reconnu aussi qu'accidentelle chez l'homme cette couenne était presque constante chez le cheval, par exemple ; elle y forme ordinairement les deux tiers de la masse totale du caillot. De plus, nous vous avons montré que nous produisions à volonté cette séparation de la fibrine en mêlant au sang une solu-

tion sucrée qui permet plus facilement la précipita-
tion des globules. Vous en avez vu de nombreux exemples dans les caillots nuageux, trameux, etc., que j'ai
eu occasion de vous présenter depuis le commencement de ce semestre; et en dernière analyse voici
celui que nous a donné le sang de la femme atteinte de chorée, que j'ai dans mes salles à l'Hôtel-
Dieu.

Ce qu'il faudrait savoir maintenant, c'est pourquoi tantôt elle se produit et tantôt elle manque ;
mais avant d'aborder cette question, que je n'espère guère résoudre, je vais vous signaler un fait
dont j'avais oublié de vous parler. Lorsqu'il doit
se former un caillot couenneux, on aperçoit du
sérum jaunâtre qui vient se réunir à la surface du
sang; ceci est surtout remarquable chez le cheval.
Si on sépare ce sérum, il se coagule comme la
fibrine elle-même, et il en est ainsi jusqu'à ce
que toute la fibrine que contient le sang soit coagulée. J'avais remarqué ce fait, qui m'avait
même frappé, et je croyais l'avoir observé le premier; mais il paraît que M. John Davy l'a signalé
avant moi, dans ses recherches sur la coagulation
du sang.

Quoi qu'il en soit, peut-on rationnellement
déduire quelques conséquences de cet état particulier de coagulation ? Depuis long-temps les traités
pratiques de médecine recommandent d'examiner
attentivement le sang : en général on ne manque
pas de le faire ; mais la manière même dont on s'ac-
quitte de cette tâche est par trop superficielle et
pourtant de cet examen on déduit assez souvent la

nécessité d'une seconde saignée. Pour mon compte, depuis nombre d'années, je ne me suis jamais autrement embarrassé de cette circonstance que pour en rechercher la cause : je saigne peu mes malades, et je ne m'aperçois pas qu'ils s'en trouvent plus mal.

Néanmoins, cette question a beaucoup préoccupé et préoccupe encore la plupart des médecins; elle a fait le sujet de bien des volumes, et des hommes consciencieux ont mis à l'étudier une ardeur et une sagacité dignes d'une meilleure cause; car je ne vois pas qu'elle en soit plus avancée. Dans ces derniers temps, M. Piorry, dont je me plais à reconnaître hautement le zèle infatigable, a publié des recherches sur ce qu'il appelle les maladies du sang : dans cet ouvrage, la couenne joue un rôle tout-à-fait actif dans la production des phénomènes morbides; tellement que l'auteur a proposé de la ranger dans cette immense classe d'affections terminées en *ite*, création de notre époque, nomenclature aussi fastidieuse que mensongère, et d'appeler *hémite* cette manière d'être du sang. Voyez, Messieurs, comme en physiologie une seule erreur peut être grave : on a d'abord rêvé l'inflammation, puis on a voulu la trouver partout, et en dernier lieu on a rattaché à cette utopie toutes les circonstances pathologiques connues et à connaître, si bien que maintenant, aussitôt que quelqu'un est malade, la garde, les parents, les amis répètent à qui mieux mieux au médecin qui arrive : *c'est une inflammation!* et tout de suite, lancettes et sangsues d'aller leur train.

Mais pénétrons plus avant dans la question , et voyons si elle nous offrira quelque point qui mérite une réfutation sérieuse. Et d'abord comment tirer des conséquences qui aient quelque valeur de la présence de la couenne , lorsque tout le monde sait qu'elle dépend elle-même de plusieurs circonstances qui n'ont aucun rapport avec la maladie. Ainsi , que l'ouverture faite à la veine soit trop petite, ou que le parallélisme du vaisseau avec les téguments externes ait été détruit, ou qu'un globule graisseux s'oppose en partie à l'issue du fluide, et que le sang coule en bavant, comme l'on dit , vous n'aurez certainement pas de couenne. Mais désobstruez et ouvrez largement le même vaisseau , recevez dans un vase étroit et profond le sang qui jaillit de l'ouverture , et, le lendemain , en examinant ces deux saignées , vous trouverez des résultats bien différents. Vous aurez deux témoins sortis tous deux , passez-moi l'expression, du corps même du délit : l'un accuse une violente inflammation , l'autre n'en fournit pas le moindre signe. Auquel croire? Dans ce cas, comme dans tant d'autres, il vaut mieux convenir de son ignorance, plutôt que de s'exposer à tomber dans des méprises graves et souvent funestes.

Par ce simple exposé , la question me semble résolue , au moins sous le rapport de la gravité qu'on y attribue en pathologie. Quelle importance voulez-vous attacher à un fait que des influences extérieures empêchent de se produire. Car , ou c'est un signe pathognomonique, et alors il doit se montrer dans tous les cas identique , ce

qui n'arrive pas ; ou bien c'est un effet accidentel
et sans valeur, que l'on ne doit enregistrer que
pour la forme, bien loin de le faire servir de
base au traitement que l'on prescrira. Que si
vous persistez dans votre opinion, du moins,
pour être conséquents avec vous-mêmes, ap-
pliquez donc au vase qui a ainsi modifié la coagulation du sang et produit des phénomènes
morbides si redoutables, appliquez-lui, dis-je,
toute l'énergie de votre thérapeutique ; modifiez-le
dans sa forme, et vous aurez porté au mal un remède plus infaillible que toutes les émissions sanguines qu'il est possible de faire. Mais non, vous
saignez : il se forme une *couenne inflammatoire*,
vous saignez de nouveau pour faire disparaître ce
fâcheux pronostic : en effet, au bout d'un certain
nombre de saignées, trois, quatre, cinq, six, etc.,
cette couenne disparaît ordinairement. Cette disparition ne m'étonne en aucune façon ; car il y a
deux raisons pour qu'il en arrive ainsi : ou votre
malade est épuisé par les émissions répétées que
vous lui avez fait subir, et son sang appauvri,
comme nos expériences l'ont péremptoirement démontré, dépourvu en grande partie de sa fibrine,
n'en peut plus séparer ; ou bien encore, si l'individu est robuste et pléthorique, et que son liquide
sanguin ait résisté jusqu'à un certain point au
moyen de décomposition que vous employez avec
tant de bravoure, c'est que votre dernière saignée
n'a pas été faite dans les conditions voulues, que
je vous ai mentionnées plus haut. Est-ce sur de
si futiles théories, je vous le demande, que des

hommes de sens et de talent, des hommes guidés par le désir d'être utiles à leurs semblables, de soulager leurs souffrances, et de placer leur art au premier rang; est-ce, dis-je, sur d'aussi misérables considérations, qu'ils doivent baser et restreindre les ressources thérapeutiques que leur offre la science.

Bien plus, Messieurs, M. Piorry, qui, comme je vous le disais tout-à-l'heure, a fait de nombreuses recherches à ce sujet, quoique toujours préoccupé par cette funeste idée de l'inflammation, a reconnu, proclamé que sur soixante-seize saignées pratiquées dans les meilleures conditions possibles, à des individus pleurétiques, la couenne avait seize fois fait défaut.

Voyez comme les préjugés les plus absurdes sont difficiles à déraciner : c'est à nous et en présence de nos expériences qu'on viendra soutenir que la couenne est la source et l'origine des inflammations, lorsqu'on nous voit développer à volonté ces mêmes inflammations en enlevant au sang cette même couenne. Vous le savez, chaque fois que par un moyen quelconque, soit par la saignée, soit par les injections dans le système circulatoire, nous avons soustrait à un animal une partie de sa fibrine, vous avez vu, à point nommé, et sur les mêmes, organes, affectant les mêmes formes, se produire ces troubles, ces désordres morbides, que vous remarquez si souvent dans les ouvertures cadavériques de nos hôpitaux. Et vous iriez ensuite appliquer la saignée pour combattre le ridicule épouvantail des pathologistes, lorsqu'il se développe en tout état de cause, tant en santé qu'en maladie! Mais, direz-vous, faut-il donc proscrire la saignée dans la pleurésie, dans la pneumonie, etc., et si nous la proscrivons, quel traitement employer en pareille circonstance ? Ici, Messieurs, quelque triste que soit pour nous la vérité, je vous la dois tout entière, je vous la dirai tout entière. Si l'on saigne parce que le sang est couenneux, je dis qu'on agit en dépit des faits et du raisonnement, et à ce titre je repousse la saignée. Si l'on saigne parce que cette opération soulage, diminue l'oppression, calme la douleur, et enfin parce que les malades guérissent habituellement par, ou plutôt avec l'usage de ce moyen ; alors, empirique que je suis, j'admets la saignée ; mais en conscience, dans la plupart des cas, je ne saurais affirmer que le mal n'aurait pas parcouru ses périodes et atteint son heureuse terminaison sans perte de sang. Et ce qui nourrit mon doute, c'est que si au lieu d'affaiblir votre malade, sous prétexte d'ôter toute prise à l'inflammation, vous soutenez ses forces physiques et morales ; vous suivez le mal pas à pas dans toutes ses périodes, favorisez les crises heureuses qui se présentent, et aidez la nature, par l'abstinence et les boissons aqueuses, à vaincre les obstacles qu'elle rencontre, vous voyez fréquemment ainsi se montrer de rapides guérisons, plus rapides même que par l'emploi des émissions sanguines abondantes et répétées. Pour remplir ces indications, nos moyens thérapeutiques sont bien insuffisants, je le sais ; car, dans l'état actuel de la science, la plupart du temps, le médecin n'assiste guère que comme simple spectateur aux tristes épisodes que lui fournit sa profession ; mais encore une fois, ne vaut-il pas mieux même ne rien faire, qu'agir avec la crainte de rendre la maladie plus grave, au lieu de la combattre avec succès. Car, notez que le traitement par les évacuations sanguines que l'on emploie contre presque toutes les maladies aiguës, surtout dans celles que je viens de vous citer, est justement un moyen qui les fait naître chez les animaux bien portants que nous y soumettons. La saignée agit en diminuant la fibrine du sang, en augmentant proportionnellement son sérum, en rendant moins énergique sa coagulation, etc. ; et vous savez que tout ce qui porte atteinte à la coagulabilité de ce liquide, qui est sa condition la plus importante, se traduit par des altérations d'organes, d'où résultent tant et de si graves affections générales. J'insiste sur ce point, Messieurs, parce qu'il m'a paru du plus haut intérêt, et que les conséquences immenses qui en découlent sont de nature à opérer une révolution heureuse dans la théorie et la pratique de la médecine, et à la retirer du chaos où elle est plongée.

Mais revenons à l'histoire de la couenne. Cette substance se présente quelquefois sous une forme particulière, M. Piorry en a remarqué une espèce nouvelle : elle est granuleuse, ressemble à une membrane inégale, irrégulière, a sa surface soulevée comme si elle était tuberculeuse. Cet auteur pense que dans ce cas il y a eu résorption de pus, et il appelle en conséquence cet état anormal de la fibrine : *piohémie*. Remarquez, toutefois, que cette

résorption du pus par les conduits circulatoires
n'est rien moins que prouvée ; mais comme nous
comptons revenir sur cette matière et la traiter
avec tous les développements qu'elle comporte ,
nous vous dirons seulement en passant que jusqu'ici nos recherches à ce sujet nous portent fortement à croire que le pus, quand il se rencontre
dans le sang , s'y forme de toutes pièces par un
mécanisme qui n'est pas mieux connu que celui
par lequel ce liquide se produit hors des vaisseaux.

Quant à la couenne tuberculeuse, la *piohémie*, ce
qui me fait rejeter l'opinion émise par M. Piorry ,
c'est qu'au microscope ces petites masses jaunâtres
qui ont, il est vrai, à l'œil nu, l'apparence purulente,
n'offrent aucuns globules du pus , qui sont si faciles à reconnaître et à distinguer de ceux du sang,
par leur dimension, qui est beaucoup plus considérable , et par d'autres caractères dont je vous ai
déjà entretenus. On n'aperçoit dans ces tubercules
que des espèces de filaments se croisant en différents sens et interceptant entre eux des espaces
plus ou moins rectilignes , absolument comme
les trames cellulo – fibrineuses que nous vous
avons montrées, et dont même voici un exemple dans cette éprouvette déposée sur ma table.
Nous avons poussé l'expérience plus loin , et nous
avons voulu voir si nous pourrions produire cette
couenne purulente. Il n'y avait certes rien de mieux
à faire pour cela que prendre le sang d'un animal
après avoir fait une injection de pus dans ses veines ; et cependant dans aucun cas nous n'avons
rencontré la coagulation pyohémique de M. Piorry.

Je suis loin de nier le fait lui-même, mais je pense que l'explication que cet infatigable observateur donne n'est pas suffisamment fondée; je me réserve donc, je vous le répète, d'examiner plus tard cette question.

En somme, Messieurs, vous voyez ce qu'il résulte des faits que nous avons recueillis sur la formation de la couenne dite inflammatoire : nous ne saurions dire aujourd'hui pourquoi elle se produit dans telle circonstance et non dans telle autre. Mais ce qui nous paraît démontré, c'est que sa production se rattache à un phénomène physique des plus simples et des mieux compris, la pesanteur relative qui agit sur les corps organisés comme sur ceux qui sont inorganiques. De plus, nous savons que la forme du vase où l'on reçoit le sang, et c'est aussi l'opinion des pathologistes, concourt à la séparation de cette fibrine de la matière globuleuse; mais nous avons cru remarquer, contrairement à d'autres opinions, que les vases profonds et d'un petit diamètre étaient plus favorables à sa formation que les larges et peu élevés, peut-être par l'adhérence qui contracte la fibrine avec les parois de tels vases. Devrons-nous conclure de ce qui précède que la formation de cette couenne est d'un fâcheux pronostic, et qu'elle exige incessamment des émissions sanguines ? Je ne pense pas que vous adoptiez cette manière de voir, et pour ma part, j'y répugne plus que jamais.

Quoi qu'il en soit, il paraîtrait que la composition intime du sang influe particulièrement sur la formation de cette couche fibrineuse. En effet,

voici une expérience dans laquelle nous avons
mélangé de l'eau naturelle de Marienbad avec du
sang : il s'est formé un caillot onduleux, analogue
à ceux que je vous ai déjà montrés, et dont les oscillations propagées de proche en proche à toute la
masse, la font ressembler à un animal vivant; ici les
globules sont restés attachés à la fibrine, font
corps avec elle ; c'est donc à l'influence de cette
eau et des sels qu'elle contient, que nous devons
attribuer ce résultat, puisque si à sa place, nous
eussions mis de l'eau sucrée, la fibrine se serait
coagulée sous forme de couenne, et les globules
auraient été précipités. Nous avons varié de plusieurs manières les proportions de cette eau de Marienbad. Dans tous les cas, le résultat a été le même.

Les différents caillots qu'ont produits nos expériences, et que nous conservons avec soin pour
étudier les changements que le temps leur fait subir exposés à l'air libre, nous ont présenté un phénomène curieux qui pourra mettre sur la voie des
moyens employés par la nature dans la formation
des cicatrices. Sur tous, il s'est formé à la partie supérieure une lame composée de deux feuillets :
l'un humide, adhérent inférieurement au caillot ;
l'autre, libre, s'est desséché au contact de l'air et
s'est opposé à l'évaporation de la partie liquide du
sang. Cette lame, qui représente assez bien la forme
d'un champignon, et qui est collée aux bords de
l'éprouvette avec lesquels elle s'est d'abord trouvé
en contact, est analogue, ce me semble, à celle qui
est formée par les limaçons pour clore herméti-
quement l'entrée de leur coquille, et se mettre à

l'abri de l'action de l'air. Dans les plaies plus ou moins larges, elle peut être assimilée à la matière épidermique que certains anatomistes ont prétendu être le produit d'une sécrétion particulière organisée pour la circonstance, et suspendue lorsque la nécessité ne s'en fait pas sentir. Ce fait est digne de votre attention ; c'est par là que se forment les réunions par première intention, que les tubes capillaires adhèrent entre eux, et que la circulation continue, ce qui n'aurait pas lieu si l'extrémité des vaisseaux divisés restait au libre contact de l'air.

Nous allons terminer cette leçon par une expérience qui se rattache encore à la coagulation du sang. Jusqu'ici presque tous les gaz que nous avons essayés ont accéléré cette coagulation, l'oxygène, l'azote, l'hydrogène surtout. J'ai commencé à l'Hôtel-Dieu à faire respirer le premier de ces fluides dans une fièvre typhoïde ; mais le cas était peu grave, de sorte que les résultats ont été à peu près nuls. Je ne me tiens pas pour battu, et en attendant que l'occasion se présente de nouveau, je veux voir si l'acte de la respiration ne serait pas lui-même une circonstance qui fît varier les degrés de coagulation que nous remarquons dans le sang. Nous allons donc répéter une expérience de Bichat, qui consiste à adapter un robinet à la trachée-artère, à ouvrir une des carotides et à examiner le sang selon que l'animal respire librement ou selon qu'il est privé de respiration. Ici nous voulons constater non seulement le changement de couleur du liquide, mais encore si en même temps qu'il perd sa couleur écarlate, il ne perdrait

pas aussi quelque chose de la propriété qu'il a de
se solidifier. Je ne pense pas cependant que l'é-
preuve soit décisive, attendu que l'animal ne saurait rester assez long-temps privé de respirer, sans
que la mort ne survienne. Toutefois, il y a des
circonstances où le sang noir circule dans les
artères : c'est surtout quand l'orifice qui fait
communiquer entr'eux les réservoirs dits oreillettes, ne s'est pas complétement oblitéré après
la naissance : c'est ce qui constitue l'affection
appelée cyanose. Nous connaissons aussi l'influence
du nerf de la huitième paire, du pneumo-gastrique
sur le liquide sanguin ; nous allons ajouter à ces
faits acquis à la physiologie ceux que va nous fournir cette expérience.

La carotide et la trachée-artère ont été préalablement mises à nu ; j'incise le tube aérien parallèlement aux arcs aux cartilagineux qui le composent,
et j'introduis un robinet dans l'ouverture que j'ai
faite. Remarquez, Messieurs, la parfaite insensibilité de la trachée-artère : l'animal n'a pas donné
le moindre signe de douleur, lorsque j'en pratiquais la section. J'ouvre maintenant la carotide,
et vous voyez un jet saccadé et de couleur écarlate
qui s'en échappe ; jusqu'ici c'est du sang normal.

Je ferme le robinet ; l'animal va faire de violents et inutiles efforts pour respirer, et vous remarquerez comment peu à peu le sang revêt une
nuance plus foncée : il est maintenant devenu presqu'entièrement veineux bien qu'il sorte d'une artère. J'en recueille comme tout-à-l'heure quelques

gouttes dans un verre, pour l'examiner à la fin de la séance.

J'ouvre le robinet; le sang redevient rouge presqu'instantanément. Vous remarquerez qu'il reprend plus facilement sa couleur écarlate qu'il ne la perd.

L'asphyxie a duré deux minutes ; pour ménager les forces de l'animal, je vais lier l'artère, et retirer le robinet.

Les différents échantillons de sang que nous venons de recueillir sont tous coagulés. Ainsi, comme je l'avais prévu, le peu de durée de l'expérience ne permet pas de rien conclure sur l'influence de l'acte respiratoire touchant la coagulation du sang.

VINGT-UNIÈME LEÇON.

16 Mars 1838.

Messieurs,

Vous vous rappelez que dans la dernière séance nous vous avons présenté un animal auquel nous avions fait avaler une demi-bouteille de vin de Bordeaux. Sur l'homme, cette expérience n'aurait eu rien que de très agréable ; tandis que chez ce chien d'une taille et d'une force peu communes elle a causé la mort en 24 heures. Ce résultat ne devra pas vous étonner si vous vous souvenez de l'action que le vin a exercée sur le sang de l'éprouvette, et particulièrement sur l'albumine qu'il avait solidifiée. Porté dans l'estomac de notre animal, il a produit les mêmes effets : voici le sang que nous avons recueilli après sa mort ; remarquez ces grumeaux albumineux flottant dans un liquide violacé ; ne croiriez-vous pas que c'est tout simplement un mélange fait dans le vase avec du

vin et du sang. Il y a ici plus que de l'analogie, c'est une ressemblance parfaite entre deux
phénomènes dont l'un s'est passé dans un vaisseau inorganique, l'autre dans le système circulatoire d'un animal vivant. Suivant l'opinion
qui domine aujourd'hui, je veux dire le solidisme, dans le cas présent, les organes ne devraient pas être altérés, puisque seuls ils sont
la source des influences morbides, et que nous
n'avons agi que sur le liquide. Pour vous convaincre entièrement de la fausseté de cette doctrine,
que nos expériences ont déjà passablement sapée,
vous n'avez qu'à jeter les yeux sur le poumon de ce
chien ; examinez les altérations remarquables qu'il
présente : ici vous voyez tous les signes d'un engouement, là d'une hépatisation, comme le disent
les pathologistes. Ces lésions, qui dérivent toutes
de la même cause, affectent cependant des formes particulières, que l'on pourrait même appeler locales, parce qu'elles semblent siéger de préférence dans tel ou tel point : c'est ce que de prétendus observateurs, qui embrouillent toutes les
questions qu'ils ont la prétention d'éclaircir, ont
nommé pneumonie lobulaire ; comme si la science
gagnait quelque chose à cette multiplication sans
termes de dénominations insignifiantes. Qu'est-ce
donc, je vous prie, qu'une pneumonie lobulaire, si
ce n'est une altération partielle du poumon? qu'avez-
vous besoin d'enchérir encore sur la grotesque nomenclature médicale ? cherchez donc plutôt à savoir d'abord, à bien définir ce que c'est qu'une
pneumonie ; à connaître la cause de cette affec-

tion qui attaque l'organe respiratoire, et vous serez sur la bonne voie, vous ferez alors de la véritable pathologie.

Ceci, Messieurs, ne s'adresse qu'à un petit nombre d'entre vous ; car je pense que généralement
vous savez aussi bien que moi d'où naissent ces
modifications de l'appareil aérien ; vous nous les
avez vu produire chaque fois que nous altérions
la propriété qu'a le sang de se coaguler ; l'engouement, l'hépatisation rouge, l'hépatisation grise, ne
sont plus pour vous de vains mots résonnant à vos
oreilles comme un idiome inintelligible. Dépouil-
lés par nos expériences du prétentieux et ridicule
mysticisme classique, ils vous ont laissé voir pièce
à pièce le mécanisme de leur formation et des
transformations qu'ils subissent; qu'importe maintenant la couleur, l'étendue, le nombre de ces altérations, puisqu'il nous est démontré que les
diverses modifications qui s'offrent à notre vue lors
de l'ouverture des cadavres, sont le résultat d'une
même cause qui, selon les cas, a agi avec plus ou
moins de latitude. Cette cause, nous la connaissons ; dirigeons donc contre elle des efforts sages
et bien entendus.

Nous trouvons dans la mort de cet animal,
amenée par le passage d'une demi-bouteille de vin
dans sa circulation, nous trouvons, dis-je, un nouveau fait qui vient corroborer nos précédentes expériences. Ainsi chaque jour nous enregistrons des
preuves à l'encontre des théories erronées que l'on
professe aujourd'hui sur l'inflammation. Mais,
de notre côté, quel démenti avons-nous reçu ?

aucun ! Pourquoi ? parce que ce ne sont pas nos idées que nous mettons en avant : ce que nous vous exposons, n'est que le résultat d'observations scrupuleuses passées au creuset de l'expérience, et comme la nature est partout conséquente avec elle-même, ce qu'elle nous révèle une fois ne saurait être contredit par elle.

Dans la série des substances que nous avons mises en contact avec le sang, vous devez vous rappeler l'essai que nous avons fait avec le pus. Nous l'avons répété sur l'animal vivant. Si vous vous souvenez, Messieurs, que les globules du pus sont quatre fois plus gros que ceux du sang, vous ne serez point étonnés que, bien que, dans l'éprouvette, il n'eût point empêché la coagulation du sang, ce fluide accidentel ait causé la mort lorsque nous l'avons injecté par les veines. Ceci en effet est un phénomène mécanique des plus simples : tant que l'injection a circulé dans des tubes en rapport avec le volume de ses globules, aucun accident n'est survenu ; mais lorsqu'il a fallu traverser les capillaires du poumon, l'infiniment petit diamètre de ces tuyaux a dû mettre un obstacle invincible à leur passage. Aussi l'animal est-il asphyxié. L'examen pathologique de l'organe respiratoire va vous en convaincre mieux que ce que je pourrais dire : tout d'abord en l'incisant, vous voyez son parenchyme aréolaire laisser suinter la matière purulente qui distendait ses vaisseaux ; je ne pousserai pas plus loin ces rapprochements ; il vous est suffisamment prouvé par l'état de cet organe qu'il ne pouvait plus livrer passage au sang, et

par conséquent vous n'irez pas chercher ailleurs
la cause qui a déterminé la mort.

Le volume des globules du pus étant constaté
par tous les micrographes, nous avons le droit de
douter jusqu'à preuve contraire, de la résorption de
la matière purulente au moyen des capillaires veineux, résorption qui ne nous semble pas admissible
à cause des conditions physiques dans lesquelles
se trouvent les tubes d'un côté, et de l'autre les
molécules qui doivent les parcourir. Toutefois,
ceci n'est, comme je vous le disais tout-à-l'heure,
qu'un simple doute : l'avenir montrera quelle valeur il faut y accorder.

A cette occasion je dois vous citer un fait qui m'a
été communiqué par M. James. Un homme, âgé de
45 ans, entra il y a quelque temps à l'Hôtel-Dieu,
dans le service de M. Breschet, pour se faire traiter
d'une contusion considérable de la jambe avec dénudation du tibia. Pendant huit jours, son état fut satisfaisant. A cette époque, il éprouva dans la cuisse
correspondante une douleur sourde, profonde : la
langue devint sèche, la respiration pénible une toux
opiniâtre tourmentait le malade, les fonctions cérébrales commencèrent à se troubler. Cependant on
ne sentait à la cuisse aucune fluctuation, et le gonflement du membre n'était nullement en harmonie
avec les phénomènes généraux. On pensa qu'il y
avait *phlébite*.

Quinze jours après son entrée, le malade mourut.
A l'autopsie, on trouva le fémur correspondant à
la jambe contuse dénudé par le pus qui se trouvait
accumulé tout autour dans la proportion d'à peu

près deux litres. La couche musculaire profonde était réduite en une espèce de bouillie fétide, exhalant une odeur gangréneuse. La veine fémorale n'offrait aucune trace de pus, non plus que les articulations.

Les cavités droites du cœur et les veines caves étaient remplies de caillots fermes et volumineux, composés en presque totalité de fibrine ; il n'y avait que peu de sang non coagulé.

La partie postérieure des deux poumons était le siége de ce qu'on appelle une apoplexie pulmonaire. Le sang y était épanché par petits foyers disséminés très près les uns des autres , ce qui donnait à l'organe un aspect tigré.

Du reste, ailleurs, pas d'altérations remarquables.

Ce qui doit vous frapper davantage dans le cas pathologique que je viens de vous rapporter, c'est cette pneumonie survenue à la suite d'un abcès. Vous pouvez voir sur ma table le poumon de l'individu qui a succombé à cette affection : nous comptons l'examiner au microscope afin de savoir si, dans les parties hépatisées, il n'y aurait pas du pus mélangé avec le sang.

Nous avons passé en revue un grand nombre de faits qui ont rapport à un phénomène connu des physiologistes, mais qu'ils avaient à peine exploré ; j'espère que les plus importants resteront dans la science. Il n'est pas aussi facile qu'on le croit d'aller en avant, et l'on doit, pour être sûr des résultats qu'on obtient, procéder avec lenteur et circonspection. Vous avez vu, Messieurs, que dans le cours de ce semestre, nous avons eu à rectifier

plusieurs faits reconnus exacts et qui nous avaient
d'abord paru tels ; combien donc ne devons-
nous pas nous méfier des illusions de toute espéce
qui nous assiégent à l'envi dans la carrière des expériences.

Il nous reste encore beaucoup à faire pour terminer l'histoire du sang : ainsi nous aurions à examiner ce qu'est ce liquide dans l'embryon, dans
le fœtus; quelle modification il subit dans le phénomène de la menstruation. Il nous reste aussi à
constater si ses propriétés restent les mêmes dans
le flux hémorrhoïdal, les hémorrhagies spontanées ou actives, etc., etc.; si les réunions que nous
devons avoir d'ici à la clôture du cours d'hiver ne
suffisaient pas, nous consacrerions soit le semestre
d'été, soit un de ceux de l'année prochaine, à la
poursuite de ces recherches dont vous appréciez,
comme moi, toute l'importance.

Toutefois, Messieurs, nos études nous ont donné
la clé de plusieurs phénomènes, que maintenant
nous pouvons envisager d'une manière plus positive
qu'on ne l'avait fait jusqu'ici. Ainsi vous connaissez parfaitement le mécanisme des hémorrhagies
passives : vous savez que dans ces sortes d'affections, le sang a été modifié, que sa coagulabilité
a presque disparu, qu'il s'imbibe à travers les parois des tubes capillaires de nos tissus. Ces caractères
d'un sang que j'appellerai volontiers anormal, vous
les retrouvez dans les épidémies les plus meurtrières. Le fléau dévastateur qui des bords du Gange
a étendu ses affreux ravages aux rives de la Seine
et de la Tamise, le choléra, n'est-il pas une preu-

ve pour ainsi dire encore présente à vos yeux de
la vérité de nos paroles? A cette époque affligeante,
cette théorie nous était inconnue, et cependant, il
n'est pas un médecin peut-être qui n'ait été frappé
de la liquidité du sang chez ceux qui succombaient
à la terrible affection asiatique. N'avons-nous pas
mainte et mainte fois produit en liquéfiant le sang
des phénomènes analogues à ceux que nous présentent la fièvre jaune, les fièvres pétéchiales, le
typhus, etc. A la différence près des tissus, dites-
moi si le poumon piqueté, ecchymosé que vous
voyez sur ma table, n'a pas subi cette transformation sous la même influence et par les mêmes
causes qui développent des ecchymoses, des taches,
des pétéchies à la surface du corps des individus
atteints de la fièvre typhoïde ou du pourpre de la
variole ? N'est-ce pas le sang épanché en tout ou
en partie dans nos tissus, dans nos organes, qui
change ainsi leur aspect et même leur nature ?
Aussi, Messieurs, c'est là ce qui rend si graves
toutes les maladies où le sang forme en s'extrava-
sant des taches plus ou moins apparentes à la peau,
où il est rendu soit par les crachats, soit par les
selles. Vous suffira-t-il alors de donner un nom
ambitieux à la maladie, de disserter longuement
sur l'éternelle inflammation, ce Protée qui renaît
sous toutes les formes, de ne voir que des lésions
locales là où une cause générale tend à pervertir l'é-
conomie entière, de traiter ces affections d'après les
ridicules théories en usage? Non ! vous emploierez
tous vos moyens, toutes vos ressources à rendre au
sang la précieuse propriété de se prendre en mas-

se, propriété qui, soyez-en sûrs, est d'autant plus modifiée que la maladie est plus grave.

Nous allons maintenant, Messieurs, passer à une autre question. Jusqu'ici les résultats obtenus nous ont démontré que nous avions suivi une bonne voie; mais le sujet n'est pas épuisé, et nous avons besoin d'étudier avec le plus grand soin un autre élément qui entre aussi dans la composition du sang et qui y joue un rôle physique et physiologique du plus haut intérêt. Comme la fibrine, il est dissous dans le sang; comme elle, il se prend en masse et concourt au phénomène de la nutrition et de l'accroissement de nos organes. Ce principe, c'est l'albumine.

Outre la propriété qu'elle a de se conserver liquide quand elle est séparée de la matière colorante, elle mérite sous d'autres rapports une attention toute particulière. Nous avons vu, en étudiant les phénomènes généraux de la circulation, qu'un liquide, de l'eau pure, par exemple, ne passait qu'avec une grande difficulté à travers des tubes capillaires, mais que si l'on ajoutait une matière visqueuse à l'injection, celle-ci parcourait aisément les vaisseaux du petit diamètre. Il paraît que l'albumine remplit dans le sang les mêmes fonctions, et que lorsqu'il en est privé par une circonstance quelconque, il s'extravase et s'imbibe dans les tissus animaux, comme le ferait de l'eau mise en contact avec une membrane inorganique.

Remarquez en passant, Messieurs, l'harmonie parfaite qui règne entre les matériaux si différents du liquide que nous étudions. Chacun d'eux a ses caractères bien tranchés ; quoique mélangés , intimement ensemble, chacun conserve cependant ses propriétés, dont la réunion entretient dans notre admirable machine le mouvement vital.

Ainsi que nous l'avons fait pour la fibrine , nous passerons d'abord en revue les faits qui se rattachent à la coagulation de l'albumine du sérum : nous ferons ressortir les rapports qui existent entre ces deux substances , et les points par lesquels elles diffèrent. L'analyse chimique complétera ces données.

Avant d'entrer en matière , rappelons nous qu'il ne faut pas confondre le sérum avec ce que l'on appelle *liquor sanguinis*. Ainsi que nous vous l'avons déjà dit plusieurs fois, le premier est dépourvu de la fibrine, qui existe à l'état fluide dans le second.

Quoi qu'il en soit, nous voyons tout d'abord que l'albumine ne se solidifie pas spontanément comme la fibrine. Parmi les agents dont l'influence est nécessaire pour la production de ce phénomène , se trouve la chaleur. Soumise à une température de 60° 0+0, on ne remarque aucun changement dans sa transparence et sa viscosité ; mais si on élève le milieu dans lequel elle se trouve placée de 65 à 75°. Elle se prend presqu'aussitôt en masse. Ainsi il n'est pas à craindre que l'albumine du sang puisse jamais se solidifier dans les vaisseaux de l'animal vivant ; car la température de nos corps ne dépasse jamais 40° centigrades, bien qu'on ait vu des hommes supporter une chaleur de 80°. La nature, pour obvier aux fâcheuses influences d'une température trop élevée , a établi dans l'économie un appareil

admirable de refroidissement parfaitement en rapport avec les lois physiques, je veux dire l'exhalation pulmonaire et cutanée ; de sorte que quelle
que soit la température du milieu dans lequel nous
nous trouvons plongés, la nôtre reste toujours dans
certaines limites quelle ne saurait franchir.

D'autres causes produisent également le même
phénomène, entre autres l'alcool. Mélangé à la sérosité, il en solidifie l'albumine, tant dans l'éprouvette que sur l'animal vivant. Ceci nous montre
combien on doit apporter de modération dans l'u-
sage des boissons alcooliques, d'autant plus qu'il
n'est pas rare de rencontrer des cas de mort subite par suite d'excès en ce genre.

Toutefois, si l'on fait avaler à un animal une
assez forte dose d'alcool, il ne tarde pas à périr, et
l'on trouve dans ses vaisseaux l'albumine solidifiée. Vous connaissez assez la theorie de la circulation pour apprécier si le passage d'un sang à
demi solidifié peut continuer à s'effectuer dans des
tuyaux d'un aussi petit diamètre que ceux de nos
organes.

Quoique l'albumine coagulée par l'alcool ressemble assez à celle qui est devenu solide par la chaleur, cependant elle en diffère principalement en ce
qu'elle ne se présente qu'en petits flocons, tandis
que la seconde forme ordinairement de larges masses.

Ce fait a lieu sur toutes les albumines identiques ; mais cependant je crois que nous ne devons
pas confondre l'albumine de l'œuf avec celle du
sérum. Si je ne me trompe, elles présentent des

caractères particuliers qui ne permettent pas de les ranger sur la même ligne.

Déjà MM. Berzélius, Chevreul, Couerbe ont noté des différences remarquables entre ces deux substances; d'où il suit qu'un corps pourrait exercer une action sur l'une sans l'exercer sur l'autre. Nous allons par exemple mélanger de la potasse avec l'albumine de l'œuf : je verse quelques gouttes de l'alcali dans un vase où l'on a mis du blanc d'œuf, et déjà il s'est formé une gelée transparente, solide, élastique, ressemblant à de l'ictyocolle: c'est tout simplement un albuminate de potasse; car vous n'ignorez pas que les principes immédiats des animaux remplissent à la fois, dans les combinaisons chimiques les rôles de bases ou d'acides.

Traitons maintenant par le même réactif la sérosité de l'ascite. Nous obtenons au fond du vase un léger précipité à peine sensible ; le reste est parfaitement liquide.

Il doit y avoir d'autres preuves de ces différences; mais les chimistes les ignorent, et je ne doute pas que si l'on s'en occupait avec soin, on ne parvînt à en découvrir de plus positives. Essayons pour notre propre compte.

Je mets de l'acide acétique en contact avec du sérum : il s'est formé un corps opalin, transparent qui est probablement un acétate d'albumine.

Le même acide avec le blanc d'œuf donne, comme vous le voyez, une coagulation à peu près analogue. Soumettons ces deux composés à une température assez élevée. L'albumine de l'œuf n'en éprouve aucun changement.

Prenons celle du sérum : comme la précédente; je l'expose dans un tube à la flamme de la lampe. Je ne m'étais pas trompé dans mes prévisions, car nous venons d'obtenir un caractère distinctif des plus simples et des plus précieux, qui nous fera reconnaître l'albumine du sérum de celle de l'œuf. A mesure que ce tube de verre s'est échauffé, nous avons vu la masse qu'il contenait perdre peu à peu sa consistance, puis enfin se liquéfier entièrement, tandis que l'acétate d'albumine de l'œuf est resté solide sous l'influence du même moyen. Cette liquéfaction n'est que momentanée ; si nous soustrayons ce corps à la chaleur, il va se solidifier de nouveau. C'est en effet ce que vous voyez arriver.

Voici un autre mélange d'ammoniaque et de blanc d'œuf qui a donné naissance à un précipité en forme de gelée transparente : nous le chauffons ; il se coagule entièrement sous l'apparence d'une matière vésiculeuse, spongieuse : c'est un albuminate d'ammoniaque.

L'albumine du sérum traitée par les mêmes procédés ne nous offre aucun de ces caractères.

Ces expériences me paraissent de la plus haute importance. Il est urgent pour un médecin de connaître les substances qui coagulent ou ne coagulent pas l'albumine. Sans ces notions bien simples, et auxquelles pourtant les praticiens ne pensent guère, on s'expose à nuire à son malade au lieu de lui être utile.

Remarquez ici, Messieurs, une différence capitale entre l'albumine et un des autres éléments

du sang, la fibrine ; c'est que beaucoup de substances solidifient la première, tandis que fort peu
ont la propriété de la liquéfier, et que c'est précisément le contraire pour la fibrine. Ainsi le nitrate
de cuivre coagule l'albumine et empêche la solidification de la fibrine. Le nitrate d'argent, si employé en médecine, précipite l'albumine en flocons : j'admets que ce sel n'agit que localement,
mais je suis persuadé qu'ingéré dans la circulation, il causerait infailliblement la mort. Nous ferons prochainement cette expérience.

Le sous-acétate de plomb, sel de saturne, précipite également l'albumine ; et cependant on ne
craint pas tous les jours de l'employer dans des
proportions énormes pour la falsification des vins
On l'a aussi conseillé comme utile pour diminuer
la fièvre et les expectorations abondantes des phthisiques ; mais on y a bientôt renoncé, surtout en
Allemagne, où des observateurs avaient remarqué
que les vaisseaux par lesquels il avait été absorbé,
contenaient toujours de l'albumine coagulée.

Le nitrate de bismuth est moins soluble que le
précédent, aussi est-il moins facilement absorbé ;
cependant il rend l'albumine solide.

Le sulfate de zinc et le chlorure d'étain ont aussi
une action locale ; ils coagulent également l'albumine.

Le cyanure de mercure n'a sur cette substance
qu'une très faible action.

Le deuto-chlorure, au contraire, se combine
avec elle très énergiquement. C'est à cette particularité chimique que l'albumine doit d'être regar-

dée comme le contrepoison du sublimé corrosif. Personne de vous n'ignore qu'un des plus célèbres professeurs de cet établissement, M. Thénard , en a fait sur lui-même un essai fort heureux.

L'hydrochlorate de baryte, dont on se sert comme moyen thérapeutique dans les maladies des os, coagule aussi l'albumine du sérum , mais moins que le précédent.

L'hydriodate de potasse ioduré n'a que très faiblement coagulé l'albumine.

J'emploie depuis quelque temps ce médicament chez un jeune homme qui a un abcès froid , et je trouve que depuis qu'il en fait usage, la suppuration, qui auparavant épuisait ce malade, a beaucoup diminué. Est-ce en agissant sur le sang qu'il réussit ainsi, ou d'une autre manière? c'est ce que j'ignore; mais je regarde l'action sur le sang comme la plus probable.

L'éther, qui a peu d'action sur l'albumine du sérum , en a au contraire une très énergique sur l'albumine de l'œuf, qu'il a convertie en une masse blanche , comme l'aurait fait la chaleur.

Les acides oxalique , hydrochlorique, sulfurique, nitrique, n'ont donné aucun résultat.

L'acide borique a fourni un précipité très léger.

La crème de tartre soluble a formé un coagulum.

Le tartrate neutre paraît moins énergique.

L'eau de Seltz n'a pas du tout solidifié l'albumine. Ce liquide me paraît être une boisson par excellence. Vous avez vu qu'elle favorise la coagulation de la fibrine, et vous voyez qu'elle n'agit pas sur l'albumine ; par conséquent elle concilie et renferme en elle-même deux propriétés également avantageuses.

L'hydrochlorate de soude, le sulfate de magnésie, l'acide tartrique sont également ici sans action sur cette substance.

Messieurs, l'heure avancée ne nous permet pas de vous présenter les considérations générales que font naître les faits dont nous venons d'être témoins ; nous les renvoyons donc à la prochaine séance, dans laquelle nous vous exposerons aussi les résultats d'une expérience que l'on va faire dans le laboratoire : l'injection de l'albumine de quatre œufs dans les veines d'un animal.

VINGT-DEUXIÈME LEÇON.

21 Mars 1858.

MESSIEURS,

Nous avons commencé l'étude physiologique de l'albumine du sérum, et nous vous avons dit que les chimistes avaient cru entrevoir de notables différences entre cette substance que l'on trouve dans le sang, et celle que l'on rencontre en si grande abondance dans l'œuf des oiseaux. Cette distinction, que nos expériences confirment, est du plus haut intérêt; car il paraît, il est même certain que l'albumine de l'œuf ne peut, comme on aurait pu le croire d'abord, remplir les fonctions de celle qui appartient à la sérosité. Cependant, nous devons déjà présentement appeler votre attention sur un phénomène curieux que nous avons cru remarquer : je me sers à dessein de ces expressions de doute, parce que l'opinion que j'émets ici n'est encore fondée que sur un commencement d'expérience ; elle a besoin d'un plus ample informé. Dans l'expérience que je vous annonçais en terminant la séance dernière, voici ce qu'il nous a semblé s'être passé : c'est que l'albumine d'œuf injectée dans le torrent circulatoire changeait de nature, se transformait en albumine identique à celle du sérum avec laquelle elle se trouvait mélangée.

Pour le moment, nous n'en dirons pas davantage à ce sujet; vous sentez, Messieurs, combien, avant de lancer un pareil fait dans la science, nous devons nous montrer circonspects, nous qui consacrons spécialement nos études et nos veilles à déraciner les fausses théories, les vieux préjugés des différentes écoles pour asseoir définitivement la physiologie normale et pathologique sur des bases fermes et inébranlables.

Déjà, dans le cours de ces leçons, nous avons établi assez au long les différences que nous avons pu saisir entre la solidification de la fibrine et celle de l'albumine : nous vous rappellerons donc seulement que la première se coagule spontanément, sans le concours appréciable d'aucun agent chimique ou physique. Nous devons toutefois vous avertir que quand cette substance passe sur l'animal vivant de l'état liquide à l'état solide, elle entraîne toujours en s'organisant ainsi une certaine quantité d'albumine. Ce fait est surtout remarquable dans la formation des fausses membranes et dans un grand nombre d'autres circonstances. Prenez, par exemple, le liquide exhalé à la surface des cicatrices, et qui plus tard formera en se solidifiant la pellicule qui les recouvre, traitez-le par les réactifs convenables, et vous verrez qu'il est composé d'albumine et de fibrine.

Ce que les médecins appellent les fausses membranes, ces corps lamelleux, ces brides qui se développent si souvent entre les feuillets du péritoine et de la plèvre, sont constitués primitivement par un dépôt liquide d'albumine et de fibrine; de sorte que toute organisation de membrane, car c'est à tort qu'on les a nommées fausses, puisqu'il s'y opère une véritable circulation, et qu'elles se nourrissent comme les autres parties du corps, toute formation de trame, de réseau, de filaments, reconnaît ces deux éléments pour matière constituante.

Voilà, j'espère, qui justifie suffisamment l'importance que nous attachons à l'étude de l'albumine. En outre, cette substance que nous venons de voir intimement unie à la fibrine pour la production de certains phénomènes, paraît dans d'autres cas entièrement isolée. Laissez du pus en repos, quelle qu'en soit d'ailleurs la nature *louable* ou *non louable*, une séparation ne tarde pas à s'opérer entre ses éléments ; vous trouvez à la partie supérieure un liquide albumineux, tandis qu'inférieurement il s'est formé un dépôt plus ou moins solide, séparation qui rappelle celle qu'offre le sang privé de fibrine.

La matière purulente est en effet composée de globules et d'albumine mêlée aux différents sels du sang. A propos de ceci, je dois vous dire qu'on s'est beaucoup occupé, dans ces derniers temps, de l'origine des globules du pus.

De notre côté, nous avons fait quelques expériences qui du moins ont amené le résultat suivant. Je vous disais tout-à-l'heure que le sérum du pus contenait de l'albumine. Nous avons soumis à une chaleur assez forte une certaine quantité de matière purulente, et il s'est précipité des flocons et des masses évidemment albumineuses, sans que, pour cela, les globules du pus eussent disparu ou eussent été modifiés ; d'où nous avons dû conclure qu'ils ne pouvaient être composés par l'albumine. Si ce caractère négatif n'a pas résolu la question, il l'a du moins placée sur un terrain plus convenable, où bientôt sans doute on ne tardera pas de l'éclaircir entièrement.

Du reste, il y a dans l'économie un grand nombre de liquides qui contiennent de l'albumine et même en plus grande quantité que le sérum n'en présente. Les vésicules ovariques, par exemple, sont remplies d'une liqueur visqueuse, jaunâtre et limpide, ressemblant à l'albumine de l'œuf. Ce serait même un point très curieux d'anatomie comparée que de chercher les rapports qui peuvent exister entre l'albumine des ovaires de la femme et celle qui appartient aux ovaires des ovipares. Plusieurs cas d'anatomie pathologique me confirment dans l'opinion que c'est presqu'uniquement de l'albumine qui remplit les ovules des mammifères : je me rappelle avoir vu nombre de fois sur l'espèce humaine ces ovules, qui se dilatent pour la propagation de l'espèce, durcis et coagulés sous l'influence de la chaleur.

Par contre, d'autres liquides, paraissant entièrement composés d'albumine, n'en contiennent presque pas. Tel est celui que j'ai nommé céphalorachidien, et qui remplit les cavités ou recouvre la surface du cerveau, sur lequel nous avons, naguère, dirigé l'attention des physiologistes.

Toutefois on peut établir en thèse générale que dans toutes les grandes accumulations de fluides que l'on rencontre dans l'économie soit à l'état sain, soit à l'état pathologique, il se trouve une plus ou moins grande quantité de cette matière. Les kystes en contiennent presque toujours et les différentes tumeurs de ce genre qui se développent dans les ovaires en renferment une proportion considérable.

D'où peut venir cette albumine, si ce n'est du liquide qui charrie et dépose ses éléments dans tous nos organes? Vous voyez, d'après cela, Messieurs, combien cette étude du sang est immense. Il n'est, pour ainsi dire, pas de question médicale qui ne s'y rattache plus ou moins directement. Aussi, malgré l'obscurité du sujet et les obstacles de tout genre dont la nature semble à plaisir l'avoir environnée, comme pour voiler à l'homme ses secrets, nous nous applaudissons chaque jour davantage d'avoir osé entrer dans cette voie que nous parcourons, et qui, je l'espère, ne sera pas inféconde pour la science.

Dans d'autres circonstances, on a vu des surfaces ulcérées séparer de l'albumine. Je donne en ce moment mes soins à deux jeunes gens atteints d'abcès par congestion : depuis quelque temps, la suppuration a cessé; mais elle a été remplacée par un écoulement visqueux assez considérable. J'ai donné cette liqueur à M. Pelouse , et il a reconnu que c'était de l'albumine pure.

Il y a des cas où l'urine elle-même en contient de notables quantités : vous connaissez tous l'affection nommée néphrite albumineuse et le phénomène caractéristique qui permet de la diagnostiquer. Vous devez vous souvenir que nous avons , par l'injection de sérum dans les veines d'un animal, produit ces mêmes troubles dans la sécrétion du rein, et qu'une fois aussi, payant notre tribut à l'erreur, nous avions pris, dans un cas à peu près analogue, de l'urée pour de l'albumine. Je vous remets cette circonstance devant l'esprit pour vous rappeler combien il est important, dans les recherches du genre de celles que nous faisons , de ne pas se laisser aller à la chaleur du moment et de posséder tout son sang-froid , soit pour constater un fait, soit pour en tirer de justes conséquences.

Il est inutile, je pense , de pousser plus loin cet aperçu et de vous énumérer un à un tous les cas où nos liquides contiennent normalement ou anormalement de l'albumine. Il s'agit maintenant de faire des expériences sur cette matière pour voir où elles nous conduiront ; comme par le passé, nous les prendrons pour guides , trop heureux si nous ne nous écartons en rien des sentiers qu'elles nous montreront.

Nous allons d'abord poursuivre l'examen de l'action de quelques substances sur l'albumine. Ici c'est l'inverse de la fibrine : au lieu de rechercher avi-

dement les corps qui pourraient coaguler l'albumine , nous devons désirer d'en trouver un grand
nombre qui la laissent liquide.

Du sulfate de chaux dissous dans de l'eau a solidifié l'albumine avec laquelle nous l'avions mélangé. Nous essaierons si l'eau de puits qui contient une grande quantité de ce sel donnera le
même résultat. Au reste, cela pourrait peut-être
expliquer en quelque sorte le dégoût naturel que
l'on a pour les eaux séléniteuses, qui, en effet, in-
commodent beaucoup de personnes. Cependant il
en est quelques-unes qui en usent habituellement
sans éprouver aucun accident. Comme vous le
voyez , ceci est une simple conjecture sans autre
valeur jusqu'à vérification.

Le sous-carbonate de fer employé à haute dose
par beaucoup de médecins dans les cas d'anémie,
de chlorose, etc., a communiqué à l'albumine sa
couleur jaune orangé.

L'acide arsénieux , poison violent, a formé un
coagulum.

Les autres substances que vous apercevez dans
ces éprouvettes n'ont pas eu d'action bien appréciable ; ce sont : l'hydrosulfate de potasse, que
l'on administre en boissons ; le bicarbonate de
soude ; la mannite, l'eau de chaux; les acides lactique et phosphorique. L'acide citrique lui-même,
si nuisible à la fibrine, n'a, pour ainsi dire, pas
agi sur l'albumine.

Vous vous rappelez que dans la dernière séance
nous avons parlé des différences qui existaient entre l'albumine de l'œuf et celle du sérum ; comme

nous vous l'avions annoncé, nous avons à ce sujet fait l'expérience suivante.

L'albumine de quatre œufs a été passée à travers un linge pour s'assurer de sa pureté, puis elle a été lentement introduite au moyen d'une seringue dans la veine jugulaire de l'animal que vous voyez sur ma table. Presqu'aussitôt , il a été pris de vomissements. Je ne saurais vraiment donner une explication valable de ces premiers troubles causés par l'injection de l'albumine : aussi je vous ferai grâce des conjectures diverses que je pourrai former à cette occasion. Quoi qu'il en soit, ce chien a vécu pendant deux jours assez tranquillement : les premiers symptômes paraissaient calmés, lorsqu'au bout de ce temps nous lui avons injecté de nouveau l'albumine de deux œufs : les vomissements, cette fois, ne se sont pas renouvelés ; le lendemain , a eu lieu une troisième expérience avec la même quantité d'albumine : l'animal y a succombé immédiatement.

D'après cela, nous sommes, je pense, en droit de conclure que l'introduction de l'albumine d'œuf dans le torrent circulatoire peut avoir de fâcheuses conséquences.

Mais ce qu'il y a de plus surprenant , c'est que le phénomène que nous avions entrevu s'est réalisé : l'albumine de l'œuf, aussitôt qu'elle a été mélangée avec le sang , a changé véritablement de nature elle a perdu ses caractères d'albumine d'œuf pour prendre ceux de l'albumine du sérum. Une saignée a été pratiquée à ce chien quelques minutes après l'injection ; le sang s'est

comporté comme de coutume , c'est-à-dire qu'il
s'est séparé en deux parties , l'une liquide, l'autre
solide. Mais son sérum traité par la potasse, loin
de former une masse gélatineuse , opaline, comme
vous avez vu que cela avait lieu avec l'albumine
d'œuf, est resté parfaitement fluide. Donc, par son
passage dans l'économie , cette substance a entièrement perdu ses propriétés distinctives.

En voulez-vous une autre preuve non moins décisive : voici du sérum de cet animal ; nous le so-
lidifions en y versant quelques gouttes d'acide acétique ; nous le chauffons au foyer de cette lampe,
et vous voyez qu'il redevient aussitôt liquide. Notez
que nous agissons ici sur du sérum extrait vingt
minutes après l'injection de l'albumine dont nous
ne retrouvons cependant aucune trace.

A différentes reprises, je me suis livré à des recherches sur les propriétés nutritives de la gélatine , question qui n'est pas encore résolue , malgré tous les travaux dont elle a été
l'objet. Ayant par suite voulu nourrir des animaux avec des blancs d'œuf durcis, j'ai remarqué tout d'abord, que, malgré leur grand appé-
tit , cette substance ne leur plaisait pas. Ils en
mangeaient cependant , mais avec une répu-
gnance qui m'a frappé. Ils maigrissaient rapidement ; et tous ceux que j'ai soumis à ce régime
pendant un temps suffisant sont morts d'inanition. Y
aurait-il quelque rapprochement à établir entre cet
instinct des animaux, qui les porte à éviter ce qui
leur est nuisible , et les expériences que je viens
de vous citer? Ne pourrait-on pas en tirer des con-

clusions peu favorables aux propriétés alimentaires de l'albumine? Cet aperçu est très important; mais ce n'est pas ici le lieu de le développer ; car il sort de notre sujet auquel nous n'avons plus que bien peu de temps à consacrer.

Pour terminer cette séance , Messieurs , nous allons procéder à l'autopsie du chien qui a succombé à trois injections successives d'albumine d'œuf dans les veines.

Toutefois, avant de commencer, nous devons vous soumettre quelques épreuves qu'il était au moins naturel de faire. Vous vous rappelez que les injections de sérum rendent le sang incoagulable : nous avons voulu voir si dans l'éprouvette l'albumine donnerait le même résultat.

Voici de l'albumine, du sang et de l'eau dans la proportion d'un centilitre de chaque substance. Il y a un coagulum très évident : seulement il ne va pas au fond du vase, parce que l'albumine ayant changé la densité du sérum, le caillot devenu comparativement plus léger que le liquide a dù surnager.

Ici nous avons mis :

albumine 1 centilitre

sang   1 id.

eau   5 id.

et la coagulation s'est également effectuée. En augmentant la proportion d'albumine, en la portant à trois centilitres avec la même quantité d'eau et de sang que ci-dessus, nous avons encore , il est

vrai, un caillot ; mais le sérum paraît modifié,
il est devenu extrêmement visqueux, tel enfin
qu'il se présente dans certaines maladies.

D'après ces faits, Messieurs, je ne saurais émettre à l'avance une opinion précise sur la cause
de la mort de cet animal. Le sang a-t-il été liquéfié ou non? c'est ce que nous allons bientôt savoir.

Dès la première incision , le sang qui s'écoule
sous mon scalpel indique assez qu'il n'a pas
été coagulé : ce résultat coïnciderait donc avec
l'effet produit par les injections de sérum.

Puisque le sang est liquide, nous devons nécessairement trouver l'organe respiratoire engoué.
Le thorax est enlevé. Vous devez vous apercevoir
que ces deux poumons sont loin d'être dans un
état normal. Un sang noirâtre distend leurs cellules : celui du côté gauche est surtout le siége
d'une infiltration remarquable : il est impossible
en effet que l'animal ait pu respirer plus long-
temps avec de telles altérations de l'organe respiratoire.

En outre, Messieurs, à la division des bronches se
trouve une masse squirrheuse avec un grand nombre de tubercules ramollis au centre. Il n'est pas
impossible que cette circonstance, assez rare chez
ces animaux, ait été pour quelque chose dans la
production des désordres que nous apercevons.

Comme ce chien a vécu plusieurs jours après la
première injection, il est utile d'exminer le canal
intestinal qui doit également nous présenter quelque phénomène pathologique en rapport avec l'altération du sang.

L'abdomen est ouvert, et vous pouvez au premier coup-d'œil juger que notre assertion n'est pas contredite. Les follicules ont acquis un très grand développement ; ils forment saillie à travers les tuniques qui les recouvrent. Mais comme cet examen demande du temps, et que celui que nous avons à passer ensemble est plus qu'écoulé, on terminera l'autopsie après la séance, et nous vous rendrons compte, dans la prochaine réunion, des faits qui auront été observés.

VINGT-TROISIÈME LEÇON.

23 Mars 1858.

Messieurs,

La plus grande partie des leçons de ce semestre a été consacrée à l'étude d'une des propriétés les plus importantes du sang, sa coagulation. Après avoir constaté que ce phénomène se passait uniquement dans la fibrine; après avoir, autant que possible, envisagé cette substance sous toutes les faces, nous avons été naturellement conduit à vous parler de l'albumine, autre principe qui se trouve aussi à l'état liquide dans le sang. On sait depuis long-temps que l'albumine se solidifie par la chaleur, qu'elle fait partie d'un grand nombre d'aliments : mais voilà où s'étaient arrêtées les investigations des physiologistes. C'est en effet la première fois qu'on en appelle à l'expérience pour établir ses rapports avec la fibrine, rapports auxquels jusqu'ici on n'avait pas songé; beaucoup de personnes, au contraire, pensent que ces deux corps sont de la même nature, et que la fibrine n'est que de l'albumine modifiée.

Pour ma part, je pense qu'il serait difficile, pour ne pas dire impossible, d'établir aujourd'hui cette identité par des faits bien avérés. Je n'en veux pour exemple que les différences remarquables que les réactifs nous ont signalées entre ces deux substances.

M. Denis, de Commercy, médecin habile et chimiste des plus zélés, dont je vous ai plusieurs fois parlé au commencement de ces leçons, avait embrassé cette opinion avec une ardeur et une persuasion complètes : sa principale raison est que la fibrine, traitée par le nitrate de potasse, se liquéfie, et qu'alors elle acquière toutes les propriétés de l'albumine, entre autres celle de se solidifier par la chaleur.

A coup sûr rien n'était plus propre à faire conclure en faveur de la transformation de la fibrine en albumine. Car, vu l'extrême simplicité de l'expérience, si facile à vérifier, qu'il n'était pas probable qu'on eût pu se tromper, je crains cependant que cela n'ait eu lieu.

La simple annonce de ce fait fit sensation, tant on est disposé à accueillir ce qui est nouveau. M. Denis, qui a été un de mes collaborateurs, vint me la communiquer. Mais comme j'aime à voir les choses par mes propres yeux, et non par ceux d'autrui, je le priai de répéter devant moi ses expériences. L'essai eut lieu dans cette enceinte, devant plusieurs d'entre vous ; malheureusement,

aucun des résultats annoncés n'a pu être vérifié.

Je serais fâché que ces paroles pussent porter
le moindre découragement dans l'esprit de ceux
qui cherchent, par des travaux consciencieux , à
jeter quelque lumière sur des questions aussi obscures ; mais je désirerais qu'elles les missent en
garde contre cet enthousiasme du moment , qui,
tant de fois , a jeté des hommes célèbres dans de
graves erreurs, alors même qu'ils entrevoyaient les
plus brillants résultats, et qu'ils se croyaient sur le
point de résoudre les problèmes les plus épineux
de la science.

Quoi qu'il en soit, je ne voudrais pas affirmer
que l'albumine et la fibrine ne sont pas une seule
et même substance; mais il faudrait le démontrer
autrement qu'on n'a fait jusqu'ici , et je ne pense
pas que de nos jours la chimie organique soit assez
avancée pour cela.

Nous vous avons dit , Messieurs, que les albumines des différents animaux n'étaient pas identiques entre elles , et nous l'avons prouvé. Vous
vous souvenez que celle de l'œuf traitée par la potasse, s'est solidifiée , a formé une masse gélatineuse , que la chaleur a rendue plus opaque; tandis que le sérum du sang traité par le même réactif ne s'est point coagulé, même sous l'influence
du calorique.

Nous avons ensuite cherché à déterminer si l'albumine d'œuf pouvait, en circulant avec le sang ,
conserver ses propriétés d'albumine d'oiseau; vous
savez ce qui en est résulté : l'animal à qui nous en

avions injecté est mort, et à l'autopsie nous avons
trouvé son sang liquide. Toutefois, je dois vous dire
que je ne suis pas parfaitement satisfait de cette
expérience; je compte la recommencer pour mieux
arrêter mes idées à ce sujet. Nous n'avons pas
trouvé d'engouement pulmonaire entièrement semblable à celui que développe un sang incoagulable, ce qui me fait croire que la mort a pu survenir par une autre cause.

De plus, nous avons ici un résultat qui paraîtrait jeter encore de l'incertitude sur ce point. De
l'eau, du sang et de l'albumine mis dans cette
éprouvette, ont, comme vous le voyez, formé caillot, et l'albumine pure dans cet autre vase a empêché le même sang de se coaguler.

Nous vous avions annoncé que l'albumine d'œuf
injectée dans les veines d'un animal, disparaissait
complétement, et vous en avez eu la preuve dans
la dernière séance : le sérum du chien sacrifié à
cette expérience, bien que l'animal eût reçu le
blanc de huit œufs dans les veines, n'en a offert
aucune trace.

Voici maintenant un autre fait non moins curieux, qui vient à l'appui de ce qui précède. Avant
la séance j'ai fait mettre dans un vase du sérum
humain, avec un dixième de son volume d'albumine d'œuf. Je voulais voir si nous obtiendrions le
même résultat que dans les vaisseaux vivants, et
quelque extraordinaire que ceci puisse paraître,
il n'en est pas moins vrai que l'albumine de l'œuf
a disparu, et que le sérum, traité par la potasse
et chauffé, comme je le fais dans ce moment, ne

se coagule pas ainsi que le ferait l'albumine d'oiseau.

C'est, ce me semble, une preuve assez convain-
quante, d'après laquelle on peut conclure que le
seul fait du mélange de sérum et d'albumine d'œuf
enlève à cette dernière substance la propriété de
se solidifier par la chaleur.

Afin de poursuivre l'étude des différents phénomènes que nous venons de vous exposer, nous
avons injecté à un chien l'albumine de cinq œufs,
étendue de cinq fois son volume d'eau. Cette espèce de solution marquait 4 degrés à l'aréomètre;
par conséquent, elle jouissait d'une certaine viscosité. Cependant l'animal n'a éprouvé aucun trouble, ses fonctions continuent à bien s'exercer, et
il est probable qu'il supportera cette expérience
sans accident.

Plus nous allons en avant, plus vous voyez,
Messieurs, combien on sait peu de choses sur le
sang et sur les causes qui le modifient. C'est précisément lorsque nous pensons ne pas nous être
trompés, que la moindre circonstance nous révèle
une erreur plus ou moins grave. Ici, par exemple,
s'il avait fallu prévoir le résultat de cette injection
d'albumine étendue d'eau, nous eussions cru, d'a-
près les précédents, qu'elle allait donner lieu à
une série de désordres pathologiques des plus com-
pliqués. Pourtant il n'en est rien.

Voici un échantillon du sang de l'animal : il est
parfaitement coagulé et ne présente qu'une faible
proportion de sérum, dont le degré de viscosité

n'indique nullement qu'on y ait ajouté de l'albumine.

Essayons de le soumettre aux deux principaux réactifs qui accusent la présence de l'albumine. J'en verse quelques gouttes dans ce tube de verre ; j'ajoute une petite quantité de potasse. Pas de solidification. La flamme de cette lampe ne coagule pas davantage ce sérum. Qu'est donc devenue l'albumine injectée ? le fait certain, c'est qu'elle a disparu. Comment ? et par quelle transformation ? Quant à présent, les plus jolies hypothèses, les aperçus les plus ingénieux ne sauraient nous donner le mot de l'énigme. Contentons-nous donc du fait lui-même jusqu'à ce que d'autres résultats inattendus viennent nous en dévoiler le mécanisme.

Dans l'expérience qui précède, la veine jugulaire est le tuyau par lequel nous avons introduit l'injection ; de là elle est arrivée directement dans le ventricule droit, dont la contraction l'a lancée dans le poumon. Remarquez, Messieurs, qu'elle a traversé les aréoles infiniment déliées du parenchyme pulmonaire sans les obstruer , sans causer le moindre trouble. Ce fait est très important sous le point de vue physique , et il confirme pleinement ce que nous vous avons dit sur la circulation du sang. Rappelez-vous combien nous avons dû insister sur les rapports qui devaient exister entre le calibre des tuyaux et le liquide par lequel ils sont parcourus. Maintenant, Messieurs, que , grâce à l'évidence, à la clarté des faits que nous avons appelés à notre aide, il est permis, sans soulever trop de clameurs, d'appeler les choses par leur nom, d'étudier physiquement ce qui dans notre science est du ressort de la physique, etc. Permettez-moi de revenir brièvement sur un point que nous avons déjà traité dans un des précédents semestres.

Si, au lieu d'albumine, nous eussions employé pour l'animal dont il est question une autre matière ayant aussi une certaine viscosité telle que l'huile, la gomme, etc., il est hors de doute que l'injection n'eût pu traverser les capillaires du poumon. De nombreux exemples nous ont appris que ces substances, bien qu'innocentes par elles-mêmes, lorsqu'elles sont portées dans le torrent de la circulation, causent la mort en obturant mécaniquement les tubes déliés par lesquels elles devaient passer.

Ainsi donc, il faut qu'il existe des rapports intimes et mystérieux entre l'albumine qui contient le serum du sang et les vaisseaux capillaires sanguins qui n'ont pas plus d'un cent-vingtième et même cent-cinquantième de millimètre de diamètre. Dans les expériences de physique sur le cours des liquides, de l'eau pure ne passe pas ou passe très difficilement dans les tuyaux les plus fins; ajoutez un peu d'albumine à ce liquide, vous n'éprouvez presque plus de difficulté à le faire marcher à travers les mêmes tuyaux.

M. Poiseuille, dans ses ingénieuses recherches hémostatiques, a aussi reconnu que c'était une des circonstances qui favorisaient le plus le passage des liquides à travers les tubes d'un très petit diamètre.

Quoi qu'il en soit, Messieurs, afin d'examiner la question sous toutes ses faces, nous allons varier l'expérience de manière que l'injection n'aille pas d'abord au poumon : nous voulons voir si une substance qui n'a pas eu d'influence fâcheuse sur cet organe, pourra traverser les vaisseaux cérébraux sans y déterminer de troubles et sans léser les fonctions de l'organe.

Pour cela nous allons agir différemment, et au lieu d'introduire le liquide par une veine, nous allons l'injecter dans une artère.

La carotide me parait le vaisseau le plus convenable pour pratiquer notre opération ; je vais la mettre à nu sur l'animal qui a déjà reçu de l'albumine par la jugulaire : comme il n'en a ressenti aucune incommodité, je pense qu'il peut être regardé comme parfaitement bien portant, et que les résultats de l'expérience seront valables.

J'ai fait vers le bord externe du cou une incision longitudinale parallèle à la direction du vaisseau ; je dissèque maintenant avec soin la gaîne celluleuse qui sert d'enveloppe commune au nerf pneumo-gastrique, au nerf sympathique à la veine jugulaire interne et à la carotide : cette dernière est maintenant dégagée ; je la soulève avec ces ciseaux courbes et je passe au-dessous deux fils dont l'un est destiné à lier le bout supérieur du vaisseau pour empêcher le sang du cerveau de refluer en vertu de la diminution de pression vers cette extrémité. L'autre fil servira à maintenir l'orifice inférieur de l'artère sur le canon de la seringue. Il est inutile, je pense, de revenir sur l'explication du phénomène par lequel le sang, comme tout autre liquide, tend à s'échapper en sens contraire de la force qui le pousse, si l'on vient à faire une solution de continuité aux parois du cylindre qu'il parcourt.

Le bec de la seringue est introduit dans la carotide; cet instrument contient à peu près quatre onces d'une solution d'albumine très visqueuse, comme vous pouvez vous en assurer par ce qui est resté dans le vase où elle était d'abord déposée.

Je pousse lentement le piston : l'animal paraît être sous le coup d'une sensation pénible : il s'agite, se débat. L'angoisse ne fait qu'augmenter : je crains d'être obligé de cesser l'expérience, car son malaise est extrême.

Il semble résulter de là, Messieurs, que l'introduction d'un liquide par les artères serait beaucoup plus dangereuse que par les veines ; car à peine si j'ai pu injecter un gros de cette eau visqueuse; en outre, la force contractile du cœur a suffi pour soulever le piston que je tâchais de pousser, et du sang a pénétré dans l'instrument.

L'animal paraît mort : je laisse couler quelques gouttes de son sang : il se coagule aussitôt : je perçois encore de légers battements artériels ; mais l'animal ne peut pas aller loin comme cela. L'autopsie nous révélera sans doute comment cette injection a pu amener un pareil résultat.

Ce fait, Messieurs, je vous l'avoue, m'étonne singulièrement ; cependant, il ne doit pas nous empêcher de passer outre, sauf à y revenir plus tard.

Nous avons déjà fait plusieurs expériences avec
la dextrine, l'un des éléments de l'amidon; mais
elles avaient trait au volume des globules de cette
substance relativement à la capacité des vaisseaux
capillaires; aujourd'hui nous désirons mettre à l'é-
preuve une autre propriété de cette substance. J'ai
fait préparer avec la dextrine une solution qui a à à
peu près la viscosité et la consistance de l'albumine :
nous allons l'injecter dans la jugulaire d'un chien,
et nous verrons si les effets seront les mêmes : le
liquide marque cinq degrés à l'aréomètre. Commençons.

La veine est découverte; une ligature est appo-
sée du côté du cerveau : j'introduis dans le bout
inférieur le bec de la seringue qui contient à peu
près deux onces de liquide. L'opération est terminée, l'animal n'en éprouve nul malaise. J'applique mon oreille sur le thorax : la respiration est
pure, aucun trouble ne se manifeste. Le contraire
est arrivé pour l'albumine.

Essayons d'introduire une petite quantité de ce
même liquide par la carotide. Pour la mettre à nu,
je répète les manœuvres que vous m'avez vu pratiquer tout-à-l'heure sur l'autre chien. Je la soulève avec cette sonde cannelée ; les ligatures sont
placées, la seringue introduite, l'injection terminée, l'animal n'en ressent aucun effet apparent.

Que penser de tout cela ? Pour le moment, il
est sage je pense de suspendre notre jugement et
de réfléchir sur ces expériences qui peuvent se résumer ainsi : nous avons introduit par l'artère
carotide, dans le système circulatoire de cet ani-

mal, à peu près deux onces d'un liquide dont la consistance, la viscosité, sont égales à celles que donne l'albumine, et nous ne voyons se déclarer aucun phénomène morbide, aucun trouble, tandis que quelques gouttes d'albumine injectées de la même manière, dans le même vaisseau, ont immédiatement causé la mort.

Ces faits, Messieurs, bien qu'ils nous paraissent contradictoires, ne le sont certainement pas, notre ignorance de ce qui se passe réellement ici est sans doute la source de la contradiction apparente qui nous frappe; mais en continuant à expérimenter, en variant les conditions matérielles des essais, nous arriverons à reconnaître, soyez en persuadés, que ces faits s'appuient et consolident l'un l'autre au lieu de se contredire. Ici, comme dans la plupart des cas, le raisonnement seul n'est rien, ne peut rien, je me trompe il peut tout embrouiller, tout obscurcir; l'expérience au contraire, qui n'est au fond que la véritable manière de bien raisonner, peut seule nous tirer d'embarras.

VINGT-QUATRIÈME LEÇON.

28 Mars 1836

MESSIEURS,

Le peu de temps qui nous reste pour clore ce semestre nous force à passer rapidement sur plusieurs points de notre cadre et à en remettre l'étude approfondie à une autre époque. Nous allons donc laisser de côté la question de l'albumine pour vous donner quelques détails sur les globules du sang.

A dater de la découverte du microscope, on sut, à l'aide de ce précieux instrument, que le sang était composé de corpuscules d'une forme déterminée et dont le nombre était incommensurable. La présence des globules a été constatée dans le sang de tous les animaux, de sorte qu'on peut, sous le rapport de la certitude, regarder ceci comme un de ces faits extraordinaires qui, de distance en distance, viennent prendre place dans

la science des hommes et soulever un des mille
plis du voile de la nature.

Depuis Levenhooch, au zéle duquel nous devons
les premières observations à ce sujet, la question
n'a pas fait grands progrès et n'a pas amené les
résultats qu'on était peut-être en droit d'attendre
des perfectionnements pour ainsi dire journaliers
de l'optique, à tel point qu'on ignore encore aujourd'hui même quel peut être l'usage de ces corpuscules : c'est donc une matière d'étude, non
seulement des plus neuves, que nous allons aborder, mais aussi des plus difficiles.

A raison de leur variété de formes, de dimension, de structure, etc., dans les différentes espèces
d'animaux, nous nous imposerons d'abord la loi
de ne pas trop généraliser leur histoire et de ne
pas attribuer aux uns ce qui appartient aux autres:
ce sera déjà le moyen d'éviter un certain nombre
d'erreurs graves dans lesquelles sont tombés
quelques micrographes : nous devons donc vous
les décrire tels qu'on les observe d'abord chez les
mammifères, puis chez les oiseaux, etc.

Pour ne pas nous égarer dans nos recherches
et en tirer quelque parti, nous établirons quelques
chefs principaux, quelques points de vue sous lesquels nous devrons les considérer : leur structure,
leurs formes, dimensions et propriétés ; la manière
dont ils se comportent, soit avec les agens chimiques, soit en contact avec eux-mêmes, seront tour
à tour l'objet de notre examen. J'insisterai d'autant plus sur les rapports qu'ils ont entre eux, que
certains physiologistes de notre époque, au lieu

de voir dans les oscillations et les déplacements que les globules subissent dans les tubes de nos organes, l'application des plus simples lois de la physique, en ont fait de petits êtres ayant une volonté, se dirigeant à droite, à gauche, en avant, en arrière, selon leur caprice, et résistant dans les capillaires, souvent même avec avantage, à l'impulsion que le cœur tend à leur communiquer.

Nous tâcherons d'abord de bien fixer notre idée sur ce que l'on doit appeler globules; car, ainsi que je vous le disais tout-à-l'heure, il en existe de différentes sortes dans le même sang. L'homme, par exemple, nous en montre de constants et d'autres non persistants. Parmi les premiers, nous rangerons les globules rouges qui ont des formes et de dimensions différentes; parmi les seconds, nous trouverons les grands globules blancs, dont on ne connaît pas mieux l'usage, et qui cependant méritent de fixer l'attention des observateurs, parce qu'ils font partie du sang normal. A côté se placent d'autres globules infiniment plus petits que les rouges et les blancs, et que l'on a pensé appartenir à la lymphe ou au chyle : c'est une conjecture comme une autre, c'est-à-dire qu'elle est tout au plus basée sur des analogies et non sur des faits.

Toutefois, à la découverte de ces deux derniers ordres de globules, qui ne remonte qu'à quelques années, nous devons en ajouter une autre plus récente encore : c'est que dans certaines maladies, il se développe des globules de structure et d'apparence particulières. C'est un fait prouvé ; et l'on peut consulter avantageusement à cet égard les travaux curieux de M. Müller de Berlin et la physiologie de Burdach.

Voici comment on étudie en général les globules : on reçoit du sang dans un vase, on l'agite avec une petite baguette ou une verge ; on sépare ainsi la fibrine du sérum et des globules qui se déposent. Si alors on en étend avec la pointe d'un instrument une petite quantité sur une lame de verre qu'on soumet au microscope, on leur trouve une forme circulaire. Cependant, il y a quelques précautions à prendre pour bien faire ces observations : beaucoup de liquides dissolvent ou altèrent les globules ; l'eau, par exemple, est dans le premier cas ; il faut donc avoir soin de les recevoir dans du sérum qui est leur véhicule naturel.

Un autre procédé pour se les procurer consiste à se piquer soi-même le doigt avec une aiguille et à étendre sur un verre la gouttelette qui sort de la piqûre ; mais, de cette façon, les globules sont si nombreux qu'il est impossible de les bien distinguer, si on ne les étend pas dans une petite quantité d'eau sucrée ou salée, qui, comme vous le savez, n'ont pas, comme l'eau pure, la propriété de dissoudre ces petits corpuscules.

Nous vous avons dit que leur forme était circulaire ; mais ce qui frappe aussitôt après ce premier aperçu, c'est que le centre d'un globule n'a pas la même apparence que sa circonférence. On y voit un point noir ou blanc, selon qu'il est plus ou moins rapproché du foyer de l'instrument, et que la lumière l'éclaire avec plus ou moins d'inten-

sité ; de sorte que tantôt on peut les croire perfo-
rés à leur centre, et tantôt y apercevoir un noyau
distinct de la masse du globule. Ces deux opinions, fondées sur des observations directes, ont été
en effet soutenues par les physiologistes. Mais ici,
comme en beaucoup d'autres circonstances, on a
pris, je pense, l'apparent pour le réel.

Vous voyez déjà, Messieurs, que ces observations microscopiques exigent, pour être bien faites,
une certaine habitude et quelque habileté : c'est ce
qui les rend très difficiles et fait que beaucoup de
personnes s'y trompent.

Néanmoins, il est très important d'apprendre à
distinguer, à définir le centre d'un globule; car,
selon les uns, il renferme, chez les mammifères,
un noyau solide, tandis que selon d'autres, et
je suis de cette opinion, il est, au contraire, plus
mince et déprimé vers ce point. Voici sur quoi je
me fonde pour ne pas admettre l'existence d'un
noyau central chez l'homme. Prenez du sang de
reptile ou de poisson, soumettez au foyer de votre
instrument les globules que vous en aurez extraits,
vous y apercevrez distinctement un renflement
particulier au centre : faites dissoudre ces mêmes
globules dans de l'eau, et après cette opération,
examinez le liquide où ils auront été déposés ; vous
ne retrouverez plus de globules, mais seulement
les petits corps qui précédemment occupaient le
centre des globules et que l'eau n'a pu dissoudre.
Or, chez l'homme, l'eau dissout entièrement le
globule, et l'œil n'en retrouve pas le moindre ves-

tige. Cette expérience me paraît concluante pour l'opinion que j'émets, et jusqu'à preuve contraire bien évidente, je ne crois pas devoir logiquement m'en départir.

Je sais que M. Letellier, ancien interne des hôpitaux de Paris, et fort habile observateur, assure que l'eau ne dissout pas plus les globules des mammifères que les globules des reptiles, et que dès qu'on agite les corpuscules avec ce liquide, il se précipite au fond du vase de petits corps qui en seraient, d'après lui, les noyaux. Mais en répétant cette expérience, j'ai cru reconnaître que ce dépôt était formé des globules non complétement dissous. Ces corpuscules ont en effet les mêmes dimensions que les globules eux-mêmes; ils sont seulement tout-à-fait décolorés.

On est parvenu à mesurer exactement la dimension des globules au moyen d'un instrument fort simple appelé micromètre. Il se compose d'une petite plaque de verre où se trouvent gravées des divisions de centièmes, deux-centièmes et même cinq-centièmes de millimètre. On place ces divisions au foyer du microscope avec un grossissement connu; on y place également les globules, et l'on compare ensuite à la caméra lucida les corps aux divisions. A l'aide d'un calcul très simple, on voit facilement combien il embrasse de centièmes de millimètre; on obtient ainsi la mesure du volume des plus petits corps. Ordinairement, pour les globules rouges du sang humain, cette dimension est d'un cent-dixième à un cent-vingtième de millimètre; d'après ce simple aperçu, vous de comprendre qu'on pourrait, en sachant d'une part leur surface, et de l'autre leur épaisseur, calculer exactement combien un seul millimètre cube doit contenir de globules, et par analogie, quel nombre infini en renferme tout le système circulatoire d'un individu, si toutefois le volume exact de son sang était connu.

Voilà pour la dimension des globules vus sur une de leurs faces. Quant à ce mot globule, on l'a depuis long-temps remarqué, il n'est pas approprié à leur forme véritable. Ces corps, en effet, ne sont pas sphériques, mais bien lenticulaires. Ce qui le prouve, et l'on peut facilement constater ce fait, c'est que, quand ils roulent sous le microscope, ils présentent leur bord à l'œil de l'observateur : ce bord a généralement en épaisseur la cinquième ou sixième partie de leur dimension : vu de cette manière, le globule paraît plus épais qu'à son milieu, qui, au contraire, a l'air d'être légèrement déprimé et comme excavé : ceci ne s'applique qu'aux globules des mammifères; car ceux d'autres animaux tels que les reptiles et les poissons présentent à leur centre un véritable renflement, ce qui sert à les différencier. Mais poursuivons notre analyse microscopique.

Nous voyons ensuite les globules suivre les mouvements d'oscillation du liquide dans lequel ils nagent; ils se plient, se contournent, se déforment, roulent sur eux-mêmes, jusqu'à ce que revenus sur leur plan, ils aient repris leur apparence primitive pour recommencer encore les mêmes révolutions tant qu'ils reçoivent une impulsion quelconque : c'est vraiment un très curieux spectacle.

Si maintenant nous voulons examiner leur structure intime , nous trouverons qu'elle n'est pas facile à déterminer : selon les uns , ils sont formés d'une enveloppe extérieure et d'un noyau central comme ceux des reptiles et des oiseaux ; mais nos observations réitérées s'opposent à ce que nous admettions cette donnée toute hypothétique : en effet, avec un grossissement de dix-huit cents fois, nous n'avons jamais pu constater la présence ni de l'enveloppe, ni d'un noyau.

Qu'est-ce donc qu'un globule ? est-il composé d'une enveloppe qui se déchire ? C'est dans les choses possibles ; mais je ne puis l'affirmer. Cependant, on pense généralement qu'ils sont entourés d'une petite pellicule très fine ; et ce qui pourrait donner quelque valeur à cette opinion , c'est que sur les globules des cadavres, on remarque une espèce de froncement, de rayonnement, tels qu'en présentent les membranes les plus minces, quand elles commencent à se dessécher, la pelure d'ognon, par exemple.

M. le docteur Donné, qui s'est livré avec beaucoup d'activité et de zèle aux recherches microscopiques, avait pensé à faire de ce phénomène un signe certain de la mort de l'individu sur lequel on l'observait; ce qui n'aurait pas laissé que d'avoir une certaine importance en médecine légale. Mais nous avons constaté que le même phénomène se passait sur les globules d'un homme sain et plein de vie, lorsqu'ils avaient séjourné quelque temps dans un vase. Vous voyez encore dans ce fait un des mille prétendus résultats qui n'ont pu soutenir la contre-épreuve et qui auraient contribué à propager de très graves erreurs.

Néanmoins, ce qui précède semble indiquer que les globules sont enveloppés dans une espèce de membrane, et que cette membrane est soluble dans l'eau, les acides, les alcalis et nombre d'autres liquides. Il faut donc qu'ils soient dans des conditions spéciales pour se maintenir dans leur forme; car comment se fait-il que le sang contenant de l'eau et des sels, les globules ne s'y dissolvent pas? Nous devons tâcher de résoudre ces questions. Pour cela, nous ferons un sérum factice, et nous verrons quelle action il exercera sur les globules. On prétend aussi que c'est à l'albumine qu'ils doivent de se conserver : nous séparerons l'albumine du sérum, et nous pourrons constater si ce liquide, privé de l'élément albumineux, maintiendra les globules dans leur intégrité ou les altérera.

Pour pouvoir observer les globules normaux, il faut qu'ils soient récents ; car autrement, ils se transforment, leur bord s'altère, toute leur surface se parsème de petites taches et devient comme framboisée ; ils ressemblent alors à une réunion de petites masses qui forment un tout amorphe et irrégulier.

Voici un autre fait que j'ai récemment observé. Quand on conserve des globules pendant deux ou trois jours, on ne remarque d'abord aucun changement, puis ils revêtent cet aspect tacheté dont je vous parlais tout-à-l'heure : dans cet état, j'ai

cru devoir leur donner le nom de *corpusculaires* :
survient après une troisième période pendant laquelle ils prennent des mouvements de totalité analogues à ceux des infusoires : c'est probablement
ce qui aura fait penser à plusieurs auteurs qu'ils
constituaient de véritables animalcules chargés de
porter la vitalité et la nutrition dans nos organes.

Ces mouvements très-apparents ressemblent à
ce qu'on appelle en physiologie *mouvements vibratoires* et qui s'observent dans plusieurs organes, et
particulièrement dans les membranes muqueu ses
des oiseaux et même de l'homme : chez ce dernier,
ce sont les bords seuls de la membrane qui sont
sujets à ces vibrations, tandis que le centre
même du globule manifeste également ce phénomène.

On a reconnu, à l'aide du microscope, que c'était
à de petits animalcules qu'étaient dus ces mouvements vibratoires de l'extrémité des lamelles de
l'huître. Eh bien ! par une analogie surprenante,
nous avons aperçu très distinctement sur les globules de petits vibrions qui s'agitent à sa surface, s'enfoncent et ressortent sur le bord. En
dernier résultat, le globule diminue, s'efface, disparaît : il semble avoir été dévoré par ces infusoires, ce que personne, je crois, n'avait encore
mentionné.

Certains globules offrent beaucoup de ces animalcules, et d'autres presque pas ; j'en ai eu un
exemple pour un polype des fosses nasales que j'ai
excisé chez moi. Le sang qu'il m'a fourni contenait une foule innombrable de ces petits vibrions.

Il faut donc , pour observer les globules avec quelque fruit , connaitre à quelle époque le sang a été pris. Voilà un fait inconnu jusqu'ici. Je ne crois pas me tromper en l'avançant ; car, comme il était également nouveau pour moi , j'ai recommencé plusieurs fois l'expérience, toujours avec le même résultat. Quant aux variétés de volume que les globules peuvent offrir , on peut consulter la table analytique de MM. Prévot et Dumas. J'ai constaté récemment avec M. Poiseuille que ceux d'une chauve-souris engourdie avaient un cent trente-cinquième de millimètre.

Si nous passons à un autre ordre d'animaux, aux reptiles , par exemple, nous trouverons des globules d'une structure et d'une conformation différentes. Un de leurs diamètres est évidemment plus alongé que l'autre ; ils présentent une tache très distincte au centre, et quand ils tournent sur eux-mêmes , on aperçoit une saillie sur le bord : ce qui confirme la première indication. Si on les agite dans l'eau, ils s'y dissolvent, excepté toutefois la partie centrale qui est blanche quand elle a été bien lavée, et conserve la forme elliptique du globule lui-même. Il y a en outre parmi ces premiers globules , d'autres corpuscules sphériques, opaques, sans noyau : on pourrait peut-être émettre en leur faveur l'hypothèse qu'ils sont des noyaux séparés des globules elliptiques, ou de ces mêmes globules en train de se former; mais après tout, je ne vois pas la nécessité de leur prêter un rôle qu'ils n'ont probablement pas, et je conviens franchement que j'ignore leur usage.

Les recherches que l'on a faites sur la nature
de l'enveloppe et du noyau des globules elliptiques
ont amené à penser que la première présentait
beaucoup d'analogie avec la matière colorante du
sang, et ont montré que la matière blanchâtre des
noyaux, traitée par l'acide acétique, se prenait en
petites masses tremblotantes et gélatiniformes.

Dans les oiseaux, les globules sont aussi elliptiques, mais n'ont pas de noyau. On a fait à ce sujet
de nombreuses hypothèses; on a dit, par exemple.
qu'ils ressemblaient au pollen des fleurs , que
comme lui , ils consistaient en un assemblage de
myriades d'infiniment petits corpuscules : tout cela
est fort joli et fort ingénieux; mais il y manque une
chose assez essentielle , c'est la preuve matérielle.

Au reste, la différence entre ces globules ne
porte pas seulement sur la structure, mais aussi
sur le volume : en effet, les globules de reptile
ont, terme moyen, d'un quarante-cinquième à un
soixante-quinzième de millimètre; par conséquent,
ils sont beaucoup plus gros que ceux des mammifères et des oiseaux.

A quoi servent les globules dans l'acte de la circulation? on l'ignore, et je pense que, malgré les
recherches, on l'ignorera long-temps encore. Nous
avons essayé de faire passer des globules elliptiques dans des vaisseaux sanguins de plusieurs
mammifères : tous sont morts, parce que le sang
injecté se coagulait dans la seringue, et non à cause
du défaut de rapport entre les globules et les
tuyaux à traverser. Jusqu'ici ces petits corps n'ont
guère servi que par leur opacité à faire voir le

sang circulant sur l'animal vivant. Depuis, nous avons injecté de ces mêmes globules séparés de la fibrine, sans que les sujets de cette expérience en aient éprouvé d'accident.

Après la séance, on répétera cette tentative sur ce petit chien avec le sang de grenouille que vous voyez ici. Remarquez que les globules se précipitent également au fond du vaisseau comme chez les mammifères. Au reste, il nous est facile de varier à notre gré leur proportion ; voici notre procédé : nous extrayons la fibrine en fouettant le sang à mesure qu'il s'écoule de la veine ou de l'artère ; nous répétons deux ou trois fois cette manœuvre jusqu'à ce que toute la matière coagulable soit enlevée. L'animal que vous voyez ici a reçu par ce moyen les globules de trois autres chiens plus forts que lui, et cependant il ne s'en porte pas plus mal.

L'heure avancée, Messieurs, me force à m'arrêter ici et à remettre à une prochaine réunion la fin des considérations que je désire vous présenter sur les globules du sang des différents ordres d'animaux.

VINGT-CINQUIÈME LEÇON.

30 Mars 1838.

MESSIEURS,

Avant de continuer l'histoire des globules du sang, je vais vous dire quelques mots d'un cas curieux de médecine, devenu par circonstance un cas chirurgical des plus graves. Je vous ai parlé il y a peu de temps, vous vous le rappelez sans doute, d'une femme atteinte depuis plusieurs années de la chorée ou danse de Saint - Guy. Tous les traitements imaginables ont échoué contre cette affection, à la suite de laquelle il s'est manifesté une luxation d'abord incomplète du fémur sur le tibia, luxation qui bientôt est devenue complète, les surfaces articulaires ayant entièrement cessé d'être en contact. Les condyles de l'os de la cuisse apparaissaient en avant et en dedans, et le tibia faisait saillie en arrière et en dehors. Cette luxation singulière avait amené la rupture de plusieurs petits vaisseaux sanguins et la déchirure des tissus environnants. A la face interne de l'articulation mise au jour, on apercevait le point de jonction du cartilage avec la synoviale. Pour celui-ci, il s'est comme dissous et converti en une matière pultacée et crémeuse, à laquelle ont succédé des espèces de bourgeons charnus, qui bientôt ont pris une apparence dermoïde comme il arrive aux membranes muqueuses, dans les anus contre nature et les chutes de l'utérus.

Ce qui nous a paru précieux dans cette circonstance pathologique, c'est que nous avons pu nous assurer de nouveau, et dans une circonstance toute nouvelle, que la membrane synoviale ne revêt pas le cartilage, ainsi que le supposait Bichat. Cette opinion n'est qu'une de ces nombreuses et séduisantes hypothèses dont ce brillant écrivain a décoré la physiologie. D'autres ont prétendu que cette même synoviale passait, non au-dessus, mais au-dessous du cartilage, ce qui n'est pas plus admissible; car nous aurions certainement ici aperçu cette membrane si elle eût existé. Quand donc les médecins, voire même les anatomistes, voudront-ils bien comprendre que cette manie de suppositions, de créations imaginaires, est un des plus grands obstacles aux progrès de la science?

Nous avons également à constater, dans le fait dont je vous parle, un résultat non moins étonnant; c'est que la cavité articulaire a été pendant deux mois entiers en contact avec l'air sans qu'il soit pour cela survenu de fièvre ou un accident quelconque. Cependant chaque jour on avance gravement et l'on soutient plus gravement encore que l'introduction du fluide atmosphérique dans les articulations est une circonstance des plus fâcheuses.

Quoi qu'il en soit de cette question, que je ne fais que soulever, sans oser encore la résoudre, partout il s'est développé des bourgeons charnus jusque même sur le paquet graisseux situé derrière la rotule. Dans tous ces points, la circulation n'a pas cessé d'avoir lieu.

Dans les premiers moments, nous espérions qu'une ankylose entre les surfaces articulaires aurait été l'issue naturelle de cette dislocation vraiment extraordinaire : à cet effet, tous les modes d'appareils contentifs ont été mis en usage ; mais les mouvements brusques et saccadés dont les membres de cette malheureuse femme étaient continuellement et involontairement agités, dérangeaient sans cesse l'appareil; et chaque jour la luxation se reproduisait avec plus d'étendue que la veille.

C'est dans de telles circonstances que nous nous sommes décidé à pratiquer l'amputation de la cuisse, plutôt comme moyen de soulagement que comme remède à la maladie. Elle a eu lieu ce matin, sans que la malade ait ressenti la moindre douleur, sans qu'elle s'en soit pour ainsi dire aperçu. Voici le membre que j'ai fait apporter pour examiner avec vous les désordres dont il est le siége.

Je vais procéder avec précaution, car je regarde ce cas comme très curieux. Tout d'abord, vous pouvez voir la membrane synoviale boursoufflée, *enflammée*, comme on dit ; arrivée au niveau du cartilage, elle se continue avec les bourgeons charnus accidentels. Tout l'intérieur de l'articulation est imbibé de sang ; le ligament latéral interne est entièrement détruit ; l'externe est à peu près sain. Le ligament croisé a disparu , ainsi que celui qui s'insère sur la tubérosité du tibia.

Il est difficile de voir dans l'économie une perversion aussi grande sans troubles généraux : pour mon compte, je ne saurais vous donner une explication satisfaisante de ce phénomène pathologique des plus graves que j'aie jamais observés , à moins toutefois d'avoir recours aux *théories phlogistiques* avec lesquelles on tranche toutes les difficultés grandes ou petites; mais j'ai de vous, Messieurs , une trop haute opinion pour chercher à vous amuser par des idées surannées et ridicules.

Pour pratiquer l'amputation , j'ai employé un procédé particulier dont je vais vous dire un mot.

Ordinairement on passe le bras sous le membre qu'on veut amputer, et l'on coupe en contournant la main à sa surface; mais ce moyen a l'inconvénient que le sang qui s'écoule des vaisseaux coupés tombe sur la main et même la manche de l'opérateur. Ici, j'ai commencé l'amputation de la partie inférieure à la supérieure, et, la première incision pénétrant jusqu'à l'os terminée, j'ai incisé de la même manière la couche musculaire profonde, sans pour cela avoir employé plus de temps que l'on en met d'ordinaire à pratiquer cette manœuvre.

Maintenant, Messieurs, revenons aux globules :
voici différentes remarques que j'ai faites hier :
quand on laisse ces petits corps livrés à eux-mêmes
pendant 24 ou 36 heures, ils subissent une notable
altération ; ils s'étoilent, deviennent découpés sur
les bords. Cette altération des globules a été regardée récemment par M. Donné comme un signe
certain de la mort. En même temps se montrent
dans le sérum un nombre infini de monades ou
vibrions qui heurtent, poussent, attaquent les globules, et y font naître les mouvements vibratoires dont je vous parlais l'autre jour ; ainsi que
des mouvements de transport et de rotation en
tous sens. De plus, ces infusoires détruisent la
substance même des globules et les réduisent en
masses nuageuses sans forme déterminée.

J'ai voulu savoir si ces vibrions attaqueraient
également des globules frais : pour cela j'ai mis
quelques globules, extraits d'un sang qui sortait
de la veine, dans un sérum qui contenait une grande
quantité de ces infusoires, et j'ai observé qu'ils
se sont aussitôt portés dessus avec une espèce
d'acharnement, et les ont détruites en fort peu de
temps.

C'est même un très bon moyen pour voir la
forme des globules, que de les mettre en présence
des vibrions, attendu que ces animaux les tournent et les retournent dans tous les sens ; ce qui
permet à l'œil de l'observateur de saisir leur configuration. Voilà donc les infusoires du sérum,
qui pour la première fois sont employés utilement
dans l'intérêt de la science.

Des globules de sang de lapin mélangés au sérum qui contenait ces infusoires n'ont pas paru
exciter chez eux la même activité que ceux du sang
humain.

J'ai ensuite voulu voir comment ils se compor-
teraient à l'égard des globules elliptiques, et pour
cela je leur ai donné du sang d'oiseau ; ils ont
d'abord retourné ces globules , mais les ont presqu'aussitôt abandonnés.

Les globules de grenouilles, qui sont beaucoup
plus grands , ont paru leur répugner encore davantage. Je les voyais arriver par troupes sur les
globules , puis les quitter aussitôt comme pour
chercher fortune ailleurs.

Passant de là à la manière dont les globules se
comportent entre eux, voici ce que j'ai remarqué.
Ceux qui sont circulaires , mis dans du sérum ,
adhèrent les uns aux autres et forment des piles
flexibles plus ou moins longues; il n'y a pas encore
long-temps , on pensait que ces globules ainsi en-
tassés, empilés les uns sur les autres , étaient la
base, ou plutôt la fibre musculaire elle-même; mais
outre que cette fibre n'a pas l'apparence des globules empilés , il est démontré qu'elle n'en contient pas. Au reste , ces petits corps forment aussi
divers assemblages plus ou moins incohérents
et dont il est inutile de vous entretenir , parce
qu'ils ont lieu tantôt d'une manière , tantôt d'une
autre.

Les globules elliptiques des oiseaux ne forment
pas de piles ni de chapelets ; ils s'attachent bien
les uns aux autres , mais c'est par tous les points

de leur surface, et particulièrement par les extrémités de leur grand diamètre, et constituent des
masses d'un aspect particulier. On les voit adhérer
entre eux par un seul point, mais non superposés
par leur face.

J'ai en outre mélangé des globules circulaires
avec des globules elliptiques, et j'ai remarqué
que ceux de même forme adhéraient entre eux :
il semblerait, à voir l'espèce de choix qu'ils font
les uns des autres, qu'ils sont soumis aux phénomènes d'attraction et de répulsion électriques.

Quant à leur structure, il est bien certain qu'il
existe dans les globules des reptiles un noyau central entouré d'une auréole plus claire.

Chez les oiseaux, au contraire, c'est une partie
nuageuse, ayant l'apparence d'un noyau, qui occupe la partie moyenne du globule.

Ce sont, comme vous le savez, ces petits corpuscules, lenticulaires chez l'homme, elliptiques
chez les oiseaux, qui donnent au sang sa couleur.
Ce n'est pas que l'on connaisse parfaitement la
matière colorante du sang ; car la chimie n'a pas
encore résolu la question ; mais il est démontré
que ces globules éprouvent une modification dans
l'acte respiratoire, et par les différents réactifs qui
en détruisent ou en changent la couleur. Dans
les expériences que nous avons précédemment faites, nous avons constaté qu'un grand nombre de
substances avaient sur ces globules une action énergique, tandis que d'autres ne produisaient aucun
effet. Sur la liste des premiers, nous devons d'a-
bord placer tous les acides.

Pour continuer cette série expérimentale, nous avons essayé de déterminer les modifications que quelques sels pris au hasard peuvent faire subir à ces mêmes globules.

Ainsi que vous le voyez dans ce vase, l'acide hydro-sulfurique détruit non-seulement la couleur, mais encore anéantit les globules.

D'autre part, le bicarbonate de soude les colore d'une teinte plus écarlate.

L'acide tannique enlève leur couleur et les rend d'un rose tendre. La chimie reste muette sur tous ces phénomènes, qui sont pourtant de son ressort. Espérons néanmoins qu'un jour elle pourra résoudre ces questions, qui ne sont pas sans intérêt pour la science, surtout celle de la composition intime des globules. On n'a encore émis à ce sujet que des idées hypothétiques : ainsi Everard Home, MM. Prévost et Dumas pensent qu'ils sont formés par un noyau dont la fibrine fait la base, que l'hématosine durant la vie les enveloppe comme une vessie très mince; mais comment admettre une telle structure, puisque les globules de l'homme comme ceux des mammifères ne contiennent pas de noyau. A son tour, M. Donné pense qu'ils sont constitués par une trame fibrineuse extrêmement déliée, dont les mailles contiennent de l'albumine et de l'hématosine. Comment partager cette opinion ? la plus simple expérience la réprouve. Les globules de l'homme, des mammifères et des oiseaux se dissolvent dans l'eau, tandis que la fibrine y est insoluble.

On a aussi prétendu qu'ils étaient formés par

l'albumine du sérum; mais M. Lecanu a démontré qu'il existait d'énormes différences entre cette substance et les globules. D'autres observateurs, tels que M. Denis, pensent qu'ils sont uniquement formés par l'hématosine. D'abord pour extraire cette substance des globules, il faut traiter ces derniers à plusieurs reprises par l'acide sulfurique, l'alcool et l'éther. Or, il est certain qu'après avoir été soumis à de pareils réactifs, leurs propriétés physiques et chimiques sont entièrement détruites.

Ils donnent alors pour résidu une poudre grisâtre, dont vous pouvez voir un échantillon sur cette soucoupe. Examinée au microscope, cette poudre ne présente plus aucune trace des globules : elle est brillante, d'un aspect métallique, et ne se dissout ni dans l'eau, ni dans les acides acétique et sulfurique étendus, liqueurs qui dissolvent parfaitement la matière colorante du sang.

Cette hématosine retient la partie métallique des globules à l'état de peroxide, et en assez grande quantité même pour qu'on en ait voulu faire des médailles. La proportion comme peroxide est de $\frac{1}{15}$ pour 0/0, représentant sept pour un de fer à l'état métallique pur. Nous vous avons dit que c'était à cette notable proportion de fer que les globules devaient la pesanteur spécifique qui les faisait se précipiter au fond du vase dans lequel on a reçu du sang.

Du reste, il n'y a rien de semblable entre cette hématosine et la matière colorante.

Mais, dans la circulation, dans l'économie, à

quoi servent les globules? la question est plus facile à faire qu'à résoudre. Vous vous rappelez, Messieurs, le chien auquel nous avons injecté un volume énorme de globules (deux livres et demie) provenant du sang de trois autres chiens. Cet animal est mort au bout de quelques jours, dans un état de faiblesse extrême ; sa démarche était tremblotante comme celle des animaux défibrinés. L'autopsie cependant ne nous a pas présenté les phénomènes que nous croyions trouver d'après le genre de mort auquel il avait succombé. Le poumon était, il est vrai, altéré et couvert de pétéchies à l'instar des animaux defibrinés; mais le sang était légèrement coagulé dans les gros vaisseaux. La muqueuse intestinale était saine. Par conséquent, ce ne sont pas, comme vous voyez, tous les désordres qu'amène la défibrination. Nous n'avons donc, d'après cette expérience, aucun indice de l'usage des globules.

Les résultats que nous avons obtenus dans d'autres épreuves ne sont pas plus explicites. Ainsi, hier, à trois heures de l'après-midi, nous avons transfusé le sang d'un dindon (15 centilitres) dans les veines d'un chien qui est mort ce matin. Le poumon que voici présente des arborisations particulières. Il est engoué, quoique crépitant. Le sang est liquide. Nous verrons si au microscope nous retrouverons des globules elliptiques dans cet organe.

Mais par contre, un autre chien auquel nous avons injecté le sang de 15 grenouilles n'a ressenti aucun trouble, bien que les globules des reptiles soient d'une toute autre forme, d'une beaucoup plus forte dimension que ceux des animaux à mamêlles.

La question de l'usage des globules reste donc ce qu'elle était, c'est-à-dire entièrement vierge.

VINGT-SIXIÈME LEÇON.

4 Avril 1838.

MESSIEURS,

Vous vous rappelez que dans la dernière séance nous vous avons parlé d'un chien sur lequel nous avions injecté du sang plus que défibriné, c'est-à-dire qu'outre la fibrine, on avait encore enlevé la plus grande partie de son sérum; ce sang était donc réduit presque à ses globules. C'était le produit de la saignée faite à trois animaux de la même espéce ; par conséquent nous avions, pour ainsi dire, triplé la masse des globules qui circulaient dans ses vaisseaux. Il est mort quelques jours après. L'autopsie faite devant vous n'a prouvé autre chose, sinon qu'il avait succombé aux troubles déterminés par l'arrivée dans sa circulation , de l'énorme quantité de globules que nous y avions introduite. Un autre animal auquel nous avions injecté quatre ou cinq centilitres de sang de dindon , a paru dans

les premiers moments supporter assez bien cette
épreuve; mais dans la nuit suivante il avait cessé
d'exister. Si nous faisons attention à la différence
qui existe entre les globules des mammifères et
ceux des oiseaux, si nous nous rappelons que chez
les uns ce sont des lentilles circulaires, tandis que
chez les autres ils forment des ellipses alongées,
nous trouverons aisément la cause probable de la
mort de cet animal dans la difficulté qu'ont dû
éprouver ces globules de forme anormale à circuler dans des tuyaux dont le diamètre est accom-
modé à un autre ordre de corpuscules.

Toutefois, ce que cette circonstance nous a présenté de plus remarquable, c'est qu'à l'inspection
microscopique, ce sang ne nous a pas offert de traces des globules elliptiques que nous y avions cependant directement mélangés et en très forte proportion. Il paraîtrait qu'ils se sont modifiés en passant à travers les capillaires de cet animal, et s'il
nous est permis d'émettre une supposition, cela
donnerait à penser que les infiniment petits vaisseaux des mammifères ont une autre configuration que ceux des oiseaux. Espérons que l'anatomie comparée nous fournira par la suite de précieux renseignements sur cette question, que toutefois je ne soulève qu'avec une extrême réserve.

Nous avons fait aussi à deux reprises une autre
expérience, qui consistait à injecter chez un jeune
chien le sang de douze ou quinze grosses grenouilles. Les globules des reptiles, comme vous ne l'ignorez pas, sont beaucoup plus grands que ceux des
animaux mammifères; leur forme, qui est ellipti-

que, présente une surface double et même triple de celle des globules humains ; ils ont en outre un noyau central formé d'un élément distinct, qui n'est pas de la même nature que la matière colorante. Malgré toutes ces différences de rapports, de structure, etc., ces globules ont disparu. L'animal qui a reçu l'injection vit encore et semble se bien porter: nous lui avons pratiqué une légère saignée, et nous n'avons trouvé dans son sang aucune trace des nombreux globules ellipsoïdes, qui ont circulé dans son économie. En vain les avons-nous étudiés au microscope, avec le plus grand soin, en vain les avons-nous mis en contact avec des infusoires qui les ont tournés et retournés dans tous les sens : nous n'avons aperçu que des globules circulaires.

Par quel mécanisme, des corpuscules aussi visibles, aussi connus que des globules de reptiles, peuvent-ils ainsi disparaître? je l'ignore; mais remarquez, Messieurs, que dans le cours de nos recherches ce n'est pas la première fois qu'un fait de cette nature est venu s'offrir à nous. Vous vous rappelez, en effet, que l'albumine d'œuf d'oiseau a perdu ses propriétés distinctives, après avoir été injectée dans les veines d'un chien pour revêtir les caractères de l'albumine du sérum, et maintenant, voici que des globules d'un calibre et d'une structure particulières, nous offrent le même phénomène et dans les mêmes circonstances. Encore rien ne nous dit qu'ici il y a eu transformation; en réalité, les globules de grenouilles mêlés au sang ont **complétement disparu.**

Toutefois, il est certain que ces globules anormaux ont traversé les capillaires du poumon de cet animal ; sinon nous eussions vu s'y développer ici ou là des symptômes d'obstruction , ou , pour mieux dire, d'*inflammation*.

Mais, direz-vous, il serait possible que ces globules se fussent arrêtés dans d'autres organes moins importants. S'il en était ainsi, Messieurs, nous aurions infailliblement à constater des troubles pathologiques analogues à ceux que font naître des globules d'amidon ou de dextrine d'un 10e ou 20e de millimètre. Injectées par l'artère crurale , ces substances ont toujours déterminé l'inflammation et la gangrène d'un ou plusieurs organes : ici , au contraire, notre animal n'éprouve aucun malaise; toutes ses fonctions s'exécutent avec cet ensemble qui constitue la santé ; en un mot, il se porte bien. Il a déjà reçu deux injections de sang de grenouilles ; nous lui en ferons une troisième après la séance , afin de poursuivre cette singulière étude jusque dans ses dernières limites. Car enfin que sont devenus ces globules ? ils ont nécessairement subi une transformation , un changement de structure. Si l'enveloppe seule avait été dissoute , nous eussions au moins retrouvé les noyaux bien reconnaissables à leur forme , et qui de plus résistent à la dissolution.

Quant au sang d'oiseau , mêlé avec du sang de mammifère , il a présenté sous le microscope des cristaux en aiguilles, que plusieurs personnes ont pu voir avec moi ; mais ce phénomène, du reste peu important , a disparu le lendemain , soit par l'effet de la putréfaction et du dégagement du gaz ammoniaque, qui, dans ces circonstances, se forme de toutes pièces, soit par une autre cause qui échappe pour le moment à mon esprit.

Un des points les plus intéressants de l'histoire des globules serait de connaître approximativement les proportions dans lesquelles ils doivent se trouver par rapport aux autres éléments du sang. Mais voilà justement ce qu'il est presque impossible de constater dans l'état actuel de la science. Si en effet nous pesons comparativement la fibrine avec le sérum tenant en suspension les globules, nous n'obtenons quelque certitude dans les résultats que pour la première de ces substances : il restera toujours à démontrer deux termes de cette proposition : la quantité de fibrine étant trouvée, quelle est la proportion de sérum et de globules dans un volume de sang déterminé ?

La question amenée sur ce terrain n'est guère plus facile à résoudre. Nous avons défibriné du sang ; il nous reste du sérum et des globules ; en laissant reposer le liquide dans une éprouvette, ces derniers se déposent en partie, et en partie aussi restent mélangés avec le sérum. Si nous le faisons chauffer, l'albumine se solidifiera ; si nous évaporons l'eau lentement au bain de sable ou dans le vide, l'albumine ne se séparera pas non plus des globules, et nous n'aurons pas obtenu un résultat plus certain. Nous tournons donc sans cesse dans un cercle vicieux; en d'autres termes, la difficulté subsiste tout entière.

Je crois cependant que la meilleure manière

d'arriver à peu près à notre but serait d'étendre successivement et à diverses reprises, le sérum avec de l'eau sucrée, qui ne dissout pas les globules. Néanmoins il resterait toujours un peu d'eau sucrée, d'albumine et des sels du sérum mélangés à de la sérosité; mais, à coup sûr, nous serions par ce moyen plus près de la vérité. Nous essaierons donc l'expérience dans ce sens.

Quoi qu'il en soit, Messieurs, il paraît certain que les proportions des globules et du sérum subissent des modifications en plus ou en moins : dans certaines maladies, à la suite d'un régime débilitant, après un certain nombre de saignées, par exemple, le sang est riche en sérosité, et pauvre de globules. Dans les affections dites anémiques, il y a également déperdition de la matière colorante du sang, ainsi que nous l'avons nombre de fois remarqué, et notamment chez cette femme avortée, dont le caillot était dans la proportion vraiment remarquable de 15 pour cent de sérum.

Voici un autre fait qui se rattache à l'histoire des globules rouges : si l'on conserve pendant quelque temps de la matière globuleuse dans un vase, ces petits corpuscules changent de couleur, dégagent de l'ammoniaque, et finissent par disparaître entièrement. J'ai dans ma clientèle un riche Espagnol atteint d'hypochondrie. Ayant appris que je me livrais à des études spéciales sur le fluide sanguin, il m'a prié de lui faire une légère saignée afin de constater la nature de son sang, qu'il croyait profondément altéré. En effet, il ne s'y est

formé qu'un coagulum très petit et peu consistant.
Voilà plusieurs jours que je conserve son sang dans
cette éprouvette : la putréfaction s'en est emparée,
et l'on ne saurait maintenant y trouver la moindre
trace des globules. Nous avons dit que cette disparition pouvait être le résultat du dégagement de
l'ammoniaque ; mais ici je m'aperçois que cette
supposition nous a encore induits en erreur ; en
effet , je viens de plonger dans ce sang un papier
de tournesol , et il est instantanément devenu
rouge ; preuve irrécusable que ce liquide est acide
et non alcalin. Par conséquent, l'excès d'ammoniaque n'est pour rien dans le phénomène dont
je viens de vous parler. C'est donc aux vibrions
que nous sommes réduits à l'attribuer en partie. Ces infusoires apparaissent d'abord comme
de petits points noirs ; puis ils grandissent et
deviennent plus visibles, ils exécutent des mouvements rapides dans toutes les directions. Ils roulent et retournent les globules, les ébréchent,
les entament et paraissent s'en nourrir, si tant
est qu'ils se nourrissent, en prenant des aliments
à l'exemple des animaux qui ont une bouche,
un canal intestinal, etc.; car ce fait n'existe peut-
être que dans notre imagination. Toutefois le
point principal, je veux dire la destruction des globules par les vibrions, est irrécusable. J'ai répété
six fois l'expérience , six fois j'ai obtenu le même
résultat.

Ayant ajouté de l'eau commune à ce sang, j'ai
remarqué que les vibrions ont paru engourdis pendant quelque temps ; bientôt après ils ont repris

peu à peu leurs évolutions brusques et variées, qu'une goutte d'acide acétique a fait cesser sans retour.

Au reste, l'anatomie microscopique, si je puis m'exprimer ainsi, nous offre plusieurs exemples de la présence d'animalcules dans l'économie. En examinant ce que l'on appelle le *grain de suie*, c'est-à-dire la frange noire qui, chez les chevaux, descend de la choroïde sur la pupille, on aperçoit une matière composée de petits grains, qui ne sont autre chose qu'une masse d'infusoires adhérents à cette membrane à laquelle ils communiquent des mouvements vibratiles, ou du moins qui m'ont semblé tels. Je crois que ce mouvement n'est pas l'oscillatoire décrit par M. Brown.

Le chyle, ce fluide par lequel le sang est lui-même alimenté, contient également une grande quantité de ces vibrions; de sorte que, comme vous le voyez, le nombre de ces animalcules dans les corps organisés est immense.

Je ne dois point ici passer sous le silence une expérience qui se rapporte aux idées émises par un jeune médecin qui s'occupe avec zèle du genre d'études que nous avons entrepris avec vous. M. Donné pense que les globules sont des espèces d'utricules, de sacs contenant un liquide. Cette théorie, qui certes en vaut une autre, a dû passer par la filière de l'expérience : c'est ce que nous avons fait. J'ai mis des globules dans de l'huile : ils s'y sont dissous, mais aucun liquide ne s'est montré; seulement des parties de ces globules se sont mêlées avec la matière grasse, et

l'on aperçoit çà et là quelques petites masses formées par ces détritus qui n'ont pas encore été entièrement décomposés.

Indépendamment des globules rouges, il existe
dans le sang d'autres globules, qui diffèrent des premiers par leur dimension, leur conformation et leur
couleur; ce sont les globules blancs. Leur volume,
plus considérable, les fait d'abord reconnaître;
en outre, ils n'offrent à leur point central ni tache, ni saillie; on aperçoit seulement au milieu
une petite partie plus claire qui leur donne un aspect particulier. Aplatis et lenticulaires comme les
rouges, ils s'attachent souvent à la lame de verre
sur laquelle on les dépose pour les examiner; ce caractère peut servir à les distinguer, attendu que
ceux qui sont colorés flottent, oscillent et se dé-
placent continuellement. Mais pour les isoler et les
mieux apercevoir, il faut les soumettre à un courant d'eau, d'acide acétique ou d'ammoniaque.
Ces fluides ont la propriété de dissoudre les globules rouges sans altérer les blancs.

Pour mon compte, quels que soient ces globules, je n'ai jamais constaté leur présence dans
le sang circulant. On a pensé que c'était tout
simplement de petites masses de fibrine, qui
se coagulaient sur le verre, ce qui explique assez
bien leur adhérence, et laissaient circuler les globules. A ce sujet, M. Letellier, médecin à St.-Leu,
assure que si on laisse des globules rouges dans un
vase, on en voit de blancs se déposer au fond.
Il est donc probable, jusqu'à nouvel ordre, que
c'est de la fibrine. Du reste, ils n'existent ni dans

le sang des reptiles, ni des oiseaux, ni des poissons : je veux dire que je ne les y ai pas aperçus.

Il y a encore, dans le sang humain et dans celui des mammifères, d'autres globules, que l'on pourrait presque appeler problématiques ; car il pourrait se faire qu'ils ne fussent que des globules altérés. Reconnaissables à leur apparence mamelonnée, comme framboisée, il n'est pas rare d'en rencontrer, et nous en avons surtout aperçu un très grand nombre dans le sang du chien auquel nous avions injecté de l'albumine. Quelques personnes ont pensé qu'ils pouvaient dépendre d'une illusion d'optique, et qu'ils étaient dus à ces apparences irisées que l'on aperçoit quand deux lames de verre ne se touchent pas immédiatement. Mais ce qui porterait à penser qu'ils existent réellement, c'est qu'on en trouve cinq et six fois de suite dans le même sang. Il faut donc les admettre comme des globules particuliers.

Outre ces trois sortes de globules propres au sang, nous vous ferons une simple mention d'une autre espèce, qui semble plus spécialement appartenir à la lymphe et au chyle : nous l'avons rencontrée notamment chez un malade atteint d'albuminurie. Du reste, ces globules ne diffèrent des autres que par leur volume, qui est beaucoup plus petit.

Ainsi que je vous l'ai dit en commençant l'histoire de la matière colorante du sang, vous devez voir que ce sujet n'est rien moins qu'éclairci. Le temps ne nous permet pas pour le moment de pousser plus loin nos recherches : nous les ajournons donc à une autre époque ; car ce n'est pas quand tout ou presque tout est encore à faire qu'il faut abandonner la partie. Ces études préliminaires seront pour nous comme une première exploration, une reconnaissance du terrain sur lequel nous devons marcher, terrain qui , si j'en crois mes pressentiments, sera pour nous et pour la science , fertile en résultats d'une haute portée.

Nous allons terminer cette leçon par deux expériences : l'une consistera à injecter sur un oiseau du sang de mammifère, l'autre à introduire dans la circulation d'un autre mammifère du sang de reptile.

On a élevé le liquide de l'injection à une température de 42° centigr. La veine jugulaire de cette oie a été découverte à l'avance ; j'y pratique une incision par laquelle j'introduis le canon de cette petite seringue d'argent. Bien que je pousse lentement le piston , les mouvements inspiratoires deviennent de plus en plus violents. Ces sortes d'animaux sont très sensibles à ce genre d'expériences. Je ne sais si le tempérament et le caractère de celui-ci sera modifié par cette épreuve *physiologique*. Quoi qu'il en soit, le point que je désire constater , est de savoir ce que deviendront les globules circulaires que nous introduisons. J'ai rempli et vidé trois fois cette seringue , ce qui équivaut à peu près en tout à quatre centilitres ; quantité énorme, si vous vous rappelez que les oiseaux ont comparativement beaucoup moins de sang que les mammifères.

Le chien que l'on vient de poser sur ma table

est celui qui a déjà reçu deux fois dans ses veines du sang de grenouilles : il ne paraît pas s'en inquiéter beaucoup. Aussi après la séance, on va lui en injecter une nouvelle dose. Nous verrons s'il la supportera sans accident.

Vendredi prochain, nous vous rendrons compte des suites de ces deux expériences.

VINGT-SEPTIÈME ET DERNIÈRE LEÇON.

6 Avril 1838.

Messieurs,

L'oiseau sur lequel , dans la dernière séance, nous avons injecté devant vous quatre centilitres de sang de chien , a supporté fort bien ce changement étrange dans la nature de son propre sang; le fait est qu'aujourd'hui il vit en partie à l'aide de matériaux nutritifs qui avaient été élaborés pour nourrir un chien ; aucune conséquence fâcheuse ne s'est manifestée, et en dernière analyse , l'examen microscopique de son sang ne nous y a montré que des globules ovoïdes , tels qu'ils existent chez tous les animaux de sa classe. Le résultat primitif de ces sortes d'épreuves paraît donc se maintenir et devoir être prochainement rangé parmi les faits évidents : à savoir que des globules, différant par leur nature de ceux de l'animal chez qui on les injecte, sont ou détruits, ou modifiés, de telle façon qu'on ne retrouve plus que des globules normaux là où l'on en avait introduit de forme et de structure dissemblables.

Notons avec soin ce résultat, qui paraît être, pour me servir d'une expression nouvellement consacrée, *l'analogue* de ce qui se passe pour l'albumine de l'œuf relativement à celle du sérum.

Quand nous reprendrons ces études, que la clôture momentanée de l'établissement nous force de suspendre, ces premiers faits, ainsi que des jalons posés sur les terrains que l'on veut aplanir, nous serviront de guides dans nos recherches subséquentes. Je crois, Messieurs, que vous sentez assez l'importance de ces travaux, pour que je puisse me dispenser de vous annoncer que je me propose de les poursuivre avec toute l'ardeur dont je suis susceptible.

Avant de vous présenter un résumé bref de ce que nous avons fait pendant ce semestre, je désire vous dire quelques mots sur un cas pathologique non moins rare que curieux. Il y a environ un mois, je reçus dans mon service, à l'Hôtel-Dieu, une jeune fille de dix ans, signalée à son entrée à l'hôpital comme atteinte d'une affection organique du cœur.

A l'examen clinique, nous avons reconnu que le premier bruit, celui du choc de la pointe de l'organe entre le cinquième et sixième espace intercostal, n'existait pas, ou peut-être était masqué par un bruit de frottement très fort et prolongé. Malgré toutes les recherches auxquelles on s'est livré sur les maladies du cœur, le diagnostic n'en est pas toujours facile : ici, par exemple, le bruit dont je vous parle pouvait être le résultat du rétrécissement de l'aorte ; mais je me sentais d'autant moins porté à adopter cette opinion, que le pouls était très développé. Vous savez, en effet, Messieurs, que quand les pulsations sont faibles et petites, c'est un signe de l'altération de l'orifice cardiaque de l'artère aorte.

Du reste cette jeune fille ne présentait pas d'autre symptôme grave, sinon une légère teinte bleuâtre des lèvres. Plusieurs jours se passèrent dans un état assez satisfaisant, et l'on devait même lui donner sa sortie lorsque, presque subitement, tout son corps nous offrit les marques certaines d'une cyanose des mieux caractérisées : au bout de vingt-quatre heures, elle avait succombé. L'autopsie faite avec soin nous a révélé les circonstances suivantes. Le cœur que j'ai fait apporter va passer sous vos yeux, après que nous aurons constaté les altérations dont cet organe et ses annexes sont le siége.

L'aorte et ses valvules semi-lunaires sont parfaitement saines ; ainsi ce n'est point là où nous devons rechercher la cause du bruit de frottement dont nous avons parlé. Examinons maintenant le canal qui conduit le sang des cavités droites aux poumons : tout d'abord, nous pouvons constater un notable rétrécissement de ce vaisseau : son diamètre, dans la plus grande extension, est à peine de deux lignes et demie à trois lignes. Voici déjà une partie des phénomènes morbides expliquée par l'état matériel de l'artère pulmonaire.

Souvent, Messieurs, vous m'avez entendu dé-
plorer le mépris que l'on semblait faire des lois de
la physique appliquées à la physiologie, tant de
l'homme sain qu'à celle de l'homme malade; nombre de fois, je vous ai montré les immenses avantages qu'on pouvait en tirer pour la solution des
plus graves problèmes que présente notre organisation : eh bien ! dans cette occasion, c'est encore
à cette science que nous allons demander l'explication nette et précise de la question qui nous occupe.

Je résume ainsi ce cas pathologique : d'un
côté le ventricule droit constitue une large cavité; de l'autre un cylindre membraneux ; l'artère pulmonaire, dont la capacité se trouve énormément diminuée par un rétrécissement anormal, s'abouche avec le corps de pompe, pour
recevoir le sang que des contractions saccadées
chassent incessamment. Or, l'expérience directe
nous apprend que toutes les fois qu'un liquide
passe brusquement d'un vaisseau rétréci dans un
vaisseau plus large, il se produit un bruit de frottement très marqué. Examinez ce cœur, Messieurs,
et dites-moi s'il n'est pas dans les conditions physiques que je viens de vous exposer. Libre à chacun, cependant, d'attribuer ce phénomène à d'autres causes. Pour moi, que la preuve matérielle
peut seule convaincre de la réalité d'un fait, je
n'insisterai pas davantage sur un point que je
crois avoir clairement démontré dans de précédentes expériences.

Il est à présumer que le petit calibre de l'ar-

tère pulmonaire était un vice congénial chez cette
jeune fille ; car ce vaisseau, au lieu de trois valvules sygmoïdes , n'en présente que deux.

De plus, à la partie supérieure de la cloison ven-
triculaire, il existe une ouverture de trois lignes
de hauteur sur deux de largeur. Malgré cet état
de choses , il y a lieu de penser que chez ce sujet
la communication du sang veineux avec le sang
artériel était très minime; autrement la cyanose
se fût montrée plustôt et eût été plus marquée.
Ce qui me confirme dans cette opinion , c'est que
les ventricules se dilatant et se contractant, ensemble et dans un rhythme égal, les liquides des deux cavités devaient se faire obstacle mutuel lorsqu'ils
arrivaient au petit orifice anormal. En effet , le
ventricule droit est ici à peu près aussi épais que
le gauche, ce qui semble indiquer que bien peu de
sang passait d'une cavité dans l'autre par l'ouverture indiquée.

La membrane inter-auriculaire présentait une
semblable anomalie. Vous savez que chez le fœtus , les deux oreillettes communiquent par une
ouverture nommée le trou de Botal ; cette ouverture s'oblitère plus ou moins promptement lorsque
la vie extra-utérine commence. Ici les valvules qui
d'ordinaire obturent ce trou en adhérant l'une à
l'autre , sont simplement adossées. Du reste , par
les mêmes raisons que nous avons énoncées ci-
dessus pour les ventricules , cette perforation de
la cloison des oreillettes n'a pas dû avoir une grande
influence sur la circulation.

Remarquez toutefois, Messieurs , que ce cas

est d'autant plus curieux, qu'il confirme la théorie physique que nous professons sur les bruits
normaux du cœur, ainsi que celle des bruits anormaux à la suite de certaines altérations organiques de ce viscère, ou des altérations du sang.
Tant est-il que, d'après ce qui précède, nous
croyons pouvoir affirmer que chez ce sujet la mort
a été le résultat du rétrécissement graduel de l'artère pulmonaire.

Vous voyez que nous ne redoutons jamais de
vous montrer les pièces pathologiques : il en est
peu jusqu'ici qui, bien que prises au hasard, ne
soient venues à l'appui des opinions que vous nous
avez entendu émettre ; c'est là un des avantages
de la méthode expérimentale, sans laquelle je ne
puis concevoir aucune science possible, à plus
forte raison la nôtre.

Terminons cette digression et revenons à l'objet
de nos études. Ceux d'entre vous qui ont suivi les
leçons de ce semestre savent quel en a été le sujet.
Nous ne croyons pas avoir perdu notre temps en
consacrant vingt-six leçons à des recherches d'un
nouveau genre sur le liquide vraiment mystérieux,
dont les médecins de notre époque dédaignent de
s'occuper. Il y a tout une science à créer sur le
sang. A peine connaît-on ses éléments chimiques
qui sont incessamment modifiés ; dans l'homme
sain, par la respiration, les boissons, les aliments,
les diverses sécrétions, excrétions, etc.; dans l'homme malade, par les tisanes, les frictions, les bains
et tout l'attirail pharmaceutique qu'on évoque à
son chevet. Loin d'être découragé par le peu de pro-

grès que nous avons fait dans cette immense carrière, vous me voyez, Messieurs, prêt à rentrer
dans la lice aussitôt que cela me sera possible. Je
vais m'occuper à rassembler de nouveaux matériaux, et l'hiver prochain, nous aborderons encore cette étude importante, au fond de laquelle
j'entrevois un vaste et glorieux horizon pour la
médecine.

Dans le cours de ce semestre, nous avons du
moins préparé une partie du terrain sur lequel
désormais nous marcherons, je l'espère, avec plus
d'assurance. Déjà un grand nombre de faits ont
été vérifiés ou constatés par nous, et si nous devons nous en rapporter aux consultations qui nous
arrivent de la capitale et des provinces, plusieurs
d'entre eux seraient d'un haut intérêt pour la thérapeutique.

Nous vous avons parlé en premier lieu de la
coagulation du sang, et eu égard à l'importance
de cette propriété, nous avons passé en revue l'action que les diverses substances médicamenteuses exerçaient sur elle. Cette question était certes bien digne de fixer l'attention des physiologistes et des médecins. Phénomène physique
ou vital ; ou plutôt phénomène placé sur les
confins de la physique et de la vitalité, il est
maintenant démontré que sans la coagulabilité du
sang, il n'y a plus de vie possible pour l'animal.
Hier encore, Messieurs, j'étais appelé avec un
de mes anciens disciples, auprès d'un malade
chez qui la variole avait tout-à-coup revêtu
cette forme terrible et fatale que le vulgaire nomme

pourpre. Une saignée exploratrice pratiquée, le sang était incoagulable. Le fâcheux pronostic qu'indiquait cette circonstance n'a pas tardé à se réaliser. Quelques heures après, le malade n'existait plus !

Cette altération de la propriété qu'a le sang de se prendre en masse , nous donne le mécanisme de l'altération des organes eux-mêmes. Quelle autre cause que du sang épanché a pu communiquer aux tissus de l'économie cette couleur rouge-brunâtre que l'on rencontre tant à l'intérieur qu'à l'extérieur des cadavres de ceux qui ont succombé soit à une fièvre typhoïde , soit au typhus lui-même. Je me dispenserai de vous énumérer ici les autres affections qui donnent lieu à de semblables phénomènes; car je crois vous avoir déjà démontré que les plus terribles fléaux reconnaissaient pour cause première la liquéfaction et même la disgrégation totale des éléments du sang.

Des faits si concluants, Messieurs, justifient assez, je le pense , nos attaques contre les rêveries prônées dans les écoles sur la nature des maladies tant chroniques qu'aiguës. Assistez à un cours de pathologie interne ou externe , à Paris , à Londres , à Copenhague : partout les idées sont les mêmes. Un individu tombe dans le feu ; on l'en retire vivant : n'allez pas croire qu'il en sera quitte pour une *lésion physique*, qui a plus ou moins carbonisé ses téguments , obturé ses vaisseaux, amené des sécrétions anormales; l'*inflammation !* toujours l'inflammation est là pour tout expliquer, et pourtant qu'explique-t-elle ?

Ayez la fièvre jaune ou une entorse , une hémorrhagie cérébrale ou une fracture , un ramollissement ou une induration ; si l'inflammation n'est pas le principe de la maladie, elle trouvera toujours le moyen de s'y glisser et d'en agraver les symptômes. Voilà où en est la médecine au XIXe siècle. Vous nous saurez gré , nous osons l'espérer, des efforts que nous faisons pour tirer de l'ornière dans laquelle elle se traîne sipéniblement , une science qui devrait être la première entre toutes les sciences.

Nous vous avons aussi, Messieurs, dans le cours de ces leçons , signalé des faits qui ont rapport à la thérapeutique; les médicaments les plus usuels soumis à une analyse expérimentale , quant à leur action sur le sang, nous ont donné des résultats entièrement opposés à ceux qu'on était en droit d'en attendre , et que souvent moi - même j'en attendais. Vous avez vu quelles pouvaient être les conséquences de l'emploi de l'acide tannique, de l'eau de Rabel , de la limonade citrique ou sulfurique, pour couper court aux hémorrhagies spontanées. Toutes ces substances liquéfient le sang : vous savez ce que cela veut dire.

A ce sujet, permettez-moi de vous rapporter un fait qui s'est passé ces jours derniers dans mes salles de l'Hôtel-Dieu : nous avions une femme tourmentée d'une perte utérine des plus intenses. Mon interne, M. Landouzy avait vainement employé les astringents et les remèdes usités en pareil cas, lorsque nous pensâmes à faire usage de l'iodure de fer. Vous n'avez pas oublié que ce sel favorise la coagulation du sang dans l'éprouvette. Un gros de cette substance fut dissous dans deux livres d'eau ; la malade fit plusieurs injections dans la journée, et le lendemain, l'hémorrhagie avait complètement cessé. Je ne prétends pas toutefois conclure de là que l'iodure de fer sera héroïque dans toutes les circonstances semblables ; mais je crois que cette première réussite mérite qu'on tente de nouveau l'épreuve, et je n'y manquerai pas si l'occasion se présente.

Nous avons aussi, Messieurs, examiné avec vous une question fort délicate, savoir que la limonade sulfurique, boisson dont on use sans inconvénient en toute saison, mais surtout dans les grandes chaleurs de l'été, injectée brusquement dans les veines d'un animal, lui donnait instantanément la mort, et nous avons pu constater que si elle n'agissait pas de cette façon, ingérée dans l'estomac, cela tenait à la lenteur avec laquelle l'absorption s'opérait dans cet organe : en effet, en injectant cette même substance lentement et goutte à goutte dans la jugulaire d'un animal, il n'est pas survenu d'accident. Ce fait se rattache à l'importante question de la division des médicaments, relativement à leur mode d'action sur l'économie animale ; telle dose mortelle, si elle est concentrée, devient innocente, étendue dans un abondant véhicule.

Nous avons aussi établi que les corps volatils étrangers au sang, ne s'y combinaient pas : c'est ainsi que l'éther, le phosphore, le camphre, etc., convenablement portés dans la circulation, s'exhalent par la voie des poumons. Il y a même quelque chose de plus curieux encore : si l'on se frictionne les mains avec de l'éther, la transpiration pulmonaire en exhale l'odeur pendant une ou deux heures.

Pour étudier le mécanisme de la coagulation du sang, nous avons donné au caillot des formes déterminées, et en l'étendant d'eau sucrée, nous sommes enfin parvenus à savoir ce que nous devions penser de la couenne dite inflammatoire ; et vous avez vu qu'on peut à volonté en déterminer ou en empêcher la formation.

Sans revenir sur les nombreuses expériences que nous avons faites à ce sujet, nous devons cependant vous rappeler que nous avons étudié l'action des gaz sur la coagulation du sang ; question neuve et intéressante.

L'albumine du sérum a ensuite fait l'objet de nos recherches : nous avons signalé les principales différences qui existent entre cette substance et l'albumine de l'œuf. Nous avons vu, non sans étonnement, que cette dernière, injectée dans les veines d'un animal, perdait ses propriétés d'albumine d'œuf d'oiseaux, et revêtait celles de l'albumine du sérum. Nous avions d'abord pensé que l'albumine du sang des oiseaux devait avoir plus de rapports avec celle de leur œuf; l'hypothèse nous paraissait on ne peut plus logique; cependant l'expérience nous a montré que nous étions dans l'erreur. Le passage lent et graduel de cette albumine d'œuf dans les veines n'a eu qu'une fois de funestes résultats; c'est, si vous vous le rappelez, lorsque l'injection a été poussée par la ca-

rotide du côté du cœur : des troubles généraux
sont aussitôt survenus et ont amené la mort de
l'animal. Il est probable que le liquide trop visqueux n'était pas encore assez modifié , lorsqu'il
est arrivé aux capillaires de la moelle vertébrale ,
et qu'il n'aura pu les traverser. C'est là , si je ne
me trompe, une circonstance assez grave pour arrêter brusquement la vie.

Après avoir passé en revue les différents éléments du sang et les phénomènes auxquels ils donnent naissance , la partie colorée de ce liquide
a dû fixer notre attention. Les globules de quarante grenouilles ont été injectés sur un petit
chien , sans déterminer d'accident. A leur tour,
des globules de mammifère n'ont apporté aucun
trouble chez les oiseaux qui les ont reçus dans
leurs veines. Dans ces expériences, nous avons eu
à constater pour les globules le même résultat que
pour l'albumine de l'œuf. Ces petits corps ont disparu ou se sont modifiés toutes les fois que nous
en avons injecté sur un animal d'un autre ordre.
Saigné quelques minutes après l'opération , il ne
nous offrait plus que des globules normaux : tous
les globules étrangers avaient disparu.

Ce fait est fort curieux , et fournira la matière
de nouvelles recherches; car nous sommes curieux
de savoir ce que deviennent ces masses considérables de globules, circulant par hasard dans un
appareil circulatoire qui n'est pas le leur.

Arrivés à la fin du semestre d'hiver, Messieurs,
les règles de cet établissement nous obligent à in-
terrompre nos réunions. Si nous n'avons pas fait

encore de grands progrès dans l'étude physiologique et pathologique du sang, nous pouvons au moins penser que nous avons élagué quelques-uns des obstacles que nous avons d'abord rencontrés. Il nous reste une immense carrière à parcourir; car chaque élément du sang est lui-même susceptible de faire le sujet des recherches les plus vastes. Que savons-nous sur l'oxigène, l'azote et l'acide carbonique qui entrent dans sa composition, sur la manière dont ces gaz se comportent par rapport aux autres éléments de ce liquide? Un savant, M. Magnus, a fait récemment des travaux remarquables sur la présence des fluides aériformes dans le sang : il a appliqué à cette étude l'ingénieux procédé d'analyse par déplacement. Nous nous promettons de les vérifier.

M. Bouchardat, dans sa thèse composée pour le concours d'hygiène à la Faculté de médecine de Paris, annonce qu'il a trouvé dans le sang une matière que la pluralité des chimistes n'y admettent point : c'est la gélatine. Vous savez aussi, Messieurs, que le fer s'y rencontre également dans une proportion remarquable, et que l'on attribue aux variations de la quantité de ce métal diverses modifications qu'éprouve ce liquide dans plusieurs maladies.

Les hydrochlorates de soude, de potasse et d'ammoniaque, et même les sous-carbonates formés par ces alcalis, paraissent également, par leurs diverses proportions, avoir une grande influence sur l'état du sang et la production des maladies.

Les phosphates de chaux et de magnésie que

contient le sang , lorsqu'ils pénètrent nos organes en trop grande abondance , ou lorsqu'ils sont en trop faible proportion, déterminent, ainsi que vous le savez , des changements physiques de la charpente osseuse du corps et de divers autres organes, et forment des calculs urinaires dans les reins ou la vessie.

Le sang contient en outre de l'acide lactique , combiné à la soude, puis des sels à base d'acides gras, volatiles ou fixes, la matière grasse phosphorée, la cholestérine, la séroline, les acide soléique et margariques libres. Rappelez-vous à ce sujet, Messieurs, le porc dont je vous ai parlé il y a quelque temps, et dont le sang était dans un état d'incoagulabilité complète. Pensant que chez lui il s'était formé un oléate de soude, nous nous sommes procuré cette substance et en avons injecté une certaine dose sur un chien , qui a continué à se bien porter. Ainsi ce fait singulier reste pour nous incompréhensible , et en opposition formelle avec tous nos autres résultats. Espérons que de nouvelles lumières nous en donneront la clé (1).

Viennent ensuite la matière colorante rouge ,

---

(1) L'explication de ce fait qui nous a tant embarrassé , s'est trouvé des plus simples ; mais il fallait y penser ; et ni moi , ni mes collaborateurs , ni mes nombreux auditeurs, n'avons tourné nos idées de ce côté. Le charcutier qui a saigné le cochon avait *fouetté*, c'est-à-dire défibriné le sang avant de me l'envoyer. Nouvelle preuve que dans une expérience il faut tout voir par soi-même , et ne se confier à personne, même pour les détails en apparence les plus indifférents.

propre aux globules rouges ; la matière colorante jaune , qui est semblable à celle de la bile ; la matière colorante verte , qu'admettent plusieurs chimistes distingués , et qui devient si abondante dans cette maladie si connue , l'ictère , etc., etc.

Nous voici arrivés, Messieurs , au terme du semestre, et pourtant à peine sommes-nous entrés dans notre sujet ; c'est que ce sujet est immense et plein d'obscurité ; disons-le donc hautement : nous savons encore fort peu de chose sur le sang, malgré le grand nombre d'hommes recommandables qui s'en sont occupés, à peine commençons-nous à entrevoir les difficultés de cette étude. Nous avons cependant établi quelques bases , fixé quelques principes, et nous appuyant sur la physique et la chimie, nous avons constaté quelques faits ; mais combien ne nous reste-t-il pas à faire !

Vous aurez pu remarquer, Messieurs , que dans ces recherches publiques nous avons souvent hésité , et que parfois nous annoncions un résultat que l'expérience démentait aussitôt. Il ne peut guère en être autrement dans un genre d'études si compliquées ; mais ces hésitations, ces erreurs même tournent toujours au profit de la science, lorsque l'on a le bon esprit de revenir sur les faits qui n'offrent pas une certitude pleine et entière. On apprend ainsi à faire des expériences, ce qui n'est pas aussi facile qu'on le croit généralement. Telle est la méthode que j'ai adoptée depuis que je professe, et loin de m'en repentir, c'est à la direction expérimentale que je crois devoir attribuer, en grande partie du moins, l'honneur d'occuper cette chaire. La découverte bien constatée d'un fait est plus précieuse pour moi que les rapprochements les plus brillants, rapprochements qui d'ailleurs ne servent à rien, ne mènent à rien qu'à faire ressortir le mérite, le talent oratoire du professeur. Permettez, Messieurs, que je n'aspire point à cette gloire : le professeur doit avant tout instruire, répandre la lumière; c'est là son devoir : l'élocution facile, les traits d'esprit, les analogies, les rapprochements viendront ensuite.

N'ayant adopté ni fondé aucun système, nous tenons peu à ce qu'une expérience renverse ou confirme telle ou telle théorie. Notre amour-propre se trouve ainsi mis de côté; ce qui n'est pas une faible garantie contre les erreurs auxquelles chacun peut être entraîné.

C'est à la nature elle-même que nous demandons directement ses secrets ; et pour cela nous devons bien nous garder d'épaissir encore, par des suppositions bizarres et des créations romanesques, le voile qui les dérobe à nos yeux.

Voilà, Messieurs, quelques considérations sur le but et l'ensemble des travaux auxquels nous nous sommes livrés pendant le semestre qui vient de s'écouler. Toutefois, avant de nous séparer, permettez-moi de vous remercier sincèrement du concours que vous m'avez prêté, et de l'assiduité et du zèle avec lesquels, pendant les rigueurs de cet hiver, vous avez assisté à ces conférences expérimentales.

TABLE INDICATIVE

DES SUJETS

TRAITÉS DANS CE VOLUME.

(400)

FIN DE LA TABLE.

ERRATA.

—